西方医学经粤传华史

XIFANG YIXUE
JINGYUE CHUANHUASHI

陈小卡 编著

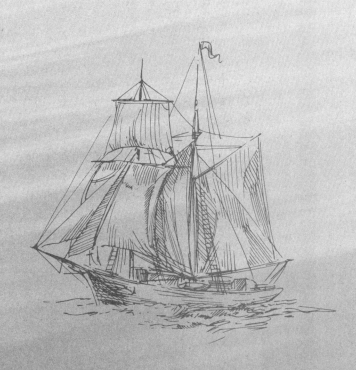

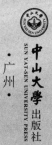

中山大学出版社
·广州·

版权所有　翻印必究

图书在版编目（CIP）数据

西方医学经粤传华史/陈小卡编著．—广州：中山大学出版社，2018.12
ISBN 978-7-306-06483-7

Ⅰ．①西…　Ⅱ．①陈…　Ⅲ．①医学史—研究—中国—近现代　Ⅳ．①R092

中国版本图书馆CIP数据核字（2018）第265400号

出 版 人：王天琪
策划编辑：钟永源
责任编辑：徐　劲　钟永源
封面设计：曾　斌
责任校对：罗梓鸿
责任技编：黄少伟
出版发行：中山大学出版社
电　　话：编辑部 020-84111996，84113349，84111997，84110779
　　　　　发行部 020-84111998，84111981，84111160
地　　址：广州市新港西路135号
邮　　编：510275　　　　　传　真：020-84036565
网　　址：http://www.zsup.com.cn　　E-mail：zdcbs@mail.sysu.edu.cn
印 刷 者：佛山市浩文彩色印刷有限公司
规　　格：787mm×1092mm　1/16　25印张　475千字
版次印次：2018年12月第1版　2018年12月第1次印刷
定　　价：98.00元

如发现本书因印装质量影响阅读，请与出版社发行部联系调换

序 一

西学东渐,在中国历史不过一百多年,但对中国文化的冲击与改变,其影响却十分深刻。以医学为例,近代西方医学随着中西文化交流的深入,已发展成为目前中国医学的主流。广州地处中国南疆,毗邻港澳,得西方医学风气之先,中国近代最早的西医诊所及中国的第一间培养西方医学人才的学校,都诞生在广州,说明广州对西方医学在中国的传播与发展起着非常重要的作用。

西方大学教育,分为专业教育与通识教育两部分。前者培养学生具有职业技能,参加社会工作;而后者通识教育的首要任务,是通过学习来解决培养什么人的问题,使到学生能够成为一个负责任的人和一个合格的公民。他们需要通过学习其他学科,诸如文学、历史等,使学生具有历史的眼光,来掌握科学的思维方法和科学的精神。例如医学高等教育从医学史的记录中,使医学生了解到现代医学分工的精细与复杂,都是从以前简单的方法和经验一步步逐渐发展而来的。他们通过学习历史,将人类的经验延伸到遥远的过去,使得他们开阔视野,从而启发他们在工作中勇于创新,发现和解决新的问题,甚至再把医学推上一个新的发展台阶。从这点看,医学史对一个医学生的通识教育方面,会起到良性的启发作用。

陈小卡老师编著成的《西方医学经粤传华史》一书,对我们了解这方面的历史和前人对医学发展做出的贡献,是难能可贵的。

是为序。

钟南山
于广州呼吸健康研究院
2018 年 11 月 8 日

序 二

西方医学直接地、成体系地由欧洲传入中国，始于16世纪中下叶。16世纪前后，欧洲基督教国家乘着西方海洋文明崛起浪潮向东方扩张。紧随西方海洋帝国东来的战舰商船及基督教传教士，包括医学文化在内的西方文化也传来包括中国的东方。近代西方第一个海洋帝国葡萄牙进抵中国广东的珠江口，葡萄牙人在澳门建立了医疗慈善机构。西方医学主要通过澳门广州两地传入中国。然而，16世纪欧洲医学，正经历从中世纪欧洲医学向近代西方医学发展的漫长历史过程，由传统医学向近代化医学转变，并已取得了重大的发展进步。但是，它仍是中世纪欧洲医疗方式占主流的传统医学，占星医学、放血疗法和由理发匠执刀进行外科治疗等中世纪医疗方式仍是其重要的医疗方式，通行靠宗教神迹治疗的方式。这时的西方传统医学，还没有经历过16世纪至18世纪的近代化科学化历程，绝非在19世纪产生的近代西方医学科学发达，二者在医疗效果上有着天壤之别。16世纪的中国医学，还没有拉开与西方医学的巨大差距。所以，16世纪欧洲医学在当时及其后一段漫长的历史时期，对中国医学及对中国人影响极微。

1840年鸦片战争爆发，大英帝国舰队的炮火把中国的闭关大门轰开。此刻的西方医学经过从16世纪至19世纪的近代化科学化历程，发展为近代西方医学科学，具有了远优于当时的中华传统医学的医学水平。由于广州在乾隆二十二年（1757）被清朝定为中国对外贸易唯一的口岸。近代西方医学也就首先在广州登陆，然后经广东传入中国内地，继而直接经各开放口岸全面传入中国，对中国医学产生巨大影响，启动了中华医学从传统走向现代的根本性转折历程。

此书先概述西方医学传入中国的历史，然后叙述了从16世纪开始到20世纪中叶的西方医学先经广东传入中国内地，继而直接经各开放口岸全面传入中国的历史进程，反映这一进程独有的时代背景与推进这一进程的历史原因，尤其着重显现促使中国医学发生根本性变化的19世纪开始的近代西方医学的引入。书中介绍了从西方引入的近现代医疗技术、近现代医学教育方式、近现代公共卫生事业形式、近现代医疗医事行政管理方法及行业管理方法和近现代医药企业模式引入广东继而传向全国的历史过程。

姚志彬

2018 年 11 月 13 日

序　言

　　西方医学传入中华之源可远溯汉唐，但其时传入中国的西方医学，仅是通过中欧之间地域辗转传入中华的个别零散碎片式古典西方医学成分。

　　西方医学最早直接并且相对完整地由欧洲传入中国，始于16世纪中下叶。16世纪前后，欧洲基督教国家乘着西方海洋文明崛起浪潮，向着东方扩张而来。此时的中华文明古国正沉睡于天朝大国梦里。紧随西方海洋帝国战舰商船及基督教传教士，包括医学文化在内的西方文化也东来中国。近代西方第一个海洋帝国葡萄牙进抵中华神州广东之珠江口，中西两大文明首轮交手。中国凭着当时独步世界的经济总量和绵延不断的悠久文化合成的实力，将葡萄牙人连同其文化挡在门外。然而，凭借新复兴文化的坚韧与刚劲，葡萄牙人还是在珠江口的澳门驻留下来。西方医学的种子，也在澳门小小半岛上悄然落地，虽蔓生广袤内陆未果，但仍于当时中国开放口岸广州潜生。

　　此后的数百年间，中西文明的实力还在此降彼增地消长。终于，等到1840年鸦片战争爆发，大英帝国舰队的炮火把中国的闭关大门轰开。此前在珠江三角洲土地上落地萌芽的西医种子，得近代称强于世界的基督教文明激荡而起后飙旋东至之西风洋雨润育，迅速长成中华医学的象征杏林中新株奇树，开枝散叶，再随漫卷西风飞花落果，不断蔓长开去，遍植中华。

　　也在此时，西方传统医学经过从16世纪至19世纪的近代化科学化历程，嬗变为近代西方医学科学，具有了远优于当时的中华传统医学的医学水平。它韧性地先经广东传入中国内地，继而由各开放口岸传入中国，对中国医学产生巨大影响，启动了中华医学从传统走向现代的根本性转折历程。

　　本书先简述西方医学传入中国的历史，然后，叙述了始于16世纪的西方传统医学至20世纪中叶的西方近代医学传入广东再传入中国内地的历史进程，反映这一进程独有的时代背景与推进这一进程的历史原因，尤其着重显现促使中国医学发生根本性变化的 19 世纪开始的近代西方医学的引入，包括侧重反映从西方引入的近现代医疗技术、近现代医学教育方式、近现代公共卫生事业形式、近现代医疗医事行政管理方法及行业管理制度和近现代医药企业模式进广东继而传向全国的历史过程。书中还呈现了经广东走向全中国的西方医学传播者筚路蓝缕之行迹。

陈小卡

2018 年 10 月 8 日

目 录

第一章　西方医学传入中国的历史及广东在其中的作用的概略 …………… 1

　第一节　西方医学传入中国的源头 …………………………………………… 3
　第二节　西方文明崛起时代西方医学经粤入华的传播 ………………………… 7
　　一、西方基督教文明崛起与西方医学对中国的传播 ………………………… 7
　　二、西方医学经澳门、广州等地传入中国内地的概况 ……………………… 9
　　三、葡萄牙传教士在澳门行医辅助传教 …………………………………… 12
　　　（一）建立医疗收容机构 ……………………………………………… 12
　　　（二）澳门圣保罗学院从事医药活动与传授医学活动 ………………… 14
　　　（三）澳门麻风病院 …………………………………………………… 15
　　四、西医由以广东为主要地域的中国沿海向内地传播 …………………… 15
　　五、新教传教士的行医传教活动 …………………………………………… 17
　第三节　从广东到全国——近代西方医学大规模传入中国 ……………… 18
　　一、近代西方医学大规模传入中国的原因 ………………………………… 18
　　二、近代西方医学从广东到全中国的传播 ………………………………… 19
　　三、近代西方医学对中国医学的影响 ……………………………………… 21

第二章　西方基督教文明崛起时代及近代前夜的西方医学经粤传华 … 23

　第一节　概述 …………………………………………………………………… 25
　第二节　基督教文明崛起时代的西方医学传播者 …………………………… 27
　第三节　基督教文明崛起时代西方医学在澳门的传播 ……………………… 29
　　一、西式的医药卫生收容机构在澳门建立 ………………………………… 30
　　二、仁慈堂 ……………………………………………………………………… 31
　　三、仁慈堂管理的西医机构 ………………………………………………… 32
　　　（一）贫民医院（圣拉法尔或圣拉斐尔医院） ………………………… 33

　　　　（二）麻风病院……………………………………………………39
　　　　（三）传统西方医疗收容机构在中国广东建立的意义…………41
　　四、圣保罗（保禄）学院医务所……………………………………43
　　五、军人医院…………………………………………………………43
　　六、西药房……………………………………………………………44
　　　　（一）圣保罗学院药房……………………………………………44
　　　　（二）方济各会药房………………………………………………45
　　　　（三）澳门西医公共（私营）药房………………………………45
　　七、澳门的西医传播…………………………………………………46
　　　　（一）西医教育……………………………………………………46
　　　　（二）西医的传播…………………………………………………47
　　八、澳门政府医生的出现与澳门公共医疗的产生…………………48
　　九、澳门医疗卫生管理机构与医疗卫生管理制度的建立…………48
第四节　广州在西方传统医学在中国传播中的作用……………………50
　　一、外贸港及其西药集散地对推动西医传播的作用………………50
　　二、西方传教士对西方医学在广州传播所起的作用………………51
　　三、西洋来穗医生对西方医学在广州传播所起的作用……………53
　　四、广州医院…………………………………………………………54
第五节　西方文明崛起时代西方医学对中国的传播……………………60
　　一、对西方医学介绍…………………………………………………60
　　　　（一）西医书籍传入中国…………………………………………60
　　　　（二）介绍西洋医学教育与医院制度……………………………62
　　　　（三）在中国开展人体解剖学等医学科学研究与介绍…………62
　　二、西洋药物传入中国………………………………………………70
　　三、西方医学技术的传入……………………………………………72
　　　　（一）西洋医术的入华基地——广东……………………………73
　　　　（二）19世纪初西洋的预防天花流行的牛痘种植技术传入广东
　　　　　　　………………………………………………………………73
　　　　（三）除澳门、广州外的其他广东地区的西医活动……………74
第六节　中国近代前夜经粤入华的西方医学……………………………75
　　一、到广州或经澳门到广州的西洋船医和商馆医生………………75
　　二、基督教新教教会的医学传教……………………………………77

（一）新教医学传教士及其医学传教特征 …………………… 77
　　（二）马礼逊医馆 ………………………………………………… 79
　　（三）郭雷枢的澳门眼科医院 …………………………………… 79
　　（四）新豆栏医局 ………………………………………………… 81
　　（五）海员医院 …………………………………………………… 81
　　（六）美国医院 …………………………………………………… 82
　三、澳门医疗收容机构与卫生管理体系的近代化 ………………… 83
　　（一）扩建贫民医院 ……………………………………………… 84
　　（二）由军人医院改建仁伯爵医院 ……………………………… 84
　　（三）澳门医疗卫生管理机构与医疗卫生管理制度的逐渐近代化
　　　　　………………………………………………………………… 85

第三章　发端于广东的中国近代西医 …………………………… 87

第一节　中国近代西医为何发端于广东 …………………………… 89
　一、广州外贸港的地理条件 ………………………………………… 89
　二、历史政治原因 …………………………………………………… 91
　三、岭南历史人文地理原因 ………………………………………… 91
　四、引入西方医学的经济基础与推力 ……………………………… 93
　　（一）从事中国对海外贸易的广州行商阶层的作用 …………… 93
　　（二）对华贸易的西方商人的作用 ……………………………… 94
　　（三）外贸经济活动对医疗的需要 ……………………………… 95
　五、近代西方科学文化飞跃发展与中国科学文化全面落后造成的
　　　中西医学发展的巨大反差 ……………………………………… 95
　六、西方传教士在中国传播近代西方医学的作用 ………………… 96
第二节　近代西医在广东发端传播 ………………………………… 98
　一、西方医术及医学科学方法传入与推广 ………………………… 98
　二、郭雷枢在广州开办的眼科医局 ………………………………… 99
　三、博济医院的创立发展 …………………………………………… 99
　四、传授西方医学科学技术 ………………………………………… 101
　五、开办医校及西医教材著作编译出版 …………………………… 102
　六、创办西医报刊 …………………………………………………… 106
　七、从鸦片战争至民国在广东建立的主要医院 …………………… 106

　　　　（一）教会医院 …………………………………………………… 106
　　　　（二）公营医院 …………………………………………………… 108
　　　　（三）私营医院 …………………………………………………… 109
　　　　（四）军队医疗卫生机构 ………………………………………… 109
　　八、从晚清到民国的广东高等西医教育的兴起 …………………… 111
　　　　（一）博济医院所办西医校 ……………………………………… 113
　　　　（二）创立夏葛女医校 …………………………………………… 113
　　　　（三）兴办军医学堂 ……………………………………………… 113
　　　　（四）创办光华医学堂 …………………………………………… 114
　　　　（五）广东公医学堂 ……………………………………………… 114
　　　　（六）广东公立医药专门学校 …………………………………… 114
　　　　（七）广东中法医学专门学校 …………………………………… 115
　　　　（八）中国红十字会广东医学专门学校 ………………………… 115
　　　　（九）潮汕地区的医科学校 ……………………………………… 115
　第三节　中国近代西医初端之辉——岭南大学医学院、光华医学院和
　　　　　中山大学医学院 ……………………………………………… 117
　　一、博济医院的建立与广东及中国近代西医的开端 ……………… 117
　　　　（一）从眼科医局到博济医院 …………………………………… 118
　　　　（二）博济医院的财务运作 ……………………………………… 124
　　　　（三）西医教材著作的编译出版 ………………………………… 124
　　　　（四）博济医院在传播西医上的辐射式推广作用 ……………… 125
　　二、在博济医院完成的中国医学教育从传统到现代的变革 ……… 126
　　　　（一）中国近代西医教育的源起 ………………………………… 127
　　　　（二）创建中国近代第一所西医校 ……………………………… 127
　　　　（三）扩散式影响 ………………………………………………… 128
　　　　（四）开办南华医学堂 …………………………………………… 130
　　三、夏葛女医学校的创立与变迁 …………………………………… 130
　　　　（一）广东女子医学校的诞生 …………………………………… 130
　　　　（二）广东夏葛女医学校与端拿看护使学校的创立 …………… 131
　　　　（三）更名为夏葛医科大学 ……………………………………… 132
　　　　（四）定名为私立夏葛医学院 …………………………………… 132
　　　　（五）归并岭南大学 ……………………………………………… 135

　　　　（六）现代女医群与现代职场女白领群的出现及其意义 …… 135
　　四、岭南大学医学院的建立 …………………………………………… 136
　　　　（一）收回教会学校的教育权 ……………………………… 136
　　　　（二）筹办岭南大学医学院 ………………………………… 136
　　　　（三）正式成立孙逸仙博士纪念医学院 …………………… 137
　　　　（四）教学 …………………………………………………… 139
　　　　（五）学术研究 ……………………………………………… 145
　　五、广东光华医学院 …………………………………………………… 148
　　　　（一）光华医学堂的诞生 …………………………………… 148
　　　　（二）光华医学院的建设与发展 …………………………… 154
　　　　（三）光华医学院在抗战中停办与战后重建 ……………… 163
　　六、中山大学医学院 …………………………………………………… 166
　　　　（一）建校缘起与沿革 ……………………………………… 166
　　　　（二）办学特色的形成与流变 ……………………………… 169
　　　　（三）学术活动 ……………………………………………… 179
　　　　（四）中山大学医学教育制度 ……………………………… 182
　　七、三所院校发展的一些特征 ………………………………………… 191
　　　　（一）历史大背景与社会政治形态对三所院校的建立与发展的
　　　　　　　影响 ………………………………………………… 191
　　　　（二）社会大环境对三所院校发展的影响 ………………… 191
　　八、三所院校的教学方式方法的模式及其对中国近现代医学
　　　　教学模式的开创 …………………………………………………… 192
　　　　（一）对外国医学教育模式的吸纳与创新 ………………… 192
　　　　（二）医学教育方式方法的确立 …………………………… 193
　　九、医校名称的问题 …………………………………………………… 193
　第四节　西方医学传入广东后的延续特征 …………………………………… 196

第四章　西方公共卫生服务方式传入南粤及广东近现代公共卫生事业的
　　　　　开端与发展 ……………………………………………………………… 199

　第一节　传统欧式公共卫生事业方式传入广东 ……………………………… 202
　第二节　以种牛痘为发端的广东近代公共卫生事业 ………………………… 204
　第三节　在广东地区开展的最早公共卫生学的科学研究 …………………… 206

第四节　博济医院及广东医科院校推动了公共卫生事业发展……………207
一、博济医院全面开启广东近代化卫生事业的发展……………207
　　（一）开设痘科，提供种痘服务……………207
　　（二）以近代医学科学的公共卫生理论指导防疫防传染病实践
　　　　………………………………………………………………208
　　（三）针对当地公共卫生情况开展科学调查研究及服务………208
　　（四）开展学校健康卫生状况调查，通过体检改善青少年
　　　　学生健康状况……………………………………………208
　　（五）博济医院创办的社会福利事业对广州近代慈善事业的影响
　　　　………………………………………………………………209
二、医科院校推动了广东公共卫生事业的发展……………………210
　　（一）岭南大学医学院公共卫生科的教学科研及社会服务
　　　　………………………………………………………………210
　　（二）光华医学院在广东公共卫生事业上的影响………………210
　　（三）中山大学医学院公共卫生科的教学科研及社会服务
　　　　………………………………………………………………211

第五节　将公共卫生管理纳入近现代政府职能………………………212
第六节　近现代以省城广州为中心开展的广东公共卫生事业………216
一、卫生行政管理……………………………………………………216
二、公共卫生管理……………………………………………………216
　　（一）卫生教育……………………………………………………217
　　（二）开展卫生运动………………………………………………217
　　（三）移风易俗，改良葬礼………………………………………217
　　（四）征收洁净费…………………………………………………218
　　（五）卫生观念和习惯上的移变…………………………………218
　　（六）防疫…………………………………………………………219
　　（七）建设公共卫生设施…………………………………………219

第七节　引进现代公共卫生管理模式以防治传染病…………………221
一、建麻风病院以近现代方式收养医治麻风病人…………………221
二、以现代科学管理方式防治烈性传染病…………………………224
三、建立传染病医院…………………………………………………225
四、成立专业防治团体………………………………………………225

第八节　出入境卫生检疫 …………………………………………… 226

第九节　民国广东公共卫生事业机构 ……………………………… 228

　　一、省级公共卫生事业机构 ………………………………… 228

　　二、县级公共卫生事业机构 ………………………………… 229

第十节　以广州为中心的西医医疗卫生机构在广东的建设发展 ………… 234

第十一节　各类专科公共卫生福利事业机构 ……………………… 242

第十二节　近代广东西医卫生技术人员职称（职务）的评定制度 ……… 244

第十三节　近现代志愿性社会服务团体对广东公共卫生事业的影响 …… 246

第五章　西式医事管理方式的传入和近代医学卫生团体与医事管理机构的创建 …………………………………………………… 249

第一节　西式医事管理机构的传入 ………………………………… 251

第二节　近代建立的医学卫生团体 ………………………………… 252

　　一、中华医药传道会 ………………………………………… 252

　　二、中国博医会 ……………………………………………… 253

　　三、广东省红十字会 ………………………………………… 253

　　四、中华医学会广东支会 …………………………………… 254

第三节　近代卫生管理机构 ………………………………………… 256

　　一、省级卫生行政机构 ……………………………………… 256

　　二、市级卫生行政机构及卫生区署 ………………………… 258

　　三、县与区乡镇卫生行政机构 ……………………………… 258

第六章　在南粤首建中国西药企业 …………………………………… 259

第一节　西式药企传入广东之溯源 ………………………………… 261

第二节　近现代广东西药企业之起落 ……………………………… 263

第三节　广东近代最早期的西药房 ………………………………… 266

　　一、屈臣氏大药房 …………………………………………… 266

　　二、泰安大药房 ……………………………………………… 267

第四节　广东早期西药厂 …………………………………………… 268

　　一、梁培基药厂 ……………………………………………… 268

　　二、唐拾义药厂 ……………………………………………… 271

第七章　随西方医学传入中国的西方人文观念 ································ 273

第一节　人道主义精神 ································ 275
第二节　对女性的关怀与尊重 ································ 278
第三节　对弱势的残疾人群体的同情与关怀 ································ 281
第四节　人体解剖带来的观念更新 ································ 283

第八章　经广东走向全中国的西方医学传播者 ································ 285

一、卡内罗 ································ 287
二、利玛窦 ································ 292
三、龙华民 ································ 293
四、邓玉函 ································ 294
五、罗雅谷 ································ 295
六、熊三拔 ································ 295
七、艾儒略 ································ 297
八、毕方济 ································ 298
九、汤若望 ································ 299
十、艾脑爵 ································ 300
十一、安哆呢 ································ 303
十二、南怀仁 ································ 304
十三、卢依道 ································ 305
十四、高竹 ································ 307
十五、皮尔逊 ································ 309
十六、马礼逊 ································ 310
十七、李文斯敦 ································ 312
十八、朱沛文 ································ 313
十九、陈定泰 ································ 313
二十、郭雷枢 ································ 315
二十一、伯驾 ································ 316
二十二、合信 ································ 318
二十三、嘉约翰 ································ 321
二十四、黄宽 ································ 323

二十五、关韬 …………………………………… 324
　　二十六、赖马西 ………………………………… 326
　　二十七、富马利 ………………………………… 329
　　二十八、尹端模 ………………………………… 331
　　二十九、关约翰 ………………………………… 333
　　三　十、达保罗 ………………………………… 339
　　三十一、梁培基 ………………………………… 341
　　三十二、嘉惠霖 ………………………………… 342
　　三十三、郑豪 …………………………………… 345
　　三十四、柏尔诺阿 ……………………………… 347
　　三十五、黄雯 …………………………………… 349
　　三十六、王怀乐 ………………………………… 353

附　录　大事记 ……………………………………… 359
　　明代（1368—1644）…………………………… 360
　　清代（1616—1911）…………………………… 360
　　民国时期（1912—1949）……………………… 364

参考文献 ……………………………………………… 374

后　记 ………………………………………………… 380

第一章

西方医学传入中国的历史及广东在其中的作用的概略

第一节 西方医学传入中国的源头

第二节 西方文明崛起时代西方医学经粤入华的传播

第三节 从广东到全国——近代西方医学大规模传入中国

西方医学由南海之滨到神州大地的传播历程，要在西方医学传入中国全过程中呈现。西方医学传入中国的历史源远流长，漫长的西方医学传入史大致可分为源头、西方崛起时代、近代这三个历史阶段，并分别对中国医学产生不同影响。只有了解并比较西方医学传入中国的三个历史阶段及其对中国医学产生的不同影响，方可了解西方医学如何从西方崛起时代开始经粤入华，近代西方医学又为何会对中国医学产生不同于以往西方医学传入中国历史阶段的根本性影响。

本章概述了对中国医学影响极微的西方医学传入中国的源头时代、对中国医学影响甚微的西方传统医学传入中国时期和开启中国医学由传统走向现代的根本性转折的近代西方医学引入中国时期。

第一节 西方医学传入中国的源头

西方医学传入中国的历史渊源流长，其源头阶段可上溯汉唐，下迄元代。

自汉代张骞出使西域，沟通了中国与西方的交流后，史载中就有中国与"黎轩""拂菻""大秦"即古罗马经波斯及西亚地区的物质交流，其中，就有西方的药物流入中国。在《医方类聚》所引的《五藏论》中，提到的"底野迦"，就是一种由西方传入的含鸦片制剂。古希腊人已经知道用罂粟的汁液混入食品中，食后"能安神、止痛、多眠、忘忧"[1]。《旧唐书·拂菻列传》记载乾封二年（667年）大秦使节曾献"底也迦"（同"底野迦"），证实含鸦片制剂在唐初已输入中国，"贞观十七年（643）拂菻王波多力遣使献赤玻璃、绿金精等物。太宗降玺书答慰，赐以绫绮。……乾封二年（667），遣使献底也伽"[2]。拂菻是指拜占庭，也就是东罗马。但是，底也迦传入中国的具体时间也不在唐朝，而可以提前到隋朝。朝鲜的《医方类聚》中曾引《五藏论》载述："底野迦善除万病"[3]（第1册，83页）。《五藏论》见于《隋书·经籍志》[4]，后佚，靠《医方类聚》得以留传，因而底也迦最迟在隋代已传到中国。唐高宗显庆四年（659）成书的中国第一部官修本草《新修本草》中记载了底野迦的药用功效，并载"胡人时将至此，亦甚珍贵，试用有效"[5]。

在对外来文化兼容广蓄海纳百川的唐代，出现了景教的行医传教活动。景教属基督教的聂思脱里教派，是叙利亚人聂思脱里（Nestoirus，约380—451年）所创。他于公元428年被委任为君士坦丁堡大主教，主张"二性二位说"，在公元431年的以弗所公会议上受到批判，被斥为异端，并被宣布："你犯了用说教

---

[1] 〔清〕李圭：《鸦片史略》．中国历史研究社编，上海书店1982年版，第183页。
[2] 《旧唐书·西戎传》卷198．中华书局1975年版，第5314－5315页．
[3] 〔朝鲜〕金礼蒙等．《医方类聚》浙江省中医研究所、湖州中医院校编．人民卫生出版社1981年版，第1044页。
[4] 〔唐〕魏徵寿．隋书·经籍志．卷34．中华书局1973年版。
[5] 苏敬：《新修本草》．安徽科学技术出版社1981年版，第372页。

破坏圣经的罪，又犯了不遵守教会法的罪。现以431年6月22日公务会议的名义，把你从所有经职中罢黜，并剥夺你在教会中一切身份。特此通告。"① 公元435年，聂思脱里被革职流放，其信徒向东流亡，在叙利亚、美索不达美亚、波斯等地继续传播景教。在唐代，景教传入中国。《大唐景教流行中国碑颂》中记载："大秦国有上德曰：阿罗本占青云而载真经，望风律以驰艰险；贞观九祀至于长安，帝使宰臣房公玄龄总仗西郊宾迎入内。翻经书殿，问道禁闱。深知正直，特令传授。贞观十有二年秋七月。诏曰：道无常名，圣无常体。随方设教，密济群生。大秦国大德阿罗本，远将经像来献上京。详其教旨，玄妙无为；观其元宗，生成立要；词无繁说，理有忘筌；济物利人，宜行天下。所司即于京义宁坊造大秦寺一所，度僧二十一人。"这说明唐太宗贞观九年（635年），聂思脱里传教士阿罗本（Alopenzz）抵达长安，太宗派宰相成房玄龄迎入。在唐初襟胸开放广阔的君主优容下，大秦景教（基督教聂斯脱利派）开始在中国建寺传教，这在《唐会要》里也有相近记载②。"在甘肃敦煌市鸣沙山石室中，所发现唐时景教徒之各种译述为证③"。当时中国的长安、洛阳等地都建有景教寺。景教徒除传教外，还进行医疗活动。唐高宗患风眩疾，"头目不能见物"，被大秦人景教徒秦鸣鹤④治愈。《旧唐书·高宗下》记载了这一惊心的治疗过程："上苦头重不可忍，侍医秦鸣鹤曰：刺头微出血，可愈。天后帷中言曰：'此可斩，欲刺血于人主首耶！'上曰：'吾苦头重，出血未必不佳。'即刺百会，上曰：'吾眼明矣。'"⑤。在唐代，"大秦人善治眼疾和痢疾"⑥。"如唐初已有治痢疾的悖散汤，从大秦（东罗马）、波斯所传入，张澹曾用此方治愈唐太宗的痢疾而获重赏。"⑦

不过，在中国的汉唐时代，当时源自欧洲的西方医学，并不比中国医学先进，在一些方面更逊于中国医学，所以，对中国医学及中国人的影响极为微弱。唐武宗时下诏灭佛打击排斥外来宗教后，景教受沉重打击，其行医活动也再难见于史载。

---

① Duehesne: *Early history of Christian China*, Vol Ⅳ, p. 246.
② 王溥纂：《唐会要》卷49，中华书局1955年版，第13页。
③ 张星烺：《欧化东渐史》．商务印书馆2015年版。
④ [日] 桑原骘藏：《隋唐时代に支那に来往した西域人に就いて》（1926），《内藤博士祝贺支那学论丛》，又见《桑原骘藏全集》第二卷，1968年，第305-307页；傅纬康：《中国医学史》，上海中医学院出版社1990年版，第212页；王孝先《丝绸之路医学交流研究》，新疆人民出版社1994年版，第179页；马伯英：《中国医学史》．文汇出版社1994年版。
⑤ 《旧唐书》．中华书局1975年版。
⑥ 杜佑撰：《通典》．中华书局1984年版，第1041页。
⑦ 傅维康：《中国医学史》，上海中医学院出版社1990年版，第112页。

在民族文化与宗教信仰的政策上宽松开放的元代，景教的传教行医活动又再兴起，景教"在元代……信徒中有皇后、公主、亲王、大将、驸马等，人数颇盛"①。当时在中国，"景教（也称大秦也里可温教——引者注）的寺院遍及各地……，并有医疗活动。镇江副达鲁花赤马·薛里吉斯出身于世医之家，他的外祖父撒必曾任太医，并治愈太子病，精于制造'舍里八'（糖浆），为制造舍里八去到云南、福建、浙江等地②"。在《大兴国寺》碑记载了马·薛里吉斯的世医家族之兴"公之大父可里吉思、父灭里、外祖撒必为太医。太祖皇帝初得其地，太子也可那延病，公外祖舍里八、马里哈昔牙徒众祈祷，始愈③"。"据《元史》记载，西域拂棶人爱薛，熟谙天文、医药，曾在元朝任职，掌管星历、医药二司事务，至元十年（1273 年）正月改医药院为广惠司，该司掌修御用药物及和剂，兼治诸宿卫生及在京之孤寒者。广惠司另一也里可温医师聂只耳治愈了皇姊的驸马刚哈刺咱庆王之奇疾。元时尚有罗马天主教徒来我国，曾在北京、泉州等地设立教堂、修院，这些教堂都曾经有过为平民而设的医疗活动。"④ "马薛里吉思家族是虔诚的聂派基督教徒"⑤，镇江的"大兴国寺记碑"载："今马薛里吉思（马·薛里吉斯——引者注）是其（也里可温）徒也。"⑥

然而，由于这时欧洲基督教国家的医学并未成为一门独立的科学，医疗活动由教会组织进行并主要通过宗教方式施治。当时来自欧洲的西医主要通过阿拉伯以及中亚和西亚各地辗转入华，较为零散，即使是碎片式西医疗法也极少见，而且它与阿拉伯医学、波斯医学及西域各地医学混杂一起传入中国，极少直接来自欧洲人完整系统的西方医学。例如："回族药方'舍里八'代表的是一种阿拉伯医学文化，而马薛里吉思家族代表的则为一种景教医学传统，正是像马薛里吉思这样的景教世家，嫁接了回族医学与景教医学之间的因缘。"⑦ 事实上，有赖阿拉伯人，古希腊医学成果得以保存下来，当中世纪欧洲医学为基督教教士专控之时，以古希腊医学为发端的西医，却在阿拉伯人继承的许多希腊学术遗产中继承了下来，后来再由欧洲基督教国家吸收回去发扬光大。所以，此时西医与阿拉伯医学混杂一起传入中国就不足为奇。直接来自欧洲的完整系统的西方医学传入中

---

① 张星烺：《欧化东渐史》. 商务印书馆 2015 年版，13 页。
② 李经纬、程之范：中国医学百科全书. 上海科学技术出版社出版发行 1987 年版。
③ [元] 俞希鲁：《至顺镇江志》，江苏古籍出版社 1990 年第一版，第 365 页。
④ 李经纬　程之范　中国医学百科全书. 上海科学技术出版社 1987 年版，第 111 页。
⑤ 邱树森：《镇江"大兴国寺记碑"研究》. 东南文化，2008 年版。
⑥ 同上书。
⑦ 殷小平：《元代马薛里吉思家族与回族医药文化》.《西域研究》，2011 年第 3 期，第 39－44 页。

国，要等到随基督教文明崛起而开启的西方大航海时代到来。因而，元代传入我国的西医，对当时具有世界先进水平的中国医学及中国人的影响极小。

总括而言，在西方医学传入中国的源头时代，中国的经济、文化和科学技术水平处于世界最前列，与经济、文化及各种技术发展水平密切相关的中国医学水平，丝毫不逊于西方医学水平，某些方面更领先于世界，因此，西方医学对中国医学的影响极微。此一时期的西方医学，多是曲折辗转地通过中亚、西亚及东南亚传入中国，极少直接来自欧洲的西方医学传入中国，而必定受到传播经过之地的影响，并不能真正完整代表西方医学。例如，景教初源虽然来自古罗马，但它是经过中亚西亚的传播再传入中国，其医术医学必然会受到其传经地的影响。当时，那些传入中华大地的个别零散碎片式古典西方医学成分，远远逊色于直接来自欧洲的在后来西方文明崛起时代的系统、完整的西方医学体系，更遑论已经近代化科学化的近代西方医学。所以，此时传入中国的西方医学几乎没有对中国医学产生影响。

这一时期的中国传统医学对西方国家倒有一定影响。中国的医药、炼丹术曾传入阿拉伯，又通过阿拉伯传到西方。中国药物至少在公元10世纪已通过阿拉伯传到欧洲。宋代开宝元年（968年），设置舶市。公元971年，在广州设置市舶司。当时，中国药物经过市舶司，由阿拉伯人运至西方国家的约有58种，其中，植物药47种，包括人参、茯苓、川芎、肉桂等。

第二节 西方文明崛起时代西方医学经粤入华的传播

16世纪始，西方医学对中国的传播力度渐大，并产生了一定影响，这有着西方基督教文明狂飙突起的历史背景，中西经济文化科技发展水平开始此消彼长，西方医学对中国影响亦呈虽弱却渐长之势。这一时期，西方医学对中国的传播与后来西方医学大规模传入中国是紧密相连的。当时，由于造船能力、防范海上能力和生产及经济水平所限，海上航船一般都选择贴近海岸线航行。加上广州外贸港的优越条件与历史地位，欧洲来华船只一般走贴靠东南亚岸边的南海航道，而沿此航道最先抵达中华内地的着陆点自然是广州及其外岛澳门、上下川岛等地。关于这个问题，将在本书第三章第一节中详述，在此从略。当时的西方医学主要是经广东沿海入华。直接来自欧美的西方医学传入广东继而传入全中国实际是由这一时期开始。当时的中华文明逐渐趋向内向自敛，明清两朝的后期都更倾向实行自守国策，多数时候只在中国东南沿海几个口岸对海外开放，尤其集中于澳门、广州一线对外开放，清代乾隆二十二年后至鸦片战争前，更仅余广州一口开放。这使在西方崛起时代的西方医学多经粤传华，最早的直接来自欧洲的西方医学首先在广东登陆。

一、西方基督教文明崛起与西方医学对中国的传播

15世纪至17世纪，欧洲以威尼斯为中心的意大利城市自由经济从萌芽到飞速的发展，为大航海时代西方扩张提供了物质条件，也为医疗卫生水平的提高提供了物质基础。政治上，以葡萄牙、西班牙、英国、法国为代表，形成以新君主制为核心的民族国家，为欧洲基督教国家经济腾飞与率先迈入现代化进程提供了政治保障，也为其对外航海扩张提供了依托。以意大利为中心的西方文艺复兴运动引发的思想文化大解放，带动文化科技的飞跃进步，也包括医疗技术的飞跃发展，西方国家从此进入文化科技全面繁荣的时代，也激发了从欧洲中世纪禁锢中

解放出来的人们了解世界的欲望，为其世界性的扩张提供了物质力量和精神动力。在这样的历史条件与时代精神的催生与激励下，欧洲基督教国家在追逐新财富，探求新知识，开辟新航道，传播基督教，学术研究上激发出一往无前的冒险精神与大无畏勇气，又推动了政治、经济、文化和包括医学在内的科技上跨越式发展进步。

而当时的中国，长期居世界先列的传统社会制度发展已越过巅峰走向衰颓，明中叶的中国以儒家文明为内核的中央集权制颓风渐显，经济科技的发展相对滞缓，统治中国思想文化领域的儒家思想愈渐保守而缺乏推动中国社会突破性发展与创造性进步的精神，学术研究上缺少创新变革勇气，在此大势下的中国医学也缺乏根本性的跃进动力。

在当时中西两大文明发展态势此消彼长的历史背景下，西方海上列强为追求财富，乘欧洲掀起的开辟新航道之热潮时风，凭其经济科技优势为支撑的强力，向东方进发，欧洲基督教物质与精神向中国渗透日渐增强，西方的宗教、文化、科技也随之向东方大力传播，西方医学对中国的渗入日渐加强。

16 世纪，葡萄牙人首先大力推动开辟新航道。随着新航路开通，世界贸易中心从地中海移至大西洋沿岸，意大利的威尼斯、热那亚等商业城市衰落，代之而起的是葡萄牙国都里斯本等城市，雄踞世界海上贸易中心地位，为葡萄牙经略海洋提供了雄厚财力。西方文艺复兴运动带动思想文化大科技的大进步，激发葡萄牙对航海科技近乎狂热的研究开发运用，也促进包括医学在内的葡萄牙科学文化的发展。新君主制的民族国家葡萄牙，在当时具有政治先进性优势，有利于其争雄海洋。当时，伊斯兰教与基督教对立，阿拉伯与奥斯曼帝国的穆斯林控制了传统商路，欧洲人急于探寻新的航路，获得香料、金银财宝及各种所需物品，求取暴富。欧洲基督文明中的许多人视传播基督教福音为崇高使命，激励他们尤其是传教士奔赴海外传扬基督教，传教士也把利于辅助传教的医术带向海外。于是，世界海洋时代来临后的西方第一个海上帝国葡萄牙崛起于世，在大航海时代开创者、葡萄牙亨利王子指挥下，从地中海南岸出发，跨越世界各大洋，奔向各大洲。

葡萄牙人一路往东方征战略地，沿途不断建立殖民地，建成世界第一个全球性海洋帝国，开创了基督教文明雄视世界数百年的新纪元。当葡萄牙人来到中国的海岸边，强势突起的基督教文明与古老的中华文明，在中国南海之滨的珠江口一带展开首度交锋，经中葡一番较量，葡方未占便宜。葡萄牙人最后通过谈判和输送利益，被允许在珠江口西边的小小半岛澳门上居留。飘扬在欧、亚、非、美等世界各大洲上空的绣着盾形纹章的葡萄牙国旗，也插在了澳门的土地上。

为适应其海外扩张的需要，葡萄牙人在其海外殖民据点上建立医疗及慈善机构的传统，为他们自己、当地居民和过往商旅服务。建立医疗机构可为在海外的葡萄牙人提供医疗服务，而且由于葡萄牙人新到一地时不适应环境和气候，对当地本土疾病缺乏免疫力，医疗服务尤其重要。遇到战争，这些医疗机构便成为军事医院。设立医疗机构也是为了争取人心，基督教传教士更以医疗慈善机构为传播上帝福音服务。这些医疗机构在当时葡萄牙的海外扩张中发挥了重要作用。

葡萄牙人来到澳门之后，也随即着手建立医疗慈善机构。他们驻足澳门后，天主教会迅即派其代表卡内罗（D. Belchior Carniero）于1568年到澳门任天主教会澳门区代理主教，卡内罗即于1569年在澳门开办贫民医院（亦称圣拉斐尔医院、圣拉法尔医院）和麻风病院。建于万历二十二年（1594）的澳门圣保罗学院，扩充为大学后，曾设医科实习班。在澳门出现西医治疗机构并传授医学，显示澳门为近代西方医学在中国最早转化为实体之地。这也标志西方科技文化之潮，凭海洋文明劲风之力，开始一轮轮漫过南中国海岸边上澳门滩头，直奔广州，涌向古老的中华大地，又一次次因潮力不足退回大海，直至鸦片战争到来才终于冲开中国的闸门。

二、西方医学经澳门、广州等地传入中国内地的概况

16世纪中叶后，欧洲基督教会相继派遣传教士来华，有耶稣会教士利玛窦、庞迪我、熊三拔（Sabbatino de Ursis）、龙华民（Niccolo Longobardi）、邓玉函（Johann Terrenz Schreck）、阳玛诺、罗雅谷（Giacomo Rho）、艾儒略（Julios Aleni）、汤若望（Johann Adam Schall von Bell）等。他们多留驻澳门，等待时机进入内地。为利于传教，他们或多或少具有医学知识，其中有的医学专业水平很高。西医很大程度上通过他们传入中国。在广州一口通商以前，西方医学主要通过澳门至广州的线路传入中国。在清代乾隆二十二年，中国实行在广州一口通商之策后，西方医学主要通过广州入华，有时途中在澳门暂歇。

明清两个王朝，虽然总体上对来自西方的精神与物质的舶来品防范极严，但对西方来华人士行医及传授医术的限制却相对宽松。这就给西医及西医教育在中国留有生存空间。

天主教会利用当时中国政府对西医管制的相对宽松，沿经澳门入广州这条线路，积极谋求在中国开展以辅助传教为终极目的之医疗与医学教育活动。耶稣会教士来华之后，常利用医药为媒介进行传教活动。利玛窦于1583年在今广东肇

庆地区，借为病人诊治疾病之机劝说患者入教。1693 年，清朝康熙皇帝患上疟疾，传教士洪若翰、刘应献上金鸡纳一磅，张诚（Jean François Gerbillon，1654—1707）、白晋（Joachim Bouvet，1656—1730）又进上其他西药，治愈康熙的病。耶稣会教士邓玉函于天启元年（1621）在澳门行医，并做过病理解剖，在明朝万历年间由他译述经毕洪辰整理加工的《人身说概》（约成书于 1635 年），是西方传入中国最早而且比较完备的解剖学专著；还有天主教耶稣会传教士罗雅谷（Giacomo Rho）所译的《人身图说》；这是西方传入中国最早而比较完备的两本解剖学专著。此外，有法国传教士巴多明用满文译出的皮理·第阿尼斯（Pierre Dionis）的解剖学。

后来，基督教新教团体的传教士医师，也以澳门为跳板踏向广州，进入中国内地行医传教。经过宗教改革的新教传教士医师的行医传教影响越来越大。

当时，还有罗德先、樊继训、罗怀忠、安泰治得、罗启明、巴新懋修等人，在澳门、广州等地利用医药进行传教活动。

以耶稣会传士为主的天主教传教人士，翻译了与医学有关的科学著作。如傅汎际和李之藻合译的《名理探》，在讨论知觉、思维的过程中兼论一些解剖生理知识。利玛窦在其《西国记法》中介绍了神经解剖知识。高一志在《空际格致》中介绍古希腊的四元素说和解剖生理知识。艾儒略的《职方外纪》述及欧洲焚毁城镇的防疫法，在《西方问答》中介绍了欧洲玻璃瓶验尿诊断及放血疗法。熊三拔的《泰西水法》中述及排泄、消化生理知识、温泉疗法，以及药露蒸馏法。

面对当时闭关自守的中国传统社会，相对封闭保守的中国文化科学体系，以及与之相关的相对封闭保守的中国医学，西方医学对中国医学的影响还相当有限。而且，在澳门的外国人未经允许不能进入中国内地，外国的政治、经济、文化影响被阻隔渗入内地，西方医学通过澳门传入内地受到中国政府严格限制。

当时的西方医学正从中世纪跨入近代，由传统的基督教医学向近代的科学医学转变，医学领域显现出巨大的发展进步，医学旧体系渐被冲破，尤其在解剖学和生理学领域取得巨大进步。文艺复兴、宗教改革和科学日新月异的发展而产生的革命性冲击，使基督教对包括医学在内的科学的束缚已经松动。西方医学进入医学科学化近代化的进程。这时出现在中国人面前的西方医学，除有其独特性外，要比中国传统医学有更多先进的东西，更生机勃发。这时的西方医学有了威迫已居世界医学先列数千年的中华传统医学的意味，对中国产生了独特的影响。然而，当时包括西方医学的西方科学，远没有达到后来经过工业革命、社会制度大变革、思想文化大进步后所达到的近代西方科学水平，中世纪的医疗传统在新的科学化近代化的变革中仍保住主流之位，对医学仍有宗教束缚。如占星医学、放血疗法和理发匠医生的外科治疗等中世纪医学形式仍在通行，还有靠宗教神迹治疗方式。西医近代化、科学化的历程还要经过17和18世纪的历程，直到19世纪才基本完成。16世纪的中国医学，还没有被拉开进入近代后落后于西方医学的巨大差距，而且16世纪至19世纪前的西方医学仍属于传统医学，对中国的影响还非常有限。然而，这一时期的西方医学一直在迅速地发展，这时至鸦片战争爆发数百年间的中国传统医学，则没有质变式的飞跃进步。在西方医学传入中国的历史上，西方崛起时代与中国近代这两个阶段紧密相连，西方崛起时代的西方医学传入中国，为近代西方医学大规模传入中国提供了准备。

崛起为近代第一世界海上强国的葡萄牙，仍是欧洲一个封建势力强大的国家，而不是类似后来英美法德这样的发达工业国。她既没有足够的经济实力在华进一步扩大扩张成果，也没有能力在科学思想文化上较深影响中国。她驻足中国海岸线上一隅之澳门，并没有对实行闭关自守的庞大中华帝国产生较大的影响，自身衰落也快，海上霸主地位不久就被新的海洋帝国取代，终告没落。澳门亦在倏忽间衰落。加上澳门地理条件的限制与变迁，西方通过澳门向中国扩张和输入西方科技、思想、文化的作用大受限制。澳门贫民医院（圣拉斐尔医院）亦破败不堪，几经塌毁，虽经修复延续，但一直只见其作为传教士赠药施治场所的记录和收留病患者甚至麻风病人等的记录。它应是一所传统欧式收容为主的医院或诊所，而且它时常不具备作为一家传统医院所应具备的条件。历史上它虽也有过扩建，但一直到近代前仍未见其已具备一间近代化综合或专科医院所要有的条件的记述，直到进入近代后才逐渐改建成一所近代化西医院。但是，本书仍遵循史录，称其为医院。圣保罗大学虽有过传授医学的记录，但其报告及目前所掌握资料中未见提及开设医学课程，亦没有开设医学专业及开展医校式活动的任何记录，圣保罗大学医学教育方式应是采用以师带徒的形式。事实上，一直未见近代以前在中国境内开设西医教育机构与医校式教育的记载。1762年，圣保罗大学及其所属医院关闭，从此至近代未见在中国境内稍具规模地开展以师带徒式西医教育的记载。这时的广州，因有长期作为中国外贸港而不断得到完善的港口条件并积集了具有优良外贸条件的声誉，居珠江三角洲及华南的地理中心并具有联通国内各地枢纽的位置，是近代以前从东南亚、西亚、非洲、欧美跨洋来到中华大地的第一站，自然被选为当时的中国开放口岸。澳门是对外口岸广州的外港，成为经澳门转黄埔到十三行这条广州对外口岸入口线中一环。这一时期，中国中央集权专制王朝的闭关自守国策逐渐达到极端,终于在乾隆二十二年实行广州一口通关之策。此时的广州成为西方政治、经济、思想、文化、科技传入中国的唯一登陆口,也是西方医学传入中国的唯一输入口。

三、 葡萄牙传教士在澳门行医辅助传教

葡萄牙人在广东澳门定居下来后,开始其行医辅助传教的活动。

(一) 建立医疗收容机构

1568年5月,受罗马教皇之命,葡萄牙耶稣会士卡内罗抵达澳门,担任日本和中国教区代牧主教。他在到达澳门后不久,便始建一座仁慈堂和两座医院。贫民医院有内、外科医生和放血师①。这是在中国领土上建立的最早的西式医疗机构。由于现时只见到医院的一般性收容、护理、发放药品及为病人生活服务的资料,医院初建时及其后较长一段时间内没有专业医生,因而这时的贫民医院及初设其内的麻风病院都只是欧洲中世纪式的,主要是收容性质的传统西医机构,并非近代西医院。

一所近代西医院必须具备最基本的要素。这些最基本的要素是:①医院应有工作者,称为医护人员或医疗专业人员,按类别则可分为医生、护士、技师等,按工种可分为临床、医技、后勤等;②医院应有正式的病房和一定数量的病床设施,以实施住院诊疗,一般设有相应的门诊部;③应有基本的医疗设备,设立药剂、检验、手术及消毒供应等医技诊疗部门;④应有能力对住院病人提供合格与合理的诊疗、护理和基本生活服务;⑤应有相应的、系统的人员编配;⑥应有相应的工作制度与规章制度;⑦应有相应的医院文化。从现有掌握的资料来看,贫民医院创建时尚不具备一所近代医院所必备的要素,只能算是一所收留病患者兼发放药品并有点医护功能之所,并像1835年创建于广州的新豆栏医局具备一家近代医院的最基本要素。葡萄牙人在澳门建立的医疗机构所提供的药物与治疗手段,亦远不如后来的新豆栏医局以工业革命与科技大发展带来的发达的科学水平与生产能力为基础研发出来的先进药品与医疗手段。但是,为了表述方便,本书仍称初建的贫民医院为医院。

根据《澳门仁慈堂章程》(1627)规定,仁慈堂在每个月末选举一名修士(irmao)来管理医院,② 当选后的这名修士就成为当月的医院总管(mordomo do

---

① 《澳门纪略·澳蕃篇》,第64-65页。

② *Compromisso da Mizericordia de Macau*, p. 25.

hospital）。他"有义务协助医生（mddico）和外科医生（cirurgiao）的每一次出诊及对病人的每一次治疗"①。该《章程》最后一款对医院总管做了更详细的规定："必须每天上下午留守在医院中，并要亲临病人的治疗现场；给病人分发食物，亲切地探望他们，为每一位病人提供必需品。……给医院的服务人员提供适量的鱼和米，禁止使用大锅以外的炊具烧饭，以免带来麻烦。""未经总管批准，任何男仆不得离开医院。……月末总管进行交接时，前任总管要将钥匙、财产清单、白色衣物以及箱子里所有属于病人的物品交给继任者，让后者了解缺少什么必需品，以做补充。"②

医院建立初时，被称为贫民医院。大约在1834年之前，这所医院也被称为"市民医院"（The Civil Hospital）。③ 1841年，仁慈堂对贫民医院进行了大规模的扩建，并在正门之上辟一神龛，内中置圣徒传记中病人保护主圣拉法艾尔（S. Rafael）像，葡人因此开始称这所医院为圣拉法艾尔医院（Hospitalde S. Rafael）。④ 中文翻译亦有称"圣拉斐尔医院"。中国人称贫民医院为"医人庙"⑤或"医人寺"，⑥也有称其为"白马行医院"的，因为中国人称医院前面的街道为"白马行"，在举行佛教游行仪式中，白马偶像由此通过，⑦医院由此得名。贫民医院位于三巴炮台山之南麓，板障堂之东，及白马行（现名伯多禄局长）街最末，在400多年的历史中，一直没有变化。

1640年，贫民医院进行过一次改建。⑧ 18世纪中叶，贫民医院一度衰落，诊室脏乱不堪，医院的小礼拜堂也成为废墟。1747年，仁慈堂主席路易斯科埃略（Luis Coelho）针对当时医院建筑的情况，决定投资进行改建。⑨ 工程开始于1747年4月10日，共使用750两银子。已完成的一段墙为东西走向。小礼拜堂居中，正对大门。新建部分一侧为男部，另一侧为女部，各有30个床位，而旧的部分则仍为女部。⑩ 新工程最大的特点，便是分男女两个住院部，中间是小礼拜堂。

---

① *Compromisso da Mizericordia de Macau*, pp. 57 – 58.
② *Compromisso da Mizericordia de Macau*, pp. 102 – 103.
③ 龙思泰：《早期澳门史》，第56页。
④ 龙思泰：《早期澳门史》，第56页。
⑤ SOARES, José Caetano, *Macau e a Assistência*. p. 160.
⑥ 印光任、张汝霖《澳门纪略·澳蕃篇》云："别为医人庙，于澳之东。"祝淮《新修香山县志》卷四《海防·附澳门》曰："医人庙在澳东。"
⑦ SOARES, José Caetano, *Macau e a Assistência*, p. 148.
⑧ SOARES, José Caetano, *Macau e a Assistência*, p. 150.
⑨ 转引自SOARES, José Caetano, *Macau e a Assistência*, p. 151.
⑩ BA, *Jesuítas na Ásia*, Cód. 49 – V – 29, p. 225.

1766年又有一次重建。① 贫民医院在19世纪有所发展，著名的西洋牛痘接种法便是通过这里传入中国的。

这两所医院几经损毁，虽经修复延续，但其一直只见其作为传教士赠药施治的场所和收留病患者的记录，没有看到作为近代化医院的元素与条件的记载，只相当于非近代模式的以收容为主的传统西式医疗机构，麻风病院至结业都是传统欧式的收容的为主机构，贫民医院则一直到中国进入近代的标志——鸦片战争之前，仍未见其已具备一间近代化综合或专科医院所要有的条件的记述。直至1840年，贫民医院才开始重建，并逐渐缓慢地转变为具有近代西医医院特征的医疗机构。

葡萄牙人在澳门开办的医院，除了麻风病院外，基本不为中国人服务，很大程度上是为来澳门的葡萄牙人及欧美人士提供医疗服务。来澳门的商船，一般会有生病的船员，他们到达澳门，便会被送进仁慈堂医院接受治疗。澳门开埠之初，葡萄牙并没有在此驻军，后来有驻军后，伤病军人也在仁慈堂医院接受治疗。1798年，才在贫民医院的附近建立了一所小型的军事医院，以治疗驻澳门的葡萄牙官兵。

（二）澳门圣保罗学院从事医药活动与传授医学活动

澳门圣保罗学院建于1594年，1597年举行了开学仪式，是为耶稣会在远东地区培养传教人员的重要机构，也是远东地区第一所西式大学。它仿造罗耀拉在罗马所建耶稣会学院的模式。

澳门圣保罗学院建立时便设有诊疗所，还有一间药房。学院的医疗机构主要职责是医治前来远东传教的耶稣会士，很多在中国内地传教的教士，在患病后通常会返回澳门进行治疗。学院的教士们也利用为当地中国人行医传教。由于贫民医院及其药房常难聘请正式的医生和药剂师，圣保罗学院的医生和药剂师经常前往那里治疗病人。学院的药房有一个大厅和一个配药室。大厅用来当药店，向公众出售药品，厅内供奉健康圣母像。配药室里有火炉、消毒柜、黄铜的消毒锅、铜蒸馏器和研钵、玻璃杯、上釉陶杯。药房为当地人、传教士、过往商旅和航运人员提供了医药服务。

圣保罗学院扩为圣保罗大学后虽有过传授医学，但其报告中未见提及开设医学课程，亦没有记录开设医学专业，圣保罗大学医学教育方式应是采用以师带徒的形式，也未见其有培养专职医护人员的记录。事实上，一直未见近代以前有中

---

① SOARES, José Caetano, *Macau e a Assistência*, p. 152.

国境内开设西医教育机构的记载。1762年，圣保罗大学及其所属医院关闭，从此至近代未见在中国境内有一定规模地开展西医教育的记载。

（三）澳门麻风病院

卡内罗主教曾在贫民医院中设一个专门的隔间来收治麻风病人。该医院由教会同时建立的慈善机构——仁慈堂管理。大约在17世纪前期，这个收留麻风病人的场所被迁到了澳门城墙。澳门圣保禄学院的教士和学生会定期去麻风病院看望病人，并带去一些生活用品。

四、西医由以广东为主要地域的中国沿海向内地传播

在明清两朝，随着西方国家的传教士在广东为主的中国沿海登陆并在当地行医传教站出脚后，他们渐入内地以开展传教活动，有的传教士也在当地行医，有的还设有收治病人的场所，但绝非当时澳门的那种医疗机构。

利玛窦来华后就与中国医药界人士接触，据说他与医家王肯堂曾多次交往。王氏的《疡医准绳》所记载的人体骨骼数目和形状，就是在西方解剖学的影响下写成。利玛窦其译著中所持的西方生理观念，如"记含之室在脑"之说，对中国医学界产生了第一次震动。①

西方医学也传入皇室。在中国宫廷中早有西方医生行医。上面提到远在唐代就有景教徒为唐高宗治病。鸦片战争前西洋传教士在中国宫廷的医疗活动主要集中在康熙朝的后30年，雍正、乾隆等各朝宫廷中也有过几位传教士医生，但以康熙朝时的西医医疗活动最活跃。

17世纪后期的康熙朝，由清朝在鸦片战争前最开明最能主动接触西洋器具及事物的君主康熙皇帝主政，他用了一些西洋人。当时在京传教士对清廷颇多贡献，如修订历法、对外交涉、制造大炮等；康熙帝对他们的服务相当满意。1688年，来华不久的法国传教士白晋、张诚两位神父开始为康熙进讲西洋科学知识；后来，因为康熙帝偶患疾病而中止，他们便转而为进讲西洋医学知识做准备。康熙帝病愈后，他们便将编译好的西医讲义呈康熙阅览，皇帝对每一篇都非常赞赏，因而明诏奖励他们。他们趁机恳请皇上解除禁教令，皇帝许之。② 这便是康

---

① 张友元：《简明中外医学史（第二版）》．广东高等教育出版社2009年版，第189页．
② 白晋：《清康乾两帝与天主教传教史》，冯作民译，光启出版社1966年版，第97－98页．

熙三十一年（1692）容教诏令。① 这一诏令颁布后不久，一位西洋医生终于应招入宫效力。

1693年，清朝康熙皇帝患疟疾，传教士洪若翰（p. Joames afontaney，1643—1710）、刘应献上金鸡纳霜（奎宁）一磅，张诚、白晋又进上其他西药，治愈了康熙的病，这使西药名声大振。此外，法国传教士医师罗德先（Bemard Rhodes，1645—1715）曾为康熙治愈心悸症和上唇生瘤。其时尚有传教士充任御医，康熙还曾命人翻译过一本包含血液循环等欧洲近代较先进医学理论的著作，可惜未予刊行。康熙皇帝对西医西药很感兴趣，曾命传教士白晋和张诚在宫中建立一个制作西药的作坊。他还就一些西药的药性、何病该用何药医治等问题，询问西洋传教士，发现宫中缺少哪些西药，便派人到广东的澳门等地寻找。

看来，当时的西医在中国社会上层已有一定影响，在广东高竹也有过短暂的开馆行医在建。但后来的"礼仪之争"中断了这一局面。本来，当时的天主教在华发展较快，"名士高僧攻教虽烈，而天主教并不因此少衰"，主要是由于利玛窦等人能明智地调和天主教与儒家学说的矛盾，尊重中国知识分子的传统。但1704年，罗马教廷传令，禁止中国教民尊孔祭祖。对于这种干预中国传统礼仪的做法，康熙立即强硬地表示将以禁教做回应。后来更由于有传教士卷入康熙晚年的继位之争，雍正登基后便决然下令禁教，开启了"百年教难"时期。依附传教而来的西方医学传播在中华大地戛然而止，在此，见宫廷有西洋医生身影。不过，西洋医生除了出现在皇宫中，还活跃于广东的澳门和广州。

1678年，方济各会在广州创办存在了50多年的广州医院，其发展水平超越1569年建成的澳门贫民医院。这间医院在清代雍正皇帝登基后实行驱逐西洋传教士政策而于1732年停办，这标志着大规模成系统的西方医学传入中国内地的进程告寝，直至百年后才再有西医院在广州建成。

---

① 康熙三十一年正月三十日上谕："西洋人治理历法，用兵之际，修造兵器，效力勤劳。且天主教并无为恶乱行之处，其进香之人，应仍照常行走。前部议奏疏，着掣回销毁。"康熙三十一年二月初二日又谕："前部议将各处天主堂照旧存留，止令西洋人供奉，已经准行。现在西洋人治理历法，前用兵之际，制造军器，效力勤劳。近随征俄罗斯，亦有劳绩。并无为恶乱行之处。将伊等之教，目为邪教禁止，殊属无辜。"初三日，礼部尚书雇八代等十七位大臣议得："查得西洋人，仰慕圣化，由万里航海而来。现今治理历法，用兵之际，力造军器火炮，差往俄罗斯，诚心效力，克成其事，劳绩甚多。各省居住西洋人，并无为恶乱行之处，又并非左道惑众、异端生事。喇嘛僧等寺庙，尚容人烧香行走，西洋人并无违法之事，反行禁止，似属不宜。相应将各处教堂，俱照旧存留；凡进香供奉之人，仍许照常行走，不必禁止。俟命下之日，通行各省可也。""二月初五日，奉旨依议。"引自黄伯禄：《正教奉褒》，上海慈母堂重印，1895年，第112-114张。

五、 新教传教士的行医传教活动

经过宗教改革的基督教新教，以比以往来华的各基督教派更强的势头、更灵活的方式和更强实力来到中国从事行医传教活动。

新教教会派遣第一个来华的传教士为英国人罗伯特·马礼逊（Robert Marrison），他于1807年到达广州，1820年与东印度公司外科医生李文斯敦（Oohn Livingston）在澳门开设了一间诊所。随后，英国在东印度公司驻中国站的传教医生郭雷枢（T. R. Colledge）于1827年在澳门开设诊所，次年扩大为医院，这是有文字记载的基督教新教在中国开办的第一所教会医院。l828年，郭雷枢在广州又开设了一所小医院，邀请布拉福德（J. A. Bradford）及考克斯（Richard H. Cox）两位医师协助管理。1836年，郭雷枢向教会呈上一份报告：《任用医生在华传教商榷书》，首先提出建议，要求教会多派传教医生来华，用医病的方法辅助传教，他的建议得到了美国的重视。1830年，美国公理会派第一个传教士俾治文（E. C. Bidgman，1801—1861年）来华活动，他于同年2月25日到达广州。他在1935年《中国丛报》上说要使用武力来迫使中国签订条约。俾治文主张利用医学来争取人心，搜集情报，后来参与了策划签订中美《望厦条约》。1834年10月，美国公理会又派传教医生彼得·伯驾（Peter Parker）到广州，1835年11月，在广州成立"眼科医局"（医局设在新豆栏街，故又称新豆栏医局）。"眼科医局"为博济医院的前身，是美国在中国广州开设的第一所教会医院。它上承传统西方医学传入中国之流脉，下启近代西方近代医学传入中国的开端，本章第三节将详述，在此从略。

新教传教士来华行医传教卓有成效，其影响渐渐超过传统天主教的行医传教活动所产生的影响。

第三节　从广东到全国——近代西方医学大规模传入中国

西方近代医学首先登陆中国南海之滨广东，以穗澳为据点，往中国内陆传播，几经进退，随着中西文明力量彼此消长，最终突破藩篱全面进入中国，形成近代西方医学大规模传入中国之大势。

一、近代西方医学大规模传入中国的原因

中国近代史以鸦片战争为开端，中国医学史的近代开端也应以此划分。此时，西方的经济、文化、科学，远走在中国前面。包含在近代西方科学文化里的近代西方医学，无疑要比当时的中国医学先进。由于当时中、西医在科学水平上的巨大差异，当中国封闭国门一被打开，西方医学大规模传入中国之势骤起，引发中国医学发生在数千年发展史上未有之质变。

近代的西方工业革命、贸易与金融业的发展，使西方市场经济飞跃发展，带动包括医学科学在内的西方科学技术飞跃发展。近代西方，风起云涌的社会大革命、翻天覆地的制度大更迭和宗教改革与启蒙运动等意识形态革新，引发思想观念的大更新，也促进包括医学科学在内的科学技术的发展。曾不低于西方社会甚至有过在其上的中国社会发展水平，进入近代后一下却远远落在西方列强之后。当时的中国，由于长期封闭守旧的经济、文化和科技体系远落后于西方，被轻视的医术就更加滞后。经过从16世纪开始，历17、18世纪，到19世纪基本完成近代化科学化的历程的近代西方医学，已由传统医学发展为医学科学，其医学水平远优于当时的传统中国医学，使近代西方医学能以巨大势能与速度传入近代中国，并对中国医学体系进行了根本性的改造。

近代西方医学传入中国，能产生巨大影响，除其当时的中国传统医学较先进外，还有着政治、科技、经济、文化、军事和宗教等方面的原因。迅速发展起来的西方近代发达工业国，为其商品寻找新的市场，为资本寻找新的出路，获取财

富，向包括中国在内的东方各国扩张。随着西方列强海啸袭来似的军事入侵和经济扩张，中国封闭国门被打开，包括医学科学在内的西方文化科学也涌进中国大地。近代欧美强国在近代西方发达的经济科学文化基础上形成的经济实力和文化实力，拥有对中国经济文化上的优势，成为西方医学传入中国的助力。近代西方列强凭据发达的科技实力、经济实力及先进视野为条件建立的强大军事力量与国际政治强权，客观上有助西方医学传入近代中国。西方国家为了拉近自身与东方国家官民的关系，也乐于推动西方医学传入东方国家。欧美国家宗教人士对西方医学传入中国的推动作用也很重要。广东近代最早的西医院和西医校皆欧美教会人士创建。

中国人在封闭的国门被强行打开后，从被动接受包括西方医学在内的西方科学，变成为了强国救亡主动积极地学习包括西方医学在内的西方科学。当时，中国先进的青年才俊纷纷学医，这也是近代西方医学引入中国的不竭之资源。光华医社和广东公医的创立，广东公医转拼广东大学，有着在中外冲突背景下中国人争医权、争医学教育权的历史渊源。

二、近代西方医学从广东到全中国的传播

中国近代西医是在以广州为中心的广东珠江三角洲地区发端，于近代将临的19世纪开始萌芽，在跨越近代前后迅速发展。1805年至1860年，英国船医皮尔逊（Alexander Pearson）就在澳门、广州两地试种牛痘，并将此术传授给广东南海人邱熺，还编成《种痘奇法》一书。1817年，该书被译成中文，书名为《引痘略》，这本种牛痘技术的小册子开始印行。西方医学悄悄地，然而，又是韧性地渗传中国广州。1835年，美国传教士伯驾在广州开办"眼科医局"（又称新豆栏医局，后来定名博济医院），是中国近代前开办的一间西医院，伯驾在这间医院内用当时最新的乙醚麻醉术施行外科手术。因为伯驾利用医药进行传教所取得的进展，博济医院院长嘉惠霖（William Warder Cadbury）称赞说："在西洋大炮无能为力的时候，他的医刀劈开了中国的大门。"

1866年，美国传教士医师嘉约翰（John Glasgow Kerr）在博济医院内设立医校，这是近代中国第一所西医学校。该校开办之初只招男生。1879年，该校招收第一个女生，这是近代中国首招女生的医学校。

1842年，中国和英国签订《南京条约》，迫使中国开放五大口岸。西医医院开始在中国内地大量建立。这些医院多是参照博济医院的模式开办或受到博济医院的影响，如上海的仁济医院和西门妇孺医院、宁波的华美医院、天津的法国医

院、汉口的仁济医院和普济医院、汕头的福音医院和盖世医院、上海的同仁医院、宜昌的普济医院、杭州的广济医院、天津的马大夫医院、九江的法国医院、苏州的博习医院、武昌的仁济医院、通州的通州医院、福州的柴井医院、福建南台岛的塔亭医院、北海的北海医院、南昌的法国医院、南京的钟鼓医院、九江的生命活水医院和保定的戴德生纪念医院等。

中国的西医学校也纷纷开办，这些西医学校多深受博济医院所办西医校模式的影响，如于1871年京师同文馆开设的生理学和医学讲座。1881年，天津医学馆设立，后发展为北洋医学堂。

大量的西医书籍以中文编译出来，最先出现在以广州为中心的广东地区，进而在全国出现。1850年，英国传教士合信在广东南海人陈修堂协助下于广州编译出版了《全体新论》（又名《解剖学和生理学大纲》），是翻译、介绍中国的比较系统的第一本西方医学教科书。该书共39论，图200幅，是一部详尽的生理解剖书籍。主持博济医院的传教士医师嘉约翰在1859年至1886年编译了《化学初阶》《西药略释》《裹扎新法》《皮肤新编》《内科阐微》《花柳指迷》《眼科撮要》《割证全书》《炎症新论》《内科全书》《卫生要旨》《体质穷源》《全体阐微》《全体通考》《体用十章》《医理略述》《病理撮要》《儿科论略》《妇科精蕴》《胎产举要》《产科图说》《皮肤证治》《眼科证治》和《英汉病目》。在中国，还出现了西医药刊物，如博济医院主持嘉约翰主编的《西医新报》，这是我国最早的西医药刊物。另外，还有尹端模在广州创办的《医学报》，这是中国人自办的最早的西医刊物。

西方国家的医疗医事管理制度及方法、医学教育制度及方法和医疗慈善事业的制度及方法，缓慢地传入中国。西方国家的关于医疗防治、公共卫生、保健福利和医德伦理及人道主义的观念也渐渐传入中国。

从国家到地方的近现代医疗医事和医学教育的管理机构逐步建立，从全国到地方的现代医学专业团体纷纷成立。

始于广东的近代西方医学大规模传入中国，使中国医学史翻开新的篇章。中国西医医疗机构经历由诊所向专科医院和综合医院的转变，医疗手段由简陋到完备，逐渐走向现代化。西医传授方式由传统的以师带徒发展到医校教育，医校则由初始阶段进入规范化时期，医学教育渐渐形成高等、中等及普及培养等多层次教育结构。从1835年发端的中国近代西医与从1866年开端的中国西医医校教育，在近现代中国大变革大动荡大变迁的历史环境中，经100多年异常艰难曲折的发展，至20世纪40年代末初步成型。从晚清到民国这一时期，由广东开端，现代的医疗医事管理部门、医学教育的管理机构和医学专业团体初成体系；现代医学的各种制度，在中国逐渐配备，日渐改良，虽然仍不完备，但从国家到地方的现代性体系毕竟初步建立起来了。

三、近代西方医学对中国医学的影响

西方医学传入近代中国，产生了深远影响。从那时起，中国医学逐步与世界医学交融接轨，展现不同于传统医学的面貌。西方医学传入近代中国这一历史时期，虽然在漫长的人类医学史及久远的中国医学史上只是短暂的一段，但对中国医学的发展走向与中国医疗卫生模式的转变影响极为深远。近代西方医学将先进的西医医疗技术、医疗设备及硬件设施、医学教育系统、医学管理系统、医学理论、公共卫生体系、医学研究方法、及其与医学相关的各种思想理念（包括人文方面的思想理念）引入中国，打破了当时中国医学的既有格局，深刻改造了中国传统医学，重组了中国的医疗卫生及其教育体系，建立了近现代医药企业体系，开启中国医学由传统走向现代的根本性转折，中国医学与世界医学接轨。中国医学在近代西方医学的冲击下，由被动到主动地进行现代化、科学化的改造。近代西方医学在中国由萌芽至20世纪40年代末初步成型的100多年历程，是中国医学在激荡变迁中从传统走向现代的根本性变革历程，涵盖在中国科学现代化的征程之中。

第二章 西方基督教文明崛起时代及近代前夜的西方医学经粤传华

第一节　概述

第二节　基督教文明崛起时代的西方医学传播者

第三节　基督教文明崛起时代西方医学在澳门的传播

第四节　广州在西方传统医学在中国传播中的作用

第五节　西方文明崛起时代西方医学对中国的传播

第六节　中国近代前夜经粤入华的西方医学

16世纪始,随着西方基督教文明崛起,中西经济文化科技发展水平开始此消彼长,西方医学对中国影响亦呈由弱渐增之势。由于欧洲来华航道的选择与广州外贸港的优越条件,此时的西方医学主要是经广东沿海入华。最早的直接来自欧洲的西方医学首先在广东登陆,揭开了数百年漫长的西方医学经粤传华历史的帷幕。

第一节 概述

从 16 世纪中叶到 19 世纪上叶的西方医学经粤传华历史过程中，中国最早的欧式公共卫生福利性质的机构、西医的治疗机构、收管麻风病人的机构和提供西药的药房出现在广东澳门，中国最早的西式管理医事医务的公共福利事业机构和西式的兼具治疗功能的收容机构在澳门建立。1678 年，创建于广州的广州医院，也在当地存在过 50 多年。直接来自欧美的西方医学，先传入广东再传入中国内地的过程，由此开始。相对于这时西方文明的日渐上升、进取、强势、扩张，其时的中华文明却渐趋内向、自敛、保守，明清两朝的后期都倾向实行自守国策，多数时候只在中国东南沿海几个口岸对海外开放，尤其集中于广东的澳门与广州为轴线的对外开放轴心之地。清代乾隆二十二年后至鸦片战争前，仅存广州一口开放。这使在西方崛起时代的西方医学多经粤传华。从 16 世纪中下叶到鸦片战争前，也偶有懂医的西方传教士，从中国东南沿海的福建、浙江和江苏等地的口岸进入中国行医传教。囿于缺乏史料，难以确定其范围和规模。但根据现有所见资料，他们中除极个别人外，多短暂在中国活动，然后，被逐出中国或转往广州澳门。乾隆二十二年后至鸦片战争前，西方医学传入中国更只能先传入广州，而澳门逐渐成为西方医学赴穗传华中途暂歇之地，这是后来中国近代西医在广东发端的原因。广州成为中国独口外贸港后，当清朝宫廷需要西医治疗时，便会派人到广州或下令广州的官员在当地或去澳门寻医觅药，将所寻西药或所需西医医生送上京。

葡萄牙人在中国广东澳门这块葡萄牙人居留地上，建立了中国最早的欧式传统公共卫生福利机构、欧式传统收容治疗机构、欧式传统收管麻风病人机构和提供西药的药房，在广东澳门实行了中国最早的西式医事医务管理方式。值得注意的是，当时这些葡萄牙人建立的收容治疗机构，除收管麻风病人的机构接收中国人外，都只为葡萄牙人服务，澳门居留地的葡萄牙管治者严禁其收容治疗机构为中国人服务；当时澳门的西药房也基本是为葡萄牙人服务，只有少量西洋药物流入中国民间，或呈予广东官员和中国宫廷。当时的中国政府对中国人与外国人接触的限制也极严，有些时候是以严刑峻法维持这样的限制。由于中葡的双重严禁，广州医院虽对华人开放，但也受到中国政府的各种严厉限禁，1732年，更告永久停业。所以，进入19世纪前，澳门贫民医院及广州医院等西式医药机构及其医药服务对中国人的影响极小。进入19世纪后，掌握近代化科学化的近代西方医学的基督教新教传教士出现在广东，西方医学对中国人的影响才渐增。直到鸦片战争后，西医对中国人影响大增，鸦片战争前夜建成于广州的新豆栏医局则是这种变化的标志。

16世纪欧洲医学，正由中世纪欧洲医学进入向近代西方医学发展的漫长历史过程。欧洲医学由传统医学向近代化医学转变，并取得了重大的发展，尤其在解剖学和生理学领域的进步巨大。一方面，基督教统治医学的中世纪式束缚渐渐松动，比中国传统医学有更多先进的东西，更有生机；另一方面，它仍是中世纪欧洲医疗方式占主流的传统医学，占星医学、放血疗法和由理发匠执刀进行外科治疗等中世纪医疗方式仍是主流的医疗方式，通行靠宗教神迹治疗的方式。这时的西方传统医学，绝非经过16世纪至18世纪的近代化科学化历程，不同于19世纪产生的近代西方医学科学。传统西方医学与近代西方医学在医效上有着天壤之别。16世纪的中国医学，还没有与西方医学拉开巨大的差距。所以，16世纪，欧洲医学在当时及其后一段漫长的历史中，对中国医学及对中国人影响甚微。但是，西方传统医学在中西交往第一线的穗澳地区还是产生了一点影响。另外，对西方防范严厉的明清两代王朝之内廷也照用西医，有掌握西医技能的西洋天主教教士经广东进入中国宫廷，西洋药品由澳门、广州流入深宫。还有介绍西方传统医学著述经粤传华，邓玉函、罗雅谷把西方医学的解剖学研究介绍到中国。

中西医学在16世纪相遇后，彼此大致相安无事地又过了数百年。随着16世纪到19世纪西方基督教文明近代化过程的完成，西方医学也由传统医学经过近代化科学化的历程，发展成近代医学科学，对中国的传播力度也日渐加强。欧洲医学在其开启的医学科学化进程中不断前进，渐行渐远；中国传统医学则一直没大的质变，与远行前面的西方医学距离越来越大，被近代西方医学科学远远抛在后头。

从16世纪传入广东的西方传统医学与19世纪中叶传入广州的近代西方医学的两大历史时期前后连贯。从进入19世纪到鸦片战争爆发前夜这一时段，是两大历史时期的过渡阶段。

第二节 基督教文明崛起时代的西方医学传播者

16—19世纪，随着西方文明及欧美国家政治经济文化科学的近代化，西方医学也经历从传统医学发展为近代西方医学科学的近代化历程。在这一西方基督教全面崛起的进程中，欧美国家的商人、教会、军队，凭其文明制度、政治、经济、军事和科学文化上升时期展现的强势张力，走向世界，也来到东方的中国。这些来自欧美国家的商人、传教士、军人及医务人员，也把当时的西方医学成果带来中国。

走在携西方医学成果来华者前头的是欧洲基督教传教士。基督教教会素有以行医施药、辅助传教的传统，面对政治上已实行闭守的中央集权制、经济上自给自足、思想文化上由儒家大一统的中华古国，也只有进医奉药这种方式还勉强有望接近中国人并可尝试向其传教。当时的基督教传教士一般都受过或短或长时间的医学训练，又有着较高程度的教育，他们中有的人本身就具有专业医务人员的资格。所以，能够由他们在华传播西方医学。由于前述的历史原因，他们主要在广东地区的澳门、广州行医施药，也偶有进入内地行医的，还有的奉宫廷之召入宫行医奉药。他们中以行医见长或知名的人包括：〔法〕罗尔多夫·昂戈（Rodolphe Angot）、〔葡〕路易斯·德·阿尔梅达（Luís de Almeida）、〔比〕今尼阁（Nicolas Trigault）、〔德〕邓玉函（Johann Terrenz Schreck）、〔意〕罗雅谷（Giacomo Rho）、〔西〕艾脑爵（Bras García）、〔意〕罗历山（Alexandre Ciceri）、〔意〕卢依道（Isidoro Lucci）、〔意〕鲍仲义（Gluseppe Baudino）、〔西〕安哆呢（António de la Concepción）、〔意〕何多敏（Giandomenico Paramino）、〔法〕卢西满（Barnabé Loupias）、〔意〕高廷玉（又译布尔盖泽）（Borghese）、〔意〕斯戈提（Piero Sigotti）、〔意〕魏哥儿（Michel Viera）、〔意〕罗怀忠（Jean Joseph da Costa）、〔法〕白晋（Joachim Bouvet）、〔法〕洪若翰（P. JoamesFontaney）、〔葡〕刘应（Mgr Claudusde Visdelou）。其中，高廷玉和魏哥儿曾入清宫为医。

例如，1688年，法国传教士白晋、张诚两位神父就为清朝的康熙皇帝进讲西洋医学知识，将编译好的西医讲义呈上康熙皇帝阅览。又如，1693年清朝康熙皇帝患疟疾，法国传教士洪若翰、葡萄牙传教士刘应等献上金鸡纳一磅，张诚、白晋又进上其他西药，治愈了康熙的病。

在西方文明崛起的数百年间，来华基督教传教士有以下特点：①最早到中国的是天主教传教士，当时的天主教教士包括各个派别；②欧洲宗教改革以后，加入了各教派的新教传教士；③这些传教士先是来自欧洲的，接着还有来自美洲的；④传教士前赴后继、百折不挠地奔向中国，在传播基督教福音同时，也把西方传统医学成果带来中国。

西方来华从事贸易的商人和中国外贸商人，也为西方医学在中国的传播做出了贡献。如在引入来自西洋的预防天花的牛痘种植术到中国的过程中，澳门、广州两地从事对华贸易的欧洲商人和广州十三行行商为引入牛痘种植术到中国出了大力。当时，在中国最有国际视野的广州十三行行商，从捐巨款到亲自出面出力推动牛痘种植术普及广东。

为在中国传播西方医学做出了贡献的还有来华西洋商船的船医及驻华外国商馆的医生。为适应艰苦的海外军事扩张与经济贸易的需要，先后崛起的西方海上列强都极其重视大洋上军舰货船与海外殖民地及据点的医务配备，从进入澳门及驶向广州的葡萄牙舰船，到进入广州的英国、法国、荷兰的东印度公司的货船及商馆，都配备医生并拥有当时比较优良的医疗配置。这对在广东传播西方医学相当有利，如在澳门接种牛痘成功的皮尔逊就是英国东印度公司医生，郭雷枢也是英国东印度公司驻中国站的医生。

为自身需要来到澳门的葡萄牙军人，也把西方医术带来了。

携西洋医术而来的西洋传教士、商人、医生、船员和军人在广东的澳门和广州登陆，将西洋医学经粤传华。这是因为广州在历史上一直是中国的重要开放港口，澳门则是的葡萄牙人获取的西洋人士唯一在中国沿海之通商居留地，他们也就必然在此登陆。

第三节 基督教文明崛起时代西方医学在澳门的传播

15世纪至16世纪，近代西方海上列雄之首霸葡萄牙大帝国，乘基督教文明崛起长风与葡萄牙人掀起的地理大发现大潮一路东来，中国是葡萄牙人向往的获利与传播福音之地。1517年，葡萄牙正式派遣第一位使臣托梅·皮雷斯（Tome Pires）前往中国，试图与当时中国开展贸易往来。中葡双方一番交手后以冲突告终。在中葡较量中未占便宜的葡萄牙人后来改变策略，通过打通中国官府关节开展贸易。"嘉靖中，蕃船趋濠境中，言舟触风涛，渍湿贡物，愿暂借濠晾晒，海道副使汪柏许之，自是诸澳废而濠境独为舶薮。"① 1554年，葡萄牙人与中国的广东海道副使汪柏达成口头协议，允许葡萄牙商人进入广州及附近岛屿（包括澳门）贸易。第一个踏上澳门并居留下来是葡萄牙人格雷戈里奥·龚萨雷斯（Gregório Gonzalves）神父。但至1555年，澳门仍只是一个临时贸易点，葡萄牙人贸易结束后必须离开此地。龚萨雷斯和数个基督徒却在贸易结束后仍留该地，并因此而被广东地方政府拘捕。次年贸易结束后，龚萨雷斯又和一批信徒留在这里。1557年，葡萄牙人因协助中国政府剿灭阿妈贼老万海盗集团，得到广东政府的允许而大量入居澳门，时称"侨寓香山濠镜澳"②。1582年，居住澳门的葡萄牙人又得到两广总督的许可，实行"自治"。但是，明朝政府仍在此设有官府，由广东省直接管辖，澳门主权属中国无疑。澳门真正成为葡萄牙殖民地，是在1887年中葡签约协定"定准由中国坚准，葡国永驻、管理澳门以及属澳之地，与葡国治理他处无异"，③"大西洋国永居、管理澳门之第二款，大清帝国仍允无

---

① 〔清〕印光任、张汝霖：《澳门记略·官守篇》。
② 汤开建：《委黎多（报效始末疏）笺正》. 广东人民出版社2004年版，第49-59页。汤开建：《委黎多〈报效始末疏〉笺正》，第49-54页。之所以将这一时间发生的时间定在12月2日，主要依据与萨赖瓦（Joaquim de Sousa Saraiva）主教手稿称"此事发生于1557年12月2日星期五"。萨赖瓦主教手稿藏埃武拉公共图书馆及档案馆 Cód, CXV I/2-5.
③ 王铁崖：《中外旧约章汇编第一册》. 生活·读书·新知三联书店1957年版，第505页。

异"① 之后。

葡萄牙人于 16 世纪驻留澳门后，把其在当时欧洲也算发达的医术，带到这块凭智谋获取的通商居留地上。当时的葡萄牙是近代西方海上列强的首霸，国力强盛，其海外殖民地与居留地也相当兴盛。虽然，葡萄牙兴起后很快就受到近代西方海上另一列强西班牙的争霸挑战，后来又受到继起的近代西方海上诸强的冲击，不久就衰落下去，但其海外殖民地和居留地还是繁荣了较长一段时间，作为葡萄牙人居留地的澳门更是处于中国当时最重要通商口岸广州的外港。因此，澳门于 16 世纪后有过较长一段兴旺时期，以繁盛财力为后盾的澳门公共卫生福利事业亦有过一段较长时间的发展，欧式的医疗收容机构、药房也相应建立。在澳门的特林达德（Paulo da Trindade）修士的笔下，澳门"是一座很大的城市，除了果阿之外，她是葡人在东方所拥有的最大的城市。这里有很多高大华丽的建筑，很多大型住宅、庭院和菜园，属于十分富有的大商人。除了大堂和仁慈堂之外，还有四座修道院，分属于四个修会——方济各会、多明我会、奥斯定会和耶稣会，此外还有医院和麻风病院，以及一些小堂区"②。

正如前述中提及，葡萄牙在崛起为海洋帝国后衰落得很快，葡萄牙的海外居留地澳门也随之快速衰落，加上当时趋于封闭的中国官府对澳门的限制与盘剥，广州港对外洋船货直航广州的强大吸力，澳门也地偏土狭，使其财虚力弱，要靠财力与宗教力量支撑的澳门医疗卫生福利事业，较之当时的欧美强国及其殖民地和居留地和医疗卫生福利事业，显得相当落后。在澳门，贫民医院、麻风病院一直维持在传统收容医疗机构的低水平上，直到 19 世纪中叶，贫民医院和军人医院的状况才有所改变，但是仍没有医校式教育，药房的设置水平也不高。

一、西式的医药卫生收容机构在澳门建立

葡萄牙人为其海外扩张之需，有在海外殖民据点上建立医疗及慈善机构的传统，为自己、当地居民和过往商旅服务。建立这类医疗机构主要是为在海外的葡萄牙人提供医疗服务，尤其是由于葡萄牙人新到一地时不适应环境和气候，对当地本土疾病缺乏免疫力，医疗服务极为重要。首先，遇到战争，这些医疗机构还可以成为军事医院。其次，设立医疗机构也是为了争取本土当地人的人心，基督教传教士更以医疗慈善机构为传播上帝福音服务。这些医疗机构对当时葡萄牙的

---

① 王铁崖：《中外旧约章汇编第一册》. 生活·读书·新知三联书店 1957 年版，第 523 页.
② Paulo da Trindade. Conquista Espiritual do Oriente，Ⅲ. Lisboa：Centro de Estudos Hist6ricos Ultramarinos，1967，p. 509.

海外扩张发挥了重要作用。然而，葡萄牙人在广东澳门定居下来后，并没有立即在当地建立公共卫生福利性质的机构以及其管理的西医医疗机构与收管麻风病人的机构。这可能是由于澳门并不是葡萄牙的殖民地，而是经过葡萄牙人与中国政府一番缠斗、博弈才获得有限自治权的居留地，不便即时建立各种机构。直到贾尼劳（又译卡内罗）主教于1568年5月抵达澳门后，才开始筹办并创设医疗机构。1569年，公共卫生福利性质的仁慈堂，及其管理的贫民医院和麻风病院在澳门正式开办。不过，由于当时葡萄人留驻的澳门的主权与最终治权在中国政府手里，澳门教会所办的医疗机构为避免医疗纠纷，一般不收治当地的中国人。况且，当地中国人基本是异教徒，因而仁慈堂管理的贫民医院不收治中国人，除非其为基督徒，才酌情收治，于是，这间医疗收容机构实际对中国医学及中国人的生活影响极小。麻风病院则可以收治中国人，但对凡涉及中国人的事务都相当谨慎。

一些西式药房也相继建立，有带有公共福利事业性的圣保罗学院药房，还有带营利性质的私人办药房。

上述的医药卫生收容机构基本属于西方传统医学时期的产物，它们虽在16世纪到19世纪的较长时期内，随着西方医学由传统走向近代化科学化的过程中有所进步发展，但总体上属于西方传统医学性质，而非后来19世纪出现的西方近代医学科学。因而，其对中国人及中国医学的影响甚微，倒是限制或禁止西医在中国社会传播的中国王朝的皇室不时使用西医、西药的记录，其中的意味令人思量。

到了19世纪上叶，新教医学传教士和西方国家对华贸易商业机构及商船的医生，带着西方医学近代化科学化后产生的西方近代医学科学成果，进入广州、澳门，才带来相对先进的医疗设置以及为中国人服务的医疗机构新方向，主要服务于中国人的马礼逊医馆、郭雷枢医院和美国医院相继出现。这也促进了澳门医疗卫生事业走向近代化。接着，扩建贫民医院，将军人医院改建为仁伯爵医院，开始建立近代的卫生管理机构与医疗卫生管理制度。

二、仁慈堂

澳门仁慈堂对西方医学传入澳门有至关重要的作用。葡萄牙人在海外殖民时期素有建立仁慈堂的传统，葡萄牙海上开拓者落脚建据点于何方，仁慈堂就在何处建立。仁慈堂协调社会各阶层，兴建医院、孤儿院、老人院，关怀贫困人士，为病弱者提供住宿。仁慈堂，在《澳门记略》中又称支粮庙①，位于澳门旧城中心的议事庭亭前地侧，是早期澳门最为重要的慈善机构，创办人是卡内罗主教。教宗庇护五世于1566年任命卡内罗署理澳门主教事务，后者于1568年5月抵达澳门。他是澳门第一间西医医疗机构，也是中国的第一间西医医疗机构——贫民医院的创始人。仁慈堂建成于1569年②。仁慈堂内还设有一育婴堂："如内地育婴堂制，门侧穴转斗悬铎，有弃其子者，掣绳响铎，置转斗中，僧闻铎声至，收而育之。"③ 仁慈堂实际上是最早在中国建立的西式公共卫生福利事业性质的机构。卡内罗亦因其对西方医药传入中国的巨大贡献，在正史中被称为"将西医药学传入中国的第一人"④或"将西药传入中国的第一人"⑤。笔者认为称他为"将传统西医院模式经广东传入中国的第一人"似乎更贴切一些。因为，从1557年葡萄牙人正式定居澳门至1568年这一期间，不能排除有西式医务活动或使用西药解决人数不少的居澳葡萄牙人的医疗需要。

三、仁慈堂管理的西医机构

仁慈堂管理两间医院，一间为收留麻风病人的麻风医院，另一间为贫民医院。两者皆筹备兴办于1568年，并于1569年同时正式成立。最初，麻风病院设在仁慈堂的贫民医院内，不久之后，麻风病院将麻风病人迁至澳门水坑尾门外望德堂，并建立新的麻风病院。而且麻风病人在望德堂内进行宗教活动。所以，人们往往将麻风病院与望德堂并称为"发疯寺"或"疯堂"。贫民医院，又称为圣拉匝罗（圣保罗）医院，与仁慈堂同时建立，也是由卡内罗主教于1569年创办⑥。这间医院被中国人称为"医人庙"⑦。1840年，仁慈堂对其所属贫民医院进行大规模扩建。1842年，扩建完成后，医院正门之上被辟一神龛，内中安放圣徒传记中病人保护神圣拉法尔（S. Rafael）像。于是，葡萄牙人称这所医院为圣

---

① 〔清〕印光任、张汝霖原著，赵春晨校注·澳门记略校注》，《澳藩篇》，澳门文化司署1992年，第150 - 151页。
② [瑞典]龙思泰著，吴雄义等译：《早期澳门史》. 东方出版社1997年版，第52页。
③ 〔清〕印光任、张汝霖原著，赵春晨校注：《澳门记略校注·澳藩篇》，澳门文化司署1992年，第150 - 151页。
④ 广东省地方史志办：《广东省志·卫生志》. 广东人民出版社2003年版，第10页。
⑤ 吴志良、汤开建、金国平：《澳门编年史》. 广东人民出版社2009年版，第148页。
⑥ 郭永亮：《澳门香港之早期关系》. 台湾"中央研究院"近代史研究所1990年，第72页。
⑦ 〔清〕印光任、张汝霖原著，赵春晨校注·澳门记略校注》《澳藩篇》，澳门文化司署1992年，第150 - 151页。

拉法尔（圣拉斐尔）医院（Hospital de S. Rafael）①。这些慈善事业机构有慈善性质，服务于葡萄牙人，麻风病院还可以服务华人，也有"可以对中国人产生正面影响"②的宗教感召意义。

（一）贫民医院（圣拉法尔或圣拉斐尔医院）

贫民医院由主教卡内罗创建。从1557年葡萄牙人在澳门正式定居，到1568年卡内罗神父的到来，澳门尚未见有医院的设立。为了建设贫民医院，卡内罗神父一抵达澳门后就挨家挨户筹款，他对澳门的居民们说："留下一个纪念碑，好过一堆骨头，让雕刻留下你永垂不朽的慈悲。"③因此，卡内罗神父是贫民医院的倡建者和执行者，澳门市民也为建设医院贡献了资金。只是不能确定，卡内罗神父筹款的对象除了葡萄牙人，是否还包括本地中国人的记载，有可能参与募捐只是葡萄牙人。

早期贫民医院的管理主要由天主教修士担任。仁慈堂委员会为这所医院设立了一个定期汇报机制，租金、救济金、遗产馈赠以及海上风险收益的分配都必须定期汇报。到了1787年，主管的一道命令细则规定，必须把医院的经营状况呈报给王室大法官④。由于早期的贫民医院没有专门医生，传教士便承担了医疗工作。1627年，澳门议事会修订的《澳门仁慈堂章程》对贫民医院的管理做出规定，每个月由一位修士担任总管，总管管理医院，协调内科医生和外科医生出诊和治疗，为病人生活提供必要的生活资料及其必需用品，包括鱼、米等，但是准备食物时必须在医院内进行。医院必须雇佣男护工及男侍从。其中，男护工主要负责医院的保卫工作，不允许任何携带武器的人员入内，同时管理病人，禁止男女病人往来，病人亲属除外；男侍从主要负责日夜照看重病人；如果病人即将逝去，侍从必须为其找到财产见证人，由病人向其证明仁慈堂的开销⑤。由天主教修士管理整个医院说明了医院的天主教性质。贫民医院除了接收有病的男女老

---

① José Caetano Soares. Macau e a Assistência, Panorama Médico - Social. Lisboa：Agência Geral das Colonias, 1950, p. 60.

② Manuel Teixeira, D. Belchior Carneiro, Fundador da Sta. Casa da Misericordia de Macau. Macau：Tipografia da Missão do Padroado, 1968, p. 108；Manuel.

③ José Caetono Soares. Macau e a Assistência, Panorama Médico - Social. Lisboa：Agência Geral das Colonias, 1950, p. 14.

④ João Paulo Oliveira e Costa. Cartas Ânuas do Colégio de Macau (1594 - 1627). Macau：Fundação Macau, 1999, p. 72.

⑤ Leonor Diaz de Seabra. O Compromisso da Macau de 1627. Macau：Universidade de Macau, 2003, pp. 76 - 79.

幼，还要接收"远来孤旅无家者"①，而且对其"顾护之"。这就是说，这家医院除了接收病患者，还收容那些无家可归的人。可知贫民医院并非真正意义上的用医疗技术整治病人的专门医院，其性质更接近于收容院。在贫民医院治病，天主教的弥撒就是一种最重要的治疗方法。中国人将贫民医院称为"医人庙"，"庙"即当时中国人对教堂的俗称，这就明确了这所医院的宗教性。在15世纪至16世纪，欧洲基督教国家的许多医院就是与教堂或者修道院为一体，或办在教堂和修道院内，以宗教仪式治疗疾病，在病弱者过世时为其举行宗教仪式。一些乡间的医院直接就为收留贫困、年老、体弱多病的人及流浪者做准备。② 所以，澳门贫民医院初建时，仍如在中世纪时代欧洲基督教会开办或代管的一些医院一样，与教堂或者修道院一体相连，对医院中病患及过世的人必须遵循宗教仪式处理。"仁慈堂共拥有三个小礼拜堂，一个在仁慈堂内部，一个在麻风病院附近，另一个便在贫民医院中。医院总管要立刻使那些由主席和巡查员选送来的人们进行忏悔。……在医院举行弥撒的那些日子里，总管要使医院所有侍从和病人在弥撒中各就各位；……每天晚上要向他们讲解基督教讲义。"③ 这正好说明，贫民医院施行的正是由中世纪欧洲医学承继下来的欧洲传统医学，其医学水平远不及后来1835年在广州建立的新豆栏医局所代表的近代西方医学科学，也不及进入19世纪后建于澳门和广州的郭雷枢眼科医院和美国医院。澳门贫民医院，连作为近代西医的一间诊所的功能都不全，更非一所近代西式医院。需要特别说明的是，中世纪的欧洲医院与近现代医院的概念有本质区别，那时的欧洲医院其主要功能是收容院，收留残疾人、乞丐、严重的传染病患者（麻风、梅毒患者等）、弃儿、流浪汉等，是一种慈善机构。在文艺复兴运动后，欧洲医院才逐渐由收容所性质，慢慢向成为治疗病人的医疗机构性质转变。经16世纪至18世纪的近代化进程，19世纪中叶，才发展为近现代化医院。澳门贫民医院在初建当时及其后相当长的一段历史时期，仅是一所中世纪式的传统西医院。

贫民医院设有药房。医院总管对药房管理很严，"未经仁慈堂药剂师允许，任何男仆都不得进入药房内；只有经过医生核查了数量，才能把药物交由男仆带

---

① ［比］钟鸣旦等编：《法国国家图书馆藏明天主教文献》第11册，陆希言：《澳门记》，台北利氏学社2009年版，第428页。

② ［比］钟鸣旦等编：《法国国家图书馆藏明天主教文献》第11册，陆希言：《澳门记》，台北利氏学社2009年版。

③ Leonor Diaz de Seabra. O compromisso da Misericórdia de Macau de 1627. Macau：Universidade de Macau，2003，p58.

出药房"①。

明代贫民医院即建在水坑尾处，规模有多大，尚无清晰的资料记录。到1747年贫民医院扩建时，医院分为男、女两个住院部，各有30张床位。② 贫民医院的规模到18世纪时有较大的扩展。

史料中，并无明确的文献记录贫民医院从仁慈堂搬出后择地改建的时间。然而，在雍正九年（1731）之前，贫民医院已经从仁慈堂中分离，并将医院建在了水坑尾城门之南，就在圣保禄教堂的东面、水坑尾城门的南面，而且，医院已经具有一定的规模，拥有不少于5间房屋的建筑群落③。

到1747年时，水坑尾城门边的贫民医院已经十分破败，诊室脏乱不堪，医院的小礼拜堂也成为废墟。1747年4月10日，仍于三巴炮台南麓、水坑尾附近的仁慈堂所属的贫民医院旧址进行改建。工程至7月2日完工。前后共花费80余天时间，使用了750两白银，建设一段东西走向的围墙，共38丈。小礼拜堂居中，正对大门，新建部分一侧为男部，另一侧为女部。新工程最大的特点，便是分男、女两个住院部，中间是礼拜堂。这是澳门医疗机构的一大进步，男女病房分开，既便于医院管理，又便于治疗。一道高墙将医院的男女病区隔离开来。入院的申请递交给主管，如果主管同意接受其入院的申请，就会给其一个位置，让其住进院内。他们被接收进院，得到照料，如果可能的话，还有医院的医生进行医治。这间医院男女病人都收，拥有40个床位④。1766年，贫民医院还被再次重修翻新。⑤ 然而，改建和翻新的贫民医院并没有获得更大的发展。根据仁慈堂档案中的1756—1768年的收支账单，这一期间每月的住院人数竟然都不超过30人⑥，住院人数只有医院床位数的四分之三。这说明扩建后的贫民医院对病人的收治远未达到该医院的最大功能。就贫民医院的性质与规模而言，更像是一所教会的收容鳏寡孤独、无家可归和不能自理的病患者机构。在贫民医院治病，天主教的弥撒就是一种最重要的治疗方法。所以，最初连麻风病人也安置在贫民医院内。

进入18世纪中叶后，贫民医院更出现一派衰落破败景象。1753年，澳门仁

---

① Compromisso da Mizericordia de Macau, P. 102.
② AHM/SCM, 3. 277, Microfilm A0367.
③ 〔清〕郝玉麟：《（雍正）广东通志》卷3，《舆图·澳门图》，广东省立中山图书馆藏雍正九年刊本，第43－44页。
④ [瑞典] 龙思泰著，吴义雄等译：《早期澳门史》，东方出版社1997年版，第56页。
⑤ Manuel Teixeira. A Medicina em Macau, Vol. I, Macau: Imprensa Nacional, 1975－1976, p. 246.
⑥ AHM/SCM, N. 277, microfilm A0367

慈堂主席里贝罗·吉马良士（João Ribeiro Guimarães）称，因为缺少药品和医生，医院中病人长期遭受痛苦而病情无法好转，有些病人因此而死去①。医院管理也极其混乱，1791年2月16日，王室大法官费利喇向国务秘书提交的一份公函称其已经向葡印总督举报了仁慈堂的基金的不善管理，不良的规章制度，仁慈堂管理者们有损慈善资金与遗产的做法。然而，他没有做出任何解决措施。穷人们的抱怨、病人的医治、弃婴的抚养、麻风病医院的救护，以及施舍的义务，都找不到应对解决的方法②。医院都几乎难以维持。

贫民医院极为衰落的状况早已出现。根本原因是由于作为近代西方海上列强之首的葡萄牙称雄世界各大洋后不久，急速衰败，一个世界强国瞬间变成欧洲贫弱小国，虽在海外仍有其殖民地，但国力早已衰落不堪，财力、军力、政力及文教卫生实力急剧衰落。医院等公共卫生福利事业机构需要强大实力支撑。因而，原来医疗水平本就不高的澳门贫民医院很快崩塌式衰败，贫民医院所采用的又是收容护理为主的欧洲传统医学模式，其医效远非后来实现近代化科学化的近代西方医学的医效可比，所以，贫民医院对中国医学的影响也极小。随着其早已出现的破败衰落，贫民医院虽仍有很少量的医疗活动进行，也多是发放药品，但它主要作为教会的收容机构存在，并已不成规模。而且，没有资料证明此一时期的贫民医院一直是一所有治疗功能的传统收容机构。

贫民医院从创建时起就是为"鳏寡茕独，有疾不能自疗"的贫穷的葡萄牙人服务的。该医院从创建起就是一间完全的慈善医院，对入院治疗的贫穷的葡萄牙人给予免费。这所医院在正常情况下不可以收治非基督徒的中国人。有一则记载佐证了贫民医院是不收中国人。1710年，当时的澳门总督贾士度发令逮捕了仁慈堂主席弗朗西斯科·朗热尔，因其接收了一个被澳门市民打伤的华人入住贫民医院养伤。贾士度认为："按照惯例不应该接受这些病人，因为他们如果在医院死亡，会给城市带来很大的麻烦。而且，当时根据医生所言，这个华人快不行了。"③贫民医院即使是被迫接收了被葡萄牙人打伤的中国人，其负责人也要受到惩处。由于贫民医院不对华人开放，这家医院对中国人的影响自然就非常小。

贫民医院除不接收华人外，"对来自任何船上的印度水手也皆不接收和治疗；没有主席的特殊命令的授权，也不接收被监禁的仆人；所有病人都须经主席批准

---

① José Caetono Soares. Macau e a Assistência, Panorama Médico-Social. Lisboa：Agência Geral das Colonias，1950，p. 169.
② Manuel Teixeira. Os Ouvidores em. Macau：Imprensa Nacional，1976，p. 137.
③ Manuel Teixera. A Medicina em Macau, Vol. Macau：Imprensa Nacional，1975－1976，p. 246.

才能够由医院收治"①。

1840年，在西方医学完成其近代化进程成为近代医学科学的大势影响下，受这一时期英美医生在澳门建立的医院所取得成就的刺激，澳门贫民医院开始扩建，扩建工程由仁慈堂主席、主治外科医生弗雷塔斯（Filipe José de Freitas）主持。贫民医院进行翻修扩建，主要是解决医院的破旧与空间狭小问题，工程主要是加盖一层病房及返修顶棚。为此，澳葡政府在澳门的葡萄牙人和外国人之间进行了募捐，共捐得3303澳门元。工程到1842年完成，费用共计3194澳门元，后又花了884澳门元的金额对大楼进行了其他修缮②。当时澳门的赛阿布拉医生（Francisco António de Seabra）和弗雷塔斯医生为医院筹建募捐工作做出了很大贡献，经过他们的努力，在澳门全社会征集所得款项超过3000帕塔卡，其中，在葡萄牙人中征集843帕塔卡，在澳门社会外国人中征集了2455帕塔卡③。扩建完成后的医院焕然一新，正门上辟一个神龛，在神龛内安放圣徒传记中病人保护神圣拉法尔像，故而该所医院改名为圣拉法尔（或译"圣拉费尔"）医院。由于医院前面的街道名为"白马行街"，澳门的中国人称这所医院为"白马行医院"④。全新的贫民医院大楼位于松山山脚下，地势低洼、潮湿，且四周都是私人住宅。因此，医院的采光条件并不良好，两侧还有一些附属房屋。医院大楼中央有一个小祈祷室，两侧对称，通过咏唱台相连。小祈祷堂两侧各有一个与病房相通的更衣室。两个部分均分上、下两层。西北部分供男病人使用。其下层仅有一个有8层相对窗户的病房。窗户是落地窗，主要就是为了给比较潮湿的病房通风和提供阳光。有4间收治私人患者的病房。该楼的底层有3间病房，里面主要收住传染病人。药品及外科手术用品室也在这一层。大楼西南侧供妇女使用。其底层和楼上的病房都与男病房相对称。其顶端有两个小房间，供护士和书记员居住。医院有一个庭院，也一分为二，一部分供男人使用，另一部分给女人使用。庭院中设有两个没有铺设地板的禁闭室，一间厨房和一间停尸房。医院还有一些收留贫穷孤寡老人的房间。在属于女病人使用的院子那一侧，有一口优质水井，但是它的水量还是不够整个医院使用。旱季的时候，就得要从外面运水进来医院⑤。改建

---

① Compromisso da Mizericordia de Macau, p. 103.
② José da Conceição Afonso, Contributor Para a História da Saúde em Macau (dos finais do séc. XIX as duas primeiras décadas do séc. XX). Adminstracao n.ª70, Vol. XVIII, 2005, 4ª, p. 1448.
③ Manuel Teixeira. A Medicina em Macau, Vol. III. Macau: Imprensa Nacional, 1975 – 1976, p. 142.
④ Manuel Teixeira. Toponímia de Macau, Vol. II. Macau: Instituto Cultural de Macau, 1997, pp. 395 – 397
⑤ José da Conceição Afonso. Contributor Para a História da Saúde em Macau. (dos finais dó séc. XIX as duas primeiras décadas do séc. XX), administração n José da Conceição Afonso. Contributor Para a História da Saúde em Macau (dos finais dó séc. XIX as duas primeiras décadas do séc. XX), administração n.

后的医院大为提高了医疗服务能力,在 1847 年 1—6 月,就有 130 人到过经过改造后的圣拉法尔医院看病①。扩建后的医院初具近代医院布局。直至这时,历 200 多年变迁、数经败落的中国最早建立的西式收容医疗机构——贫民医院,才由传统西式收容医疗机构转变为略具近代西医机构部分特征的医疗机构,由贫民医院正式开篇的澳门医学史又翻开进入近现代的新一页。这所医院一直到 1975 年才结业。

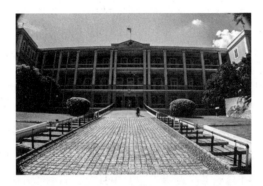

贫民(圣拉斐尔)医院旧址(现为葡萄牙驻澳门领事馆)

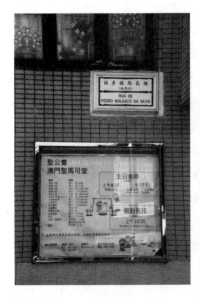

白马行

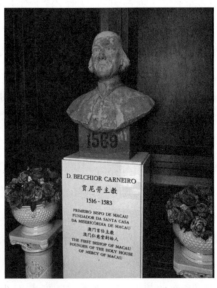

贾尼劳主教(又译卡内罗,1516—1583)

---

① José da Conceição Afonso, Contributor Para a História da Saúde em Macau, (dos finais dó séc. XIX as duas primeiras décadas do séc. XX), adminstração n.

（二）麻风病院

1568年，主教卡内罗到达澳门后，初拟设"癫病院"于广州，因中国政府不允许，改为设置于澳门白马庙，这是最早在中国建立的西医机构。

广东历史曾被视为麻风病蔓延最严重的地区之一，屈大均《广东新语》称："粤中多疯人，仙城之市，多有生疯男女，行乞道旁，秽气所触，或小遗于道路间，最能染人成风。高、雷间，盛夏风涛蒸毒，岚瘴所乘，其人民生疯尤多。"① 因而，建成广东的第一所欧式麻风病院有开创意义。

麻风病院的费用主要由仁慈堂提供，每月选举出的基金总管，要在每个礼拜六到麻风病院举行布施。② 一般情况下每年要开销约白银1000两。③

麻风病院建成最初是被设在贫民医院的专门隔间内④，早期的贫民医院就设在仁慈堂内，而仁慈堂则在澳门葡人住所的中心之地——议事亭前地一带。麻风病人因其病症的特征，被收留在各类麻风院中，通常他们都设立在人口中心的周边地区，与当地小区隔离以避免传染⑤。正是由于麻风病的这种高传染性，为了防止麻风病的扩散传染，设在贫民医院内的麻风病院很快就搬离出来，搬到了当时还在澳门城外的望德堂附近。究竟麻风病院何时由贫民医院迁出另建，有不同的说法，目前，能掌握的关于澳门麻风病院独立成院存在的最早记载是在1627年："仁慈堂共拥有三个小礼拜堂，一个在仁慈堂内部，一个在麻风病院附近，另一个便在贫民医院里面。"⑥

据1817年，澳门王室大法官眉额带历称："至麻风庙犯之情设，情因西洋起义，救济为心，不论华夷，如系麻风废疾孤贫无靠者来投入苑，给予资生。奈因苑小人多，或系麻风亲属，或无靠贫民来投，不能入苑，是以在于苑侧山坡搭盖寮房居住。苑中又见火患堪虞，故复捐资改造瓦墙泥墙，以安栖止。如有营谋生意，递年计息收租，以俾疯疾贫民，相为资籍。"⑦ 这说明麻风院与贫民医院只

---

① 〔清〕屈大均：《广东新语》卷7，《疯人》，中华书局1985年版，第244页。
② Compromisso da Mizericordia de Macau, p. 53.
③ SOARES, José Caetano, Macau e a Assisterzcia, p. 143.
④ Manuel Teixeira, D. Belchior Carneiro, Fundador da Sta. Casa da Misericórdia de Macau, Macau：Tipografia da Missão do Padroado, 1968, p. 108.
⑤ ［葡］施莉萝著（译者不详）：《社会救济活动及权力机制：仁慈堂之起源》，载澳门《行政》杂志2008年第21卷第2期，第354页。
⑥ Leonor Diaz de Seabra. O Compromisso da Misericórdia de Macau de 1627. Macau：Universidade de Macau, 2003, p. 58.
⑦ 刘芳辑：《葡萄牙东波塔档案馆藏清代澳门中文档案汇编》上册，《澳门同知钟英为批复原禀前山营游击拆毁发疯寺山坡房屋下判事官眉额带历谕》，澳门基金会，1999年，第9页。

收治葡萄牙人不收治中国人的宗旨不同，麻风病院收治的宗旨是，只要是麻风病患者，"不论华夷"，不分国籍、民族、宗教，都就可以接收入院。

麻风院初建时，规模并不大，但后来收容的麻风病人较多，所以，因院小人多，麻风病人的亲属，或无靠贫民要入住，他们不能入院，就只能居住在麻风院侧山坡上的寮房。于是，有关方面将那些草屋改造成瓦面泥墙。

麻风病院的管理主要由传教士负责，如在1579年11月15日，两位方济各会会士阿尔法罗和卢卡雷利，及其墨西哥驻守佩德罗·维拉罗在广州传教时被赶到澳门。卡内罗神父收留了他们，并且安排他们为麻风病院病人服务，"以谦卑的态度为麻风病人打扫屋子和床铺，没有任何厌恶的态度为麻风病院病人提供他们所需要的服务"①。麻风病院没有专门的医生，只有护工和打杂的仆役，在医院为麻风病人服务的全是护工，而且都是男性。澳门圣保罗学院的神父、修士及学生常常为麻风病人服务。② 对麻风病院的病人治疗手段极为有限，隔离和灵魂救赎是最主要的治疗手段。1627年11月14日的《澳门圣保禄学院年报》记述："学院习惯在斋期安排一位神父送一天的食物给麻风病人，并为他们做弥撒与宣讲教义。"③宗教方式是麻风病院的主要医治方式，这是基督教社会承继中世纪的传统医学方式。这充分说明麻风病院与贫民医院的医疗方式，基本是西方传统医学方式。

麻风病院会安排病人从事一些生产劳动，使其生活上能自理。《澳门仁慈堂章程》规定："麻风病人饲养的猪、鸡和他们种植的水果、蔬菜均不准带到外面来，以免引起同样的疾病。"④ 这就是麻风病院给麻风病人安排的一些生产劳动如围沙筑田，种植瓜菜稻谷。由于麻风病人被关闭在一个很小的范围内禁止外出，自给自足的种植既可以解决对患者的食物供应问题，又能够丰富病人生活，这是一个世界长期通用的先进良好的管理方法。⑤

澳门麻风病院从明代隆庆年间始建，到清代光绪年间停办，在澳门前后延续

---

① Fr. Jacinto de Deus. Descripção do Imperio da China, Precedida de Algumas Noticias Sobre os Conventos de S. Francisco e de Sta. Clara em Macau, Excerto do Vergel de Plantas e Flores da Provincias da Madre de Deus Caouchos Reformados, Hong Kong, 1878, p. 12.

② João Paulo Oliveira e Costa. Cartas Ânuas do Colégio de Macau（1594—1627）. Macau：Fundaçço Macau, 1999, p. 135.

③ João Paulo Oliveira e Costa. Cartas Ânuas do Colégio de Macau（1594—1627）. Macau：Fundaçço Macau, 1999, p. 266.

④ 《前山营游击拆毁发疯寺山坡房屋下判事官眉额带历谕》，澳门基金会，1999年，第6页。

⑤ Leonor Diaz de Seabra. O Compromisso da Misericordia de Macau de 1627. Macau：Universidade de Macau, 2003, p. 128.

了 300 余年。由于葡萄牙及澳门在历史上的迅速衰落，使其难有足够财力为继维持这间麻风病院，但在各方努力下麻风病院维持运转了下来，实属难能可贵。从现有的史料来看，这是广东省内也应该是中国境内出现的第一座按照西方天主教管理麻风病院模式进行管理的麻风病院。但是，它主要是一所收容机构，并非一所专业的西医治疗机构，对中国医学及公共卫生事业的影响也很有限。

（三）传统西方医疗收容机构在中国广东建立的意义

以澳门贫民医院与澳门麻风病院为标志的传统西方医疗收容机构在中国广东建立，在中国医学史上及西方医学传入中国史上有其独特的首创意义。

西式医院源远流长，最早的医院是建在寺院周围，如希腊的阿斯克雷庇亚神庙。中世纪开始，唯有宗教团体会接待和救助病人，修士修女们在修道院和大教堂的医院中对病人进行护理工作。这使得修士获得社会和世俗的尊重，修道院成为避难所。另外，对于被社会抛弃的传染病患者，如麻风和鼠疫病人，也是教会相助的对象。拉丁文 Hosptialia，原意就是指旅馆、客栈，最初收留老人、孤儿、残废人，以及被社会和家庭抛弃的病人，后来演化为专供病人居住的地方，即为英文 Hospital 的由来。最早的基督教医院是 6 世纪位于君士坦丁堡的桑普松医院（Sampson Hospital）。12 世纪至 13 世纪，医院作为一种医疗建制在欧洲迅速蔓延开来，连小镇上都出现了医院。医院有专职医生。这些医院有的有几百个床位，有的只能收容几个病人；有教会办的，也有普通人办的。在伦敦，教会资助的医院（1123 年）和医院（1215 年）就是在这一时期创建①。在欧洲经过文艺复兴运动和科学发展，有的医院的医疗手段先进起来，但医院的主要功能还是收容，宗教方式是主要治疗方式。到了 16 世纪，葡萄牙的医学发展及医院建设受文艺复兴运动中心意大利先进的医学发展影响，医疗机构与制度向近代转变。这种转变的标志之一，是 1501 年里斯本众圣医院的建成，它取代了 43 家小医院或疗养院。由收留残疾人、乞丐、严重的传染病患者（麻风、梅毒患者等）、弃儿、流浪汉等的慈善机构，有所改变为强化治疗功能的医院。1504 年众圣医院的订出章程。众圣医院起初由三部分构成：圣维森特（S. Vicente）部以治疗热病为主；圣科斯默（S. Cosme）部以治疗创伤为主；圣克拉拉（Santa Clara）部则治疗妇女患者。1551 年，成立了专门收治梅毒患者的部门，以及一个由方济各会士管理的诊疗所。该医院医生人数不断增加，还曾有许多女医生，但收容仍是医院的主要功能。我们以 16 世纪欧洲主流医院模式对照一下前面对澳门的贫民医

---

① 王振国、张大庆：《中外医学史》. 中国中医药出版社 2013 年版，第 110 页。

院与麻风病院介绍，可以看到这两所机构基本上就是中世纪式的欧洲传统医疗收容机构。这种中世纪欧洲式医院不分类别的收容性，解释了为什么初建的有高传染性病人的澳门麻风病院，竟会设在以欧洲医院为参照建成的贫民医院内。

在澳门建立的贫民医院与麻风病院，第一次把西方的医疗收容模式移植到中国的土地上，把传统西方医学直接完整地带进中国，将西方的物质文明与基督教精神文明的成果引入中国，探索了如何在历史悠久、文明昌盛、医疗水平曾长期居世界先列的中华古国建立西式的医疗机构，为日后近代西方医疗机构传入中国提供了可以借鉴的经验。虽然贫民医院不对中国人开放，但也为中国人做了西方医学的示范。以此为开端，直接来自欧洲的西方传统医学开始具规模、成体系、有系统、初见模式与建制地传向中国，各种形式的西式医疗机构慢慢在中国建立，如有传统医疗机构澳门圣保罗学院医务所、澳门军人医院及传教士在广州建立的小型诊治机构，在澳门开设的西药房及广州的西药物流集散点。澳门麻风病院向悲惨的中国麻风病人敞开院门，向中国人展示西方式麻风病及传染病的防治管理方式，更展现了基督教人道主义精神对人的关怀。澳门麻风病院的建立，为日后在近代中国建立一系列各类西式的医治收容传染病机构、收容教养医治残疾人机构及其他社会福利机构做了有益的探索。管理贫民医院与麻风病院的澳门慈善堂，在中国土地上岭南的小小一角，首次展现了西式社会福利事业机构及其如何管理医疗收容机构。虽然，慈善堂及其管理的贫民医院等医疗机构对中国人的影响微弱，但是确实对西方医学传入中国有影响，不少从16世纪到中国近代的医学传教士的记述，都提到这些澳门的医疗收容机构。这些医疗收容机构的设立和变迁，为他们进入中国行医传教，设立医疗机构提供了经验。

然而，澳门的贫民医院与麻风病院在中国医学发展史上影响还是非常有限。这一方面，是由于建于16世纪的澳门的贫民医院与麻风病院的蓝本是当时的欧洲医院，这些医院的医学水平虽经文艺复兴运动之后有较大的发展，但基本上还是以欧洲中世纪医疗手段为主流，其医效相对中国医学也有其特效，却并未见得比中国医学高，这种医院只是具有收容性的机构。一方面，即如当时葡萄牙医学改革的重要成果之一的里斯本众圣医院，还是以宗教手段为主要治疗手段，如于1517年获得行医准可证的戈麦斯（Maria Gomes）曾通过十字架和草药治愈很多人。[①] 到医院的病人首先被带到教堂，在那里进行忏悔，以及接受圣事，然后才被带到诊疗所住下。当时，医院中建有教堂，或者医院建于教堂附近，这是欧洲

---

① Ferreira de Mira. História da Medicina Portuguesa, Lisboa: Empresa Nacional dePublicidade, 1947, pp. 97—99.

中世纪医院的特色。另一方面，澳门的贫民医院与麻风病院的办院水平，即使与当时欧洲医院的一般水平相比也算不上先进，"中世纪的医院极其华丽，法国国王路易九世的姐姐马格利特（Marguerite）建造的医院，有圆形的天花板，四周有明亮的大窗户，砖石铺地，长廊围绕。病房有165平方米左右，每个病床之间有活动的隔板"。① 贫民医院主要起收容作用，后来随着葡萄牙及其在中国的居留地澳门之衰落，医疗水平更趋落后，贫民医院又不对中国人开放，因而对中国及其医学影响甚微。它与后来1835年在广州新豆栏街创立的具有近代医学科学水平的医院更不能相比。

四、圣保罗（保禄）学院医务所

澳门圣保罗学院医务所，是于1594年圣保罗学院建成时就开设的一所诊所，是澳门具有医疗性质的机构，拥有掌握专门医疗技能的人员和当时医疗机构所需的设施与设备，特别是配置完备的制药设备，向当地公众开放治疗服务，是早期澳门社会的主要医疗机构之一，广受当地人们的欢迎，被认为这是"一所较好的诊所"②。未见这所医务处有多少服务对象的记载，但根据葡萄牙在澳门自治机构的医疗政策，其服务对象主要是葡萄牙人，对中国人影响很小。

五、军人医院

1768年，时任澳门总督、仁慈堂值理会主席沙丹耶决定，驻扎于澳门的军队士兵可以在仁慈堂属下的贫民医院治疗疾病。同时，他下令在贫民医院中设立一间专门为士兵治疗的诊所，但由于缺乏资金，军人医院最终没能建成。③ 直到1784年，才在贫民医院内设军人医院。④ 1798年7月9日，在议事会议员曼努埃尔·佩雷斯、贫民医院外科医生贡萨维斯·佩雷拉（Manuel António Jose Goncalves Pereira）的主持下，在贫民医院附近药房旁边的一块地建立了一所小型军人医院，专门为驻扎在澳门的葡萄牙士兵和军官服务。这是在中国土地上建立的第一间传统西式军医院，但对中国军事医学几乎没有影响。

---

① 王振国、张大庆．中外医学史．中国中医药出版社2013年版，第110页。
② ［葡］施白蒂著，小鱼译：《澳门编年史：16—18世纪》，澳门基金会，1995年，第180页。
③ Manuel Teixeira. Macau no Séc. XⅧ. Macau：Imprensa Nacional，1987，p. 637
④ Boletim do Governo da Província de Macau，Timor e Solor，10de Janeiro de 1847，pp. 22 - 23；24de Janeiro de 1847，pp. 30 - 31；31 de Janeiro de1847，pp. 34 - 35；Peregrino da Costa. Medicina Portuguesa no Extrmo - Oriente.

六、西药房

随着西医的医疗收治机构传入澳门,西医药房也在澳门建立起来,并把中国人眼中神秘的西洋药物首先带进广东,不但为西洋人所用,有的还流播当地民间,有的更流入中国内地,甚至进入明清两朝的皇室内宫,对中国的医药界还是有一定的影响。但是,此时西方医学的科学化近代化进程还在进行,这时的西方医药的水平还远达不到以近代科学发展为基础的近代西药那种水平,对中国的影响也就较小。而且,澳门的衰落造成的经济困境制约着澳门医药业发展水平,甚至使其停滞。1792年4月,葡印总督致信澳门,对仁慈堂把治疗军人的药房中三分之一的药品售卖用来捐税表示反感。

(一)圣保罗学院药房

最早在澳门建立的西药房是圣保罗学院药房。澳门圣保罗学院建成于1594年,学院建成时就设有这间药房。新学院竣工时,整个大院可以容纳40名教士,而且居住条件十分舒适,因为除了4个教学区,上面还有19个房间、2个大厅、2间教室和1间极大的药房①。

这一药房有一个大厅和一间配剂室。大厅用来当药店,向公众出售药品。厅内供奉健康圣母像。配剂室里配置了火炉、消毒柜、铜蒸馏器、带铁柄的研钵和各种大小不一的石臼,以及调药刀、瓷杯、玻璃杯、上釉的陶杯和中式大罐,大大小小的一般是黄铜的锅,还有一个专业图书馆②。药房迅速获得澳门居民的敬重③和信任。由于圣保禄学院药房曾是澳门唯一的药房,因而肩负起供应药品的重责④。

圣保罗学院药房拥有制药设备,还拥有专门的人才,受到澳门社会的广泛欢迎⑤。药房的治病能力、制药设备以及提供药品的情况可以说明,圣保禄学院药房不同于之前设立的贫民医院和麻风病院,它不仅拥有不少的医疗器械和制药设

---

① João Paulo Oliveira e Costa. Cartas Ânuas do Colégio de Macau (1594—1627). Macau:Fundaço Macau,1999,p. 125.

② Serefim Leite. Os Medical Servicos do Jesuitas no Brasil, Broteria. Lisboa:Broteria-Associacao Cultural e Cientifica,1942,pp. 387 - 403.

③ [葡]阿马罗著,杨平译:《中医对圣保禄学院药房的影响》,载《文化杂志》(中文版)第30期,1997年,第81 - 82页。

④ João Paulo Oliveira e Costa. Cartas Ânuas do Colégio de Macau (1594—1627). Macau:Fundaçço Macau,1999,p. 271.

⑤ [葡]施白蒂著,小鱼译:《澳门编年史:16—18世纪》,澳门基金会,1995年,第225页。

备，而且是一个具有相当完备的医疗功能的医疗机构。

（二）方济各会药房

1672 年 5 月，西班牙方济各会中国传教团会长文度辣（Buenaventura Ibánez）神父带领同会的传教士林养墨（Jaime Tartí）、卞芳世（Francisco Peris a Comcepción）、丁若望（Juan Martí）和世俗修士艾脑爵医生从马尼拉到达澳门。由于受到耶稣会和葡澳当局的阻拦，文度辣神父决定将丁若望和艾脑爵暂时留在澳门，他自己则带领另外两人从澳门乘船潜入广州①。艾脑爵医生就在方济各会修道院安顿下来，由于他在离开马尼拉之前向方济各马尼拉医院要了一批药品，于是在澳门开办了一间诊所（Botica）。他还在方济各会修道院诊所内设立一个药房，价值几百比索。其制药所需的各种药材和原料，大部分来源于各港口中的葡萄牙人②以及其他西洋人。澳门仁慈堂每年也给该药房 100 两白银。另外，在修道院附近有一块田，用来种植药材。艾脑爵医生在医院 4 年，救治了不少澳门贫民，但最终因为得到能向更多的中国人传教的机会而离开澳门，并将澳门药房中的药物及设备也一同搬迁到了广州③，开始新的行医活动。在澳门开办不久的方济会各药房也随之停办。

1732 年，清朝雍正皇帝实行了严厉的禁教政策，大部分聚集于广州的传教士被驱赶到澳门。继承了艾脑爵之业的安哆呢修士又将药房搬回澳门④，但药房最终还是未能延续办下来。

（三）澳门西医公共（私营）药房

澳门公共药房出现的时间很早，在 1644 年的澳门档案中已经出现了公共药房的记录⑤。后来，还出现了著名的桑托斯药房和弗雷塔斯药房。这是私人开办的药房。

（1）桑托斯药房。1790 年 12 月，桑托斯（Joa Quim José dos Santos）药剂师到达澳门，他担任仁慈堂药房的技术主管，一来就担负起了澳门西式药房的工作。此后不久，他花费了 4000 帕塔卡将这所药房收购，建立了澳门第一个私人开办的药房。

---

① 崔维孝：《明清之际西班牙方济会在华传教研究（1579—1732）》，中华书局 2006 年版，第 207－209 页。
② Georgius Mensaert O. F. M. Sinica Franciscana, Vol. VII. Rome：Fondation Universitaire de Belgique, 1965, pp. 974－1041；崔维孝：《明清之际西棒法方济会在华传教研究（1579—1732）》，中华书局 2006 年版，第 225 页。
③ 崔维孝：《明清之际西西班牙方济会在华传教研究（1579—1732）》，中华书局 2006 年版，第 230 页。
④ 崔维孝：《明清之际西西班牙方济会在华传教研究（1579－1732）》，中华书局 2006 年版。
⑤ *Arguidos de Macazt*, 3ª Série, Vol. Ⅱ, No. 6, Macau, 1930, p. 309.

（2）弗雷塔斯药房。1823年，药剂师弗雷塔斯（Filipe José de Freitas）来到澳门，以他的名字命名的药房正式开业。弗雷塔斯药房为仁慈堂提供药物并且提供30%的折扣。他还建议向军人医院（军库房）提供药物，比同时的桑托斯药房价格便宜40%。桑托斯药房因顶不住这样的竞争而结业。弗雷塔斯药房生意曾相当红火，对澳门西药业颇具影响。直到1849年，弗雷塔斯药房还一直在营业，仁慈堂和军人医院还享有着这样的用药折扣。

七、澳门的西医传播

最早直接由欧洲传入中国的西方医学是经广东传入，其最初的踏脚点在澳门。传播西医的方式包括西医教育，直接输入西医原版书刊，编译有西医知识的书籍及词典，甚至通过行医。

（一）西医教育

澳门少有西医教育的记载。创办于1594年澳门的圣保罗学院扩大为圣保罗大学后虽有过传授医学，但其报告中未见提及开设医学课程，亦没有记录开设医学专业，圣保罗大学医学教育方式应是采用以师带徒的形式。事实上，一直未见近代以前有中国境内开设西医教育机构的记载。1762年，圣保罗大学及其所属医疗机构和药房关闭，从此至近代未见在中国境内有一定规模地开展西医教育的记载。

欧洲的大学在中世纪就已经没有医学教育，但圣保罗学院作为神职人员的教育机构，在课程设置方面并未将医学教育囊括在内[1]。虽然"神父在圣保罗学院进修的课程可包括数学、天文、地理、初级的医药、一些自然科学以及基本的拉丁文文法"[2]。《1659—1660年耶稣会在日本教省年度报告》中也提到一位中国青年在圣保罗学院学习外科和放血疗法[3]。圣保罗学院偶尔也有开设初级医疗课程，但这并不是为了治疗病人，而是在神的指导下探究生命的意义。传授方式亦非医校式教育，而是类似以师带徒式教育，并非后来1866年由广州博济医院所办中国最早西医校那样的医校式教育。

---

[1] 戚印平：《澳门圣保禄学院研究：兼谈耶稣会在东方的教育机构》，社会科学出版社2013年版，第128-145页。

[2] José Caetano Soares. O Hospital da Santa Casa de Misericórdia em Macau. Macau：Mercantil de N. T. Ferandes e Filho, 1927, p. 277.

[3] BAJA, Cod. 49 - V - 14. FL. 723.

(二) 西医的传播

最早传入澳门的西方医学书籍似为利玛窦和罗明坚在1584—1586年编纂的《葡华辞典》,在这部收录约3000个词条的字典中,著录了113个与医学相关的词条,包括药名、人体部位名、人体生理名词、医院医生名词和治疗法名词(如放血、腹泻药是欧洲传统医学中两种最为基本的疗法)等专有名词,而最多的是病名。收入这些词汇的,表明在当时传教士日常工作和生活以及与中国人交往的过程中常用到这些词汇,据此可以说明,尽管罗明坚、利玛窦等传教士不是专职医生,但他们都在中国曾有过简单的行医活动,传播过西方医学,这是由于许多传教士都受过程度不同的医学训练,面且知识水平较高。

比利时耶稣会会士金尼阁(Nicolas Trigault)在1594年之前就学习过医学。1610年,金尼阁神父抵达澳门,未停留多久就前往南京,1612年,从南京回到澳门,在澳门停留数月后,他于1613年离开澳门前往罗马[①]。1619年,金尼阁带着召集的22位教士,以及7000余部欧洲书籍抵达澳门。金尼阁在澳门未停留很久即启程入华。1623年,金尼阁在河南开封曾"以其余资施济贫民,并为穷不能致医者治病"[②]。1628年,他在杭州去世。这些零散资料显示,金尼阁经澳门进入中国行医,也就把西洋医学传入中国,而且基于其医学背景,他带来的7000余部欧洲书籍中会有大量关于西方医疗的书籍,标志着传统西方医学的文字载体成规模地输入中国。

这批书籍在澳门圣保罗学院停留过很长一段时间,金尼阁收集的图书主要是向在华诸住院提供的,而非澳门学院,然而,由于当时中国的状况,金尼阁的图书在到达澳门后数年就收藏在耶稣会的院墙之内,被寄存在司库那里[③]。这是西方医学书籍第一次大规模地进入澳门,后来陆陆续续有一批书籍进入内地。金尼阁对西方医学进入澳门乃至进入中国做出了极大的贡献。

西方医学书籍传入澳门除了金尼阁以外,还有迪奥戈·瓦伦特(Diogo valente)主教,他于1619年来到澳门时带了一批图书,有280个条目,组建了一个小的图书馆。据高华士介绍,在主教藏书书目中有医学方面的书籍。除此之外,澳门圣保禄学院药房也有一批藏书,其中有一批从欧洲带进的西方医学书籍,如1658年,鲁日满(François de Rougemont)在这里看到了1578年在布尔戈斯(Burgos)出版的Cristóvão。

[①] [法]费赖之著,冯承钧译:《在华耶稣会士列传及书目》,中华书局1995年版,第120页。

[②] [法]费赖之著,冯承钧译:《在华耶稣会士列传及书目》,中华书局1995年版,第115-117页。

[③] [比]高华士著,李庆译:《17-18世纪澳门耶稣会在中欧书籍流通中的角色:以西式藏书为中心》,载《澳门研究》2012年第67期,第130页。

八、 澳门政府医生的出现与澳门公共医疗的产生

1676 年澳门议事会聘请了一位名为卢卡斯·贡萨尔维斯（Lucas Gonçalves）的外科医生为澳门市进行医疗服务，年薪 120 帕尔达乌（Parda，是果阿制造的一种银币，价值与当时的西班牙银币相当），每月支付其 10 帕尔达乌①。这是议事会首次聘请世俗医生为市民服务的记录。澳门政府已经聘请"政府医生"为市民服务。澳门公共医疗已经产生。在由天主教教会主导社会医疗服务的澳门社会，出现了世俗化的澳门公共医疗。澳门政府"政府医生"政策的制度化始于 1723 年。同年 3 月 22 日，澳门议事会通过决议，以每年 500 帕塔卡聘请法国医生范德尔蒙特为澳门居民服务②。这是首位与议事会签订工作协议和合同的"政府医生"，澳门议事会对"政府医生"一职制定了明确制度。

九、 澳门医疗卫生管理机构与医疗卫生管理制度的建立

从 1569 年澳门贫民医院和麻风病院的正式成立开始，澳门的卫生管理一直呈现出松散自行的状态，教会对当地卫生事务发挥重要的协调引导作用。慈善堂对澳门的公共卫生发挥了管理作用。然而，随着西方医学近代化进程的延续，到 18 世纪，澳门的卫生管理也有了社会化和世俗化的改革。1723 年起，澳门聘用"政府医生"的制度正式确立，澳门议事会通过决议，每年 500 帕塔卡聘请法国医生范德尔蒙特（Jacob van Der Mond）为澳门居民服务③。直至西方医学在 19 世纪进入近代化科学化，近现代的医疗管理制度与机构才得以建立。1844 年，澳门卫生局的成立，才标志着澳门医疗系统的正式确立。澳门卫生局，葡文为 Serviço de Saúde，译为卫生服务，又称为卫生事务司，该机构名称一直沿用。在 1879 年的《澳门指南》中，卫生局又被称为 Quadro de Saúde，改译为卫生人员编制④。1844 年，澳门医疗服务被要求按照葡萄牙海外殖民地医疗系统进行重组，要求主治内科医生和主治外科医生来担任卫生局局长，澳门的外科治医生必须是少校军衔，另外，主治外科医生分为一级和二级。除此之外，还必须有另一

---

① José Caetano Soares. Macau e a Assistência, panorama Médico – Social. Lisboa: Agência Geral das Colonias, 1950, p. 33.
② Manuel Teixeira. A Medicine em Macau, Vol. m. Macau Imprensa Nacional, 1975—1976, p. 56.
③ Manuel Teixeira. A Medicine em Macau, Vol. m. Macau Imprensa Nacional, 1975—1976, p. 56.
④ Directorio de Macau para p anno de 1879. Macau: Typographia Mercantil, 1879, p. 172.

个主治外科医生及其助手驻留①。

于1875年公布的《卫生服务章程》②，为自澳葡卫生局成立以来澳门第一部卫生服务章程。章程共分为两部分，第一部分为一般卫生服务章程，第二部分则为军人医院章程。章程指出，澳门及帝汶省卫生服务由卫生局的医生、药剂师以及相关卫生服务机构的人员来负责。澳门城市根据行政堂区分为3个卫生区域，每一区域也包括邻近的中国人村庄。澳门和帝汶为一独立的医疗人员组合，一般由3位医生组成，具体由卫生局主席、两位医生或药剂师组成。章程明确了卫生委员会（又称医局公会）的职责，由政府授权组成，负责军队和平民的医疗服务，与卫生局是两个完全独立的机构；卫生局主要负责医疗人员的调配及其他行政事务的处理，但卫生局主席必须是卫生委员会的成员，卫生局主席拥有提出委员会成员建议的权力。此时，卫生委员会的职责与1848年亚马留政府的政令内容有了差异，它将平民的医疗服务纳入服务范围之内。

进入近代后，经过长期的发展，澳门的医疗体系已具雏形。到1879年，澳门共有三所与医疗相关的行政管理单位，它们是卫生局、医局公会和洁净街道馆。卫生局主要负责公立医生和药师的聘请和任职调配。③ 进入19世纪中下叶后，澳门医疗事业不再完全依靠仁慈堂来管理，政府有关医疗的行政管理部门，也不再限于仅仅聘用医生，而且开始对医疗事业进行强有力管理。加上当时近代医学科学的进步，澳葡管治机构认识到公共卫生是关系到全澳门地区安全的问题，医疗行政管制开始逐步完善严格。随着澳门医学的发展，医院逐渐向医疗培训开放，临床医学逐步建立；伴随医疗手段的增多，家庭医生逐步被医院门诊医疗制度取代。"两个变化的发生使得老式的家庭医生越来越少——医疗实践的核心从全科医师转换到专家医师，初级保健的治疗场所有病人家庭转到医生的诊所和门诊部。"④ 这种医疗体系的建立，是澳门医疗事业发展的重大进步，也是澳门医疗近代化发展的重要标志。

随着澳门医疗卫生管理机构与医疗卫生管理制度的建立，推进澳门公共卫生事业缓慢地向前发展，澳门的医疗卫生体系逐步走向健全完善。澳门医疗卫生管理机构与医疗卫生管理制度，经过长时间维度的变迁达致近代化。

---

① Manuel Teixeira. A Medicina em Macau, Vol. Ⅲ. Macau: Imprensa Nacional, 1975 – 1976, p. 172.
② Boletim da Província de Macau e Timor, Vol. ⅩⅪ. 13 de Novembro de 1875, No. 46, pp. 192 – 193; 20 de Novembro de 1875, No. 47, pp. 196 – 197; 27 de Novembro de 1875, No. 48, pp. 201 – 202; 4 de Dezembro de 1875, No. 49, pp. 205 – 206; 11 de Dezembro de 1875, No. 50, pp. 208 – 209; 18 de Dezembro de.
③ Directorio de macau para o anno de 1879. Macau: Typographia mercantil, 1879.
④ ［美］罗伊·波特著，张大庆译：《剑桥插图医学史》，山东画报出版社2007年版，第91页。

第四节 广州在西方传统医学在中国传播中的作用

广州长久以来一直是中国对外口岸，在明清两朝的相对封闭时期，是中国东南沿海少数几个开放口岸之一。乾隆二十二年后至鸦片战争爆发前的中国更仅剩广州一口对外开放。所以，这里一直是西方进入中国的门户，此地必然成为西方医学传入中国的登陆之地。在来华的西洋人中，许多懂医或携带西药和西洋医疗设备工具。他们聚集广州，利于西方医学在此传播。需要说明的是，近代以前，西方医学在广州的传播也有一定程度的开展。但是，由于当时中国政府对西医的传播，特别是伴随行医的基督教传教活动，采取警惕、限制、防范，直至严禁的态度。所以，对当时西医在广州的传播的记述载录皆零碎的记录追忆，根本谈不上规范完整的记载，缺乏资料。这与澳门视西医的传播为正常，有稳定翔实的记载殊异。所以，今天对在西方文明崛起时期西方医学在广州的传播的叙述远少于澳门，其实传统西方医学在广州的传播已具一定规模。

一、外贸港及其西药集散地对推动西医传播的作用

到了17世纪，连在澳门的"政府医生"医学传教士、船医及驻商馆的医生和需购西药的中外商人、西洋船员，都来广州购药。这是因为此时的广州十三行早已是外来商品的最大集散地，澳门只是一个中转站，很多货物并不经过澳门港口，而广州是西洋药物的集散地。

当地民间长期目睹西医及西洋药物功效，便有人对其感兴趣而寻取西药，求诊西医。

当地官员目睹西医药之效，又有西洋人为打通中国官方关节奉医赠药，于是，他们一方面坚守闭关自守防范外夷国策上的政治正确，另一方面却对西医药表现出不少兴趣。皇室内宫及王公大臣，一方面为维持其统治主张闭关自守国策与禁制外洋的淫奇器物，另一方面却使用西洋药物与西洋医师。凡内廷宫中需要

西洋药物或西医治病，则令坐镇省会的广州一方大员搜寻或直接派员到广州坐催。一时找不到，则由广州官员出面与澳门洋人联系索要。在本章第五节的"西洋药物传入中国"中将详细叙述。

西方的传教士、商人和外交人员，为传教、行商和自身目的之需，也乐于通过西医药打开主便之门。

广州十三行行商是当时中国最知晓西方，也最了解西医药之效的群体。他们更是以其垄断中西贸易之雄财，聘请西医，购买西药，建立西医馆，培养西医人才，推动西方医学在广州的传播。广州具有比澳门巨大得多的西医需求。这些条件，一起促进了西方医学在广州的传播。在本章第五节的"（二）19世纪初西洋的预防天花流行的牛痘种植技术传入广东"中和第三章第一节的"（一）从事中国对海外贸易的广州行商阶层的作用"中将详细叙述。

广州的外贸港地位及其包括西药在内的外来商品集散地的地位，以及由此催生的各方对西医药的需求，起到推动西医在广州传播的作用。

二、西方传教士对西方医学在广州传播所起的作用

在西方文明崛起时代，西方传教士除以澳门为基地传播西方医学，还以广州为中枢传播西方医学。由于在前面提到过的原因，澳门衰落得较快，从此西方医学在澳门的机构设置维持在一个并不高的水平上，这促使广州在西方传统医学在中国传播中发挥了重大作用，并为广州在近代西方医学传入中国阶段发挥关键作用，成为中国近代西医的发端地，做了准备与铺垫。经过或暂驻澳门的传教士、商人和医师，多以进入中国为目的，而进入广州是必过的一关，从中国其他沿海口岸进入中国的外国人，除个别人外，要么退出国境，要么转往广州、澳门，在广州独口通商时期更是如此。利用行医辅助传教历来是基督教传教士的重要传教方式，传教士中许多人受过程度不同的医学训练或本身是专业医护人员，他们聚集广州，有利于当地的西方医学传播。

这一时期在广州从事医学传教的传教士中，以西班牙方济各会传教士的活动最活跃并最有成效。西班牙天主教传教士艾脑爵，于1676年随另外两名方济各会士一同前往广东传教，将药房和诊所中的药物、设备也一同搬迁到了广州。他们首先在广州城内的赦罪圣母教堂（Iglesia de Nuestra Sefiora de la Porciuncula）安顿下来，1678年，艾脑爵修士与林养默（Jaime Tafin）神父搬进了城外新建的

教堂①，并在这所位于广州城外扬仁里东约小南门花塔街的教堂②办医院行医。在广州行医的最后几年中，艾脑爵修士一直呼吁再派医生来广州，终于在1697年，有安哆呢修士来到广州。1698年，艾脑爵修士在中国进行了一次为期六个半月的旅行，返回广州后于1699年1月6日经福建前往马尼拉行医。艾脑爵离开广州后，安哆呢修士承担起方济各会在华行医传教的主要任务。这位名为安哆呢的著名西洋外科医生，就是前来接替艾脑爵的西班牙方济各会修士。安哆呢修士到广州后，在艾脑爵修士外出旅行期间，就由安哆呢修士担负起主持医务的主要职责。由于医务特别繁忙，他曾多次向马尼拉方面要求再派医生前来协助工作。其在广州行医期间，先后有西班牙人维拉尔（Manuel Fernandez de Villalar，1717—1721年在广州）、阿宋尚（Cristobal de la Asuncion，1721—1723年在广州）及英国人圣达·玛利亚（Tom，is de Santa Maria，1723—1733年在广州）前来协助。不过，由于这些人或缺乏足够的知识，或没有坚忍耐心的品质，或甚至无法学到要用的语言，均不能使安哆呢满意③。

当时在广州有方济各会建立的这一座公共康复机构，也就是后来发展为有名的广州医院的医务所。这间医务所每天都对穷苦病人开放，接受治疗的患者既有基督徒，也有大量的非基督徒；前来广州贸易的各国船员也在这里得到治疗。所有的治疗以及所开给的药物均免费④。广州方济各会士在下层百姓中做了大量慈善工作。除了在医务所治疗病人，他们还常到病人家中出诊。关于这间医务所的情况将在本节"广州医院"部分详细介绍，此处从略。据西班牙方济各会士利安定（Augustfn de San Pascual）神父记载，艾脑爵修士曾去顺德容奇为一位教徒治病；方济各会士石铎琭神父在广州期间，也曾在广州城附近行医⑤。

关于他们的治疗手段，史料记载很少。据利安定神父说，艾脑爵修士曾使一盲人复明，使用的是放血和服泻药这样一些欧洲中世纪传统疗法⑥。《澳门纪略》记载，安哆呢擅长外科。他曾于1715年为同属方济各会的王雄善（Juan Fernandez Serrano，1665—1735）神父施行过两次手术，为其治疗痔疮⑦。

---

① ALCOBENDAS, Severiano,, in *AIA*, Tomo 37, 1934, p. 68.

② DEHERGNE, Joseph, S. I., "La Chine du Sud–Est: Guangxi (Kwangsi) et Guangdong (Kwuangtung), Étude de Géographie Missionnaire", *in Archivum Historicum Societatis Iesu*. Extractum e Vol. XLV — 1976, p. 22 -23.

③ ALCOBENDAS, Severiano, ibid., in *AIA*, Tomo 36, 1933, pp. 555 - 560.

④ SENSIO, José, *Carta al P. Provincial*, *Macao y Mayo 16 de 1753*, 转引自 ALCOBENDAS, Severiano, ibid., in *AIA*, Tomo 36, 1933, pp. 374 - 375.

⑤ ALCOBENDAS, Severiano, ibid., in *AIA*, Tomo 37, 1934, pp. 70 - 71.

⑥ ALCOBENDAS, Severiano, ibid., in *AIA*, Tomo 37, 1934, p. 70.

⑦ ALCOBENDAS, Severiano, ibid., in *AIA*, Tomo 37. 1934. p. 84.

广州位居广东中心枢纽，长期为广东省会，西洋的传教士常利用其在广东各地行医传教。在广东的南海、番禺、顺德、新会、肇庆、韶州及各地，都有过西洋传教士行医乃至设立医疗收容机构，西医在当地民间曾有微弱影响。有的广东官员也表现出对西医的兴趣，传教士也注意通过行医搞好与当地官府上层的关系，以利于开展行医传教事业。传教士安哆呢在广州行医的中结识了很多地方官员。在广州期间，安哆呢就曾为时任广东封疆大吏的杨琳治病。1724 年，安哆呢成为广东巡抚年希尧及其家人的顾问医生。安哆呢曾为年希尧翻译一部西洋解剖学著作。1726 年，安哆呢向广东巡抚杨文乾申请扩建诊疗所，因为每天前来看病的百姓太多，原有的空间已无法容纳了。巡抚对此举甚为赞赏，很快为此事办理了手续，并派人帮助扩建，还亲自解囊襄助。工程完工后，巡抚赠以匾额，以示表彰①。安哆呢修士在广州行医传教 30 余年，直到 1732 年，雍正皇帝开始实行严厉的禁教政策，他才被迫离开。

有的身怀医技的西洋传教士多先到广州，等待机会进京，甚至进入皇室，意求有更大作为，对中国产生更大影响。如意大利传教士高廷玉②和斯戈提③都在进广州后进京，高廷玉后来更成为康熙皇帝的御医。在澳门办医馆或单独行医的传教士，有机会总想来广州行医或把医馆迁至广州，以便能有机会更深入内地，如皮尔逊、马礼逊和郭雷枢等。这些人对在广州传播西医起了重要作用。

三、西洋来穗医生对西方医学在广州传播所起的作用

由于广州长期是中国最重要的外贸港之一，清代乾隆二十二年至鸦片战争时期更是中国唯一对外通商口岸，大批外国的商人、商务辅助人员、官方机构或民间机构的代表、水手及船务人员、工务人员和教士云集广州，需要一定量的专职医务人员治病救伤，一批船医、驻商馆医生及诊所医生来到广州。作为外国在穗的贸易驻华机构的医生包括：伯勒格尔（Beauregard）于 1715 年在广州，于 1719 年担任法国东印度公司广州管理委员会医生④；托马斯·阿诺特（Thomas Arrnot）于 1761 年为东印度公司广州商馆常驻医生，到此已经 3 年；威廉·戈登（William Gordon）于 1770 年为东印度公司广州商馆常驻医生；托马斯·哈同（Thom-

---

① ALCOBENDAS, Severiano, ibid., in *AIA*, Tomo 36, 1933, P. 378.
② ［法］杜赫德编，郑德弟等译：《耶稣会士中国书简集：中国回忆录》第 2 卷，大象出版社 2001 年版，第 312 页；罗光：《教廷与中国使节史》，传记文学出版社 1983 年版，第 107 页。
③ 罗光：《教廷与中国使节史》，传记文学出版社 1983 年版，第 107 页。
④ Ming Wang P. Huard, Pierre-Louis-Anchille de Robien, Chevalier de Robien, *Dit le Chinos* (1736—1792) . Annales de Bretagne, Tome 70, Numéro 3, 1963, pp. 274-275.

as Hutton)于1773年为东印度公司广州商馆常驻医生。来穗比较著名的西洋医生包括为当地儿童种牛痘的皮尔逊医生,开设医科诊所的郭雷枢医生。他们都是西方在华商业机构——商馆的医生,还有与郭雷枢合作办诊所美国医生布拉德福(James H. Bradford)。这些来华的西洋医生,将西洋的医疗方式、医药器械和医疗机构模式传入广州,对西方医学在广州的传播起到重要作用。

四、广州医院

1678年5月,方济各会传教士在广州城外扬仁里买下一座大宅院,将其改建成一座修道院院舍①,在院舍里建造了一座西式教堂,并将其命名为圣方济各修道院,中国教徒们则称其为扬仁里福音堂。艾脑爵医生的药房从澳门迁来后,便专门在修道院内选择了一处地方做医护所。这是广州医院之始,现有文献中未见有此前广州建西医院记录。

当时代表清廷坐镇广东一方的封疆大吏尚之信手下有一个佣人叫李北明(Lype Ming,此处为音译),是一位基督教徒。在他帮助下,传教士们在广州城外的扬仁里找到一所非常大的宅院。方济各会传教士们决定买下这所住宅作为他们的会院,他们立刻把这一决定写信告诉了当时正在澳门的会长文度辣神父。文度辣当即同意,并派人捎去了足够的银两。就这样,方济各会以1000两白银买下这座宅院,尚之信也赞助了300两白银。买房的契约于1678年5月正式签立②。方济各会传教士们先在会院中一所宽敞的房间里设置了一个小教堂,然后,准备在会院内建造一座真正意义上的教堂。不久,文度辣神父和他带领来中国的卞芳世、林养默、丁若望三位神父和世俗修士及医生艾脑爵相聚广州,商议在会院内建造一座欧洲式教堂,将这座会院改造成一座西班牙式修道院,可以容纳20名传教士③。在得到尚之信同意后,建造教堂的工程便于1578年11月开工。由于没有掌握建筑艺术和设计的人员,就由丁若望凭记忆和想象,担负绘制图纸的工作。在建造教堂的同时,会舍内有行医场地。

1679年底,"一座工艺精湛的教堂终于建成,但它并未遵循建筑艺术的规则,后来一些懂建筑艺术的传教士看到这座教堂时,不由得为这一座尽善尽美的

---

① Fr. Iacobus Train, História et Relacion Breve da la Entrada en el Reino de China. Sinica Franciscana, Vol. IV, 1689, p. 106.

② Vol. IV, Iacobus Tarin: *Historia y Relacion, Capituli quartro: De la Fundacion De la Yglesia de Nuestro Serafico Padre S. Francisco que Esta Extramuros de la Ciudade y Metropoli de Canton. Sinica Franciscana*, p. 106.

③ P. Lorenzo Pérez. *Origen de las Misiones Franciscanas en la Provincia de Kwang-Tung*. en Archivo Ibero-Americano, No. XIX, em Enero-Feberero de 1917, Madrid, p. 240.

工程而倍感惊讶……。工程的大部分功劳都应该归功于丁若望兄弟和艾脑爵修士，他们一个负责制图，另一个则认真监督工匠们施工……"①。林养默这样描述教堂："整座教堂以它的洁净、祭坛的装饰、领经坛、忏悔室、小饰窗和线条优美的画像令人肃然起敬，特别是侧面的那幅康赛普茜翁圣母（Virgen de la Conzepcion）的画像，周围陪伴她的几位天使仿佛离开了画布在空中飞舞，她那优美动人的脸庞更令异教徒和基督徒们赞美不已……"② 这也是后来以教堂建筑为主体的广州医院的基本格局。作为专业医师的艾脑爵参与教堂建设时，应该就把医院的结构融于教堂的格局中。教堂建成时，医务所已设于教堂里。广州医院的建筑乃仿照欧洲医院建筑的教堂与医院一体的结构布局。这既与澳门贫民医院一样，有着从中世纪基督教医院发展而来的欧洲医院与教堂一体的特征，又与后来新教传教士在广州创建的新豆栏医局的医院与教堂相对分离的特征不一样。

建成的这所教堂被称为"圣方济大教堂"，纪念方济会创始人方济各。教堂及医院建于今天广州光复南路西侧的扬仁里一带，所以，附近居民称之为"扬仁里福音堂"，教士们欣然接受对教堂的这种中国化之称，这有利于基督教在当地传播。扬仁里位居进出广州城的交通要道，地近珠江，道路纵横，河涌交叉密布，人来车往，舟泊船过，人流物流都密集经过这一带；这里地处广州西关，南临珠江边长堤，与沙面岛相接，历来是广州对外商贸集散地、工商区和商行及洋行所在地，后来的西方各国驻穗机构多驻这一带，这里也是广州富人居住生活区，名店、酒家、茶楼等各种高中档生活设施齐备，也靠近后来独掌中国外贸的十三行所在地，鸦片战争后华洋杂处，特别适合病患者来求诊，尤其方便外国乘船来华抵穗的船员、商人、传教士、公干人员及其他来华者前来求诊，当然，也方便当地各类中国人来此问医。这里也便于医院提取西洋航船运来的西洋医药及各种医疗用品。广州医院建于此处非常适合。所以，当这家广州医院关闭百年后，基督教新教教会建成的郭雷枢医院、新豆栏医局也建于附近一带，后来的由新豆栏医局发展成的博济医院及医院所建西医校、再后来的广东公医学堂及其附属医院皆建于附近一带，在近代广州最早出现的西医机构多建于这一带。近代西方医学科学最先在这一带登岸，再开始这一带流传开来，影响以广州为中心的珠江三角洲地区。这里是广东近代西医孕育发端之地，也是中国近代西发端地。在

---

① Vol. IV, Iacobus Tarin: *Historia y Relacion, Capituli quarto: De la Fundacion de la Yglesia de Nuestro Serafico Padre S. Francisco que Esta Extramuros de la Ciudade y Metropoli de Canton. Sinica Franciscana*, p. 111.

② Vol. IV, Iacobus Tarin: *Historia y Relacion, Capituli quarto: De la Fundacion de la Yglesia de Nuestro Serafico Padre S. Francisco que Esta Extramuros de la Ciudade y Metropoli de Canton. Sinica Franciscana*, p. 112.

较长的一段历史时期里，这是广州的医疗中心区。

由于当时方济各会在中国的传教士人数有限，医护所只预留了3个单人房间作病房①。最初由于病房太少，只供生病的方济各会传教士入住就医，其他修会的传教士生病，则由方济各会传教士上门为他们医治。这间医务所每天都对穷苦病人开放，初时每天前来治疗的病人有15～20人，医务所还有一定规模的出诊服务。在艾脑爵医生于1678—1699年管理医院期间，以及在他之后的安哆呢医生管理期间，药房的药品充足，这是由于广州作为中国重要对外港口而西药来货方便。前来就诊的病人非常多，包括达官贵人与平民百姓在内的中国人也来看病。因此，传教士某种程度上得到那些被医治好疾病的政府官员和士大夫的保护和帮助，那些恢复了健康的有钱人往往为表达感激之情而给予传教士慷慨的施舍，这又为药房和医护所得以继续维持服务提供了部分资金上的支持②。这与维系医院运作的资金主要靠澳葡自治机构和教会和留居当地的葡萄牙人的贫民医院有很大不同，广州医院对中国人的影响也与澳门贫民医院大不相同。西班牙人创建的这所被称为广州医院的传统西医医疗机构，又比葡萄牙人在澳门建成的贫民医院前进了一大步，有了更高的发展水平。

广州历来是中国与西方各国通商的重要贸易港口，每年都有许多外国的商船停泊在广州港。由于在17世纪至18世纪的广州，除了这间圣方济修道院里开设的医院，没有其他的西医卫生医疗机构，所以，当商船上的欧洲人需要看病时，几乎都会利用方济各会的医生提供的医疗服务③。广州医院在当时与中国有贸易关系的各国中，影响至少不低于澳门贫民医院。

艾脑爵医生为了更好地向中国的天主教徒、异教徒或平民百姓提供医疗服务，又在广州扬仁里修道院开设了一个门诊部为来求诊的病人看病。于是，一座比澳门贫民医院发展得更先进的医院出现在广州城，它由一间药房、一间医护所（亦称医务所）和一家门诊及外科诊所组成。这里的医护所相当于医院的住院部。医院集门诊、治疗、手术、护理、制药和药品及医用品供应于一体。由于主管广州医院及大多数在此行医的人都是医术高明的专业医师，因而医院的医疗技术水平在当时算高。如先后主持广州医院的艾脑爵医生和安哆呢医生，其医学技

---

① Sinica Franciscana, Vol. XI - Pars prior, P. Fr. Miguel Roca: Epistola ad P. Franciscum A S. Ioanne de Mata, Kuang - chou, 5 Maii 1726, p. 783.

② P. Fr. Severiano Alcobendas, O. F. M, Religiosos Médicos - Cirujanos de la Provincia de San Gregorio de Filipinas, en revista Archivo Ibero - Americano, No. XXVI, 1933, p. 161.

③ P. Fr. Severiano Alcobendas, O. F. M, Religiosos Médicos - Cirujanos de la Provincia de San Gregorio de Filipinas, en revista Archivo Ibero - Americano, No. XXVI, 1933, p. 161.

术水平及医德皆高。在医疗服务对象上，除为欧洲人及基督徒服务外，也为从达官贵人到平民百姓的中国人服务，这也完全不同于贫民医院。其中，诊疗所专门用来治疗西洋传教士；患病的教士可以住在里面，直到康复。医务所则专门为中国各阶层的病人服务；病人在接受完治疗或领取了药品之后，一般要回家养病，只有极个别的情况例外①。由于广州医院可以对中国人开放，广州又是规模远大于澳门的大都市，广州医院对中国人的实际影响显然比澳门贫民医院大。方济各会传教士开创了新的医学传教方式。广州医院在建院体制、提供药品、医疗手段、医术水平、服务性质和诊治对象上，显然要比建于100多年前澳门的贫民医院向近代西医院方向前进了一大步。

广州医院不再是澳门贫民医院那种以收容为主要功能的中世纪式基督教医院。广州医院接收患者进院，是为了让患者接受住院治疗。治疗手段比百年前贫民医院要先进，其办医院理念则比同时期贫民医院还先进。在17世纪至18世纪，随着西方先进国家的社会急促进步、经济迅猛发展和科学技术飞跃前进，西方医学也随之迅速由传统医学向近代化科学化的近代医学方向发展，医疗手段与药品水平较以前有较大发展。广州医院一定程度上呈现了西方医学由传统医学向近代医学科学发展过程中的阶段性成果，反映了西方医学在生机勃勃地迅速进步，医院模式与医疗技术在当时中国还是算先进。由于在广州西方舶来的药品及医疗用品供应便捷，使广州医院的治疗手段比较充足。

然而，这间医院在治疗方法上以及性质上还属于传统式的西医院，而非后来在1835年出现在广州的新豆栏医局这样的近代西医院。广州医院通用的是传统西医院的治疗手法，例如，艾脑爵修士曾使一盲人复明，使用的是放血和服泻药这种欧洲中世纪传统疗法②。1689年10月，方济各会利安定神父的一份传教报告中写道："两个人来到我们的医院要求为一位盲人洗礼，由于真诚是无法掩饰的，他们清晰讲出了他们来的目的。看到来者并非像他们所讲求的那样要做圣事，我们便让那位盲人返回家中，向其宣讲教义15天，并嘱咐他认为合适的方式休息。在这期间，艾脑爵医生为他放血、服用泻药、排放腹中胀气，然后，敷以薄纱。就这样还不到15天，天主就使他恢复了视觉③"。在这一份报告中写道："几个人带来会院一位哑巴基督徒，要求艾脑爵兄弟开药为他治病。艾脑爵解除

---

① ALCOBENDAS, Sevefiano, ibid., in AIA, Tomo 36, 1933, p. 374.
② ALCOBENDAS, Severiano, ibid., in *AIA*, Tomo 37, 1934, p. 70.
③ Augustinus A S. Paschali. *Noticia de la Mission Serafica de China*, Canton. Sinica Franciscana Vol. Ⅲ, 14 Oct. 1689, p. 748.

了来者的焦虑后,为病人开了一些蜂蜜,嘱咐其每天都要喝一点。由于天主教显灵和基督徒们的忠诚,9月8日圣母日那天,病人已经可以清楚地向王德望神父进行忏悔了。"① 从这两则治愈病患的实例中,可见实际上是艾脑爵医生的医术和他所使用的治疗方法及药品医好了盲人和哑巴的疾病,但又把病人的痊愈解释成是天主创造的奇迹,是天主通过神职医生之手来治好了他们的疾病,宗教神迹是治疗的重要方式。从治疗手段和具体方法上处于从中世纪欧洲基督教医院式向近代过渡的阶段。而且,这一医疗机构自建立起,到1732年传教士被驱逐出广州为止,在前后达半个多世纪的时间里,许多时候接近医院的规模,但在其存在的50多年中,在这里工作的传教士医生多数时候只有一两个人,形式为类似诊所的传统西医医疗机构。另外,广州医院的建筑仿照中世纪欧洲基督医院的教堂与医院一体的结构布局,行医与传教联系又过于紧密,强化的宗教性,难免会影响非基督徒的中国人的求医意愿。由于上述的种种原因,使广州医院推行传播的西方医学对中国人与中国医学的影响较微弱,无法产生像后来成为中国近代西医发端标志的广州新豆栏医局所产生的影响。制约广州医院发展及影响的最大因素是社会政治环境,广州医院虽然得到地方官员关照而生存了50多年,但是,中央集权制的清王朝对在中国的传教士是从来是防范和限制,最后更由于清政府驱逐传教士的政策导致广州医院的停办。

  艾脑爵修士外出旅行期间,安哆呢修士担负起诊疗所、药房和医务所的主要职责。安哆呢是西班牙方济各会修士,于1695年抵达马尼拉传教,又于1697年到广州。在马尼拉时,他即已开始学医;到广州医院后,又在艾脑爵修士的指导下行医,以医疗水平高著名,其医术、医风和医德华洋两界都享有很高声誉,这使广州医院始终维持较高的医学治疗水平。1699年,艾脑爵修士返回马尼拉,广州扬仁里的方济各会只剩下安哆呢一人主持广州医院的医务工作。虽有过一些传教士来医院工作,但大多不能令安哆呢满意。② 安哆呢修士的手下还有多名中国仆人效力。③

  方济各会广州医院自1678年建立以来一直开办。直到雍正皇帝即位后,多次发布驱逐西洋传教士的圣谕,医院从1723年开始就面临被迫迁到澳门的命运。不过,由于安哆呢在广州为当地大小官员诊治疾病,得到庇护,他仍能坚持在广

---

  ① Augustinus A S. Paschali, *Noticia de la Mission Serafica de China*, Canton. Sinica Franciscana Vol. Ⅲ, 14 Oct. 1689, p. 748.
  ② ALCOBENDAS, Severiano, ibid., in *AIA*, Tomo 36, 1933, pp. 555-560.
  ③ ALCOBENDAS, Severiano, ibid., in *AIA*, Tomo 37, 1934, P. 71.

州行医，广州医院也被他顽强坚守住，医院在艰难中续办下来。

一直到 1732 年，安哆呢终于还是被驱逐到澳门，他才最后将广州城外的扬仁里修道院的医疗设备和药房迁到澳门。在广州前后存在了 50 多年广州医院终于结业。广州再有西医院的出现要等到百年后。正处于延伸发展势头，具一定规模，成体系配套，软硬件齐备的西方医学传入中国内地的进程中断。然而，广州医院以其医效，对广州民间、官府乃至皇室有影响，医院对不同背景、信仰和阶层中国人开放的医疗服务方向，有利于西方医学在中国的传播，其实也使医学传教士传播的基督教更有影响力，这为后来基督教新教的医学传教士的医学传教成功所再次证实。然而，广州医院的医疗水平还属于传统医学水平，远未达到 19 世纪的近代西方医学的水平，对中国医学的影响也就非常有限。

第五节　西方文明崛起时代西方医学对中国的传播

在西方，文明崛起到其完成近代化的16世纪至19世纪，西方医学对中国的传播，多借助基督教传教士之力进行。由于当时西方海上列强还无力打开中国国门，更因为这一时期的西方医学水平远未达到后来近代医学科学的医学水平，因而其对中国医学的影响很小。

一、对西方医学介绍

最早向中国介绍西方医学的多是西方的基督教传教士。他们为中国人带来西方医学书刊，翻译西方医学书籍，编撰医学工具书，将包括当时西方医学中先进的解剖研究等西方医学研究方式首先引入中国广东，并开展研究实践活动，继而向内地传播。

（一）西医书籍传入中国

最初把西医书籍经广东带入中国的是西方基督教传教士。比利时耶稣会会士金尼阁，带来的7000余部欧洲书籍中有大量关于西方医疗的书籍。迪奥戈·瓦伦特（Diogo Valente）主教于1619年来到澳门时带了一批图书。西洋传教士还为中国翻译编撰出版了一系列介绍西洋医学的著作，他们中绝大多数是经广东的澳门和广州等地来到中国。这些介绍西洋医疗、医理和药物的著述中有，南怀仁（Ferdinand Verbiest）撰写的《吸毒石缘由用法》、毕方济（François Samniasi）撰写的《灵言蠡勺》、汤若望撰写的《主制群征》、石振铎（Petrus Pinuela）撰写的《本草补》、利玛窦撰写的《西国记法》、艾儒略撰写的《性学粗述》、熊三拔撰写的《泰西水法》等一系列的著作。在这些著述中：

（1）《吸毒石原由用法》介绍了西方的传统药物吸毒石。书中所载录的吸毒石可视为西洋药物介绍到中国的先声。

（2）《灵言蠡勺》讲解血液的功能，介绍西方心理学思想。书中描写了不少心理现象，譬如接触外物有形象、脑的作用和记忆的联想规律等。

（3）《本草补》，被认为"则为西洋传入药物学之嚆矢"①。

（4）《西国记法》被认为"亦为西洋传入第一部心理学书②"书中采用西方医学观点，明确指出脑为意识、记忆的器官，"记含有所，在脑囊，盖颅后，枕骨下，为记含之室"③，即"脑主记忆"。

（5）《泰西水法》除研究取水蓄水等外，也研究医药学，它介绍了温泉、药露的两种疗法，谈到西药、排泄和消化生理知识。其中的《药露法》一卷，也介绍了西药的功用和制作方法，是最早向中国介绍西药制作的著作。

（6）《性学粗述》，全书八卷，是一本心理学纲要，介绍了西方心理学。该书较全面系统地描述了各种心理现象，包括感觉、知觉、表象、记忆、思维、言语、情欲、意志以及人的发育生长、睡眠、梦和死等。

（7）《主制群征》既是有关宗教理论的著作，又阐述了自然界的许多重要现象与原理，书中讲解了人的骨骼、肉、心脏、脑、神经等。

有关南怀仁的《吸毒石原由用法》、毕方济的《灵言蠡勺》、汤若望的《主制群征》、利玛窦的《西国记法》、艾儒略的《性学粗述》和熊三拔的《泰西水法》这几部著述将在本书第七章中结合介绍著者来展开介绍。

需要说明的是，在这些介绍当时西方医学知识的著述中，有大量的宗教阐述，充满传教性宣讲。我们不能将这些著述视为纯医学书籍，但也必须看到其医学价值。这是因为当时西方医学正经历欧洲中世纪结束后，由传统医学向近代医学发展转变的过程，承继中世纪基督教医学之风的欧洲传统医学有着鲜明的宗教特色，靠神迹治疗疾病是医疗的重要手段，所以，在传教士介绍西方医学的书中有大量基督教神学阐述及宣传就是应有之义。而且，他们的行医都有着毫不讳言的明确的辅助传教之目的，因此，在其介绍西方医学的书中宣讲基督教神学就不足为奇。这些有关医学的著述中，还杂有或充满撰书当时的欧洲的哲学、文化及各类学科的知识。这与近代西方医学的著述完全专业化与科学化有根本性区别。如《灵言蠡勺》《西国记法》《性学粗述》和《主制群征》等书莫不如此。这也是传统西方医学不可能有近代西方医学对中国医学所具有的影响的根本原因之一。

---

① 范行准：《明季西洋传入之医学》，上海人民出版社2012年版，第122页。
② 方豪：《中西交通史》．岳麓书院1987年版，第799页。
③ 朱维铮：《利玛窦中文著译集·西国记法》．复旦大学出版社2001年版，第143页。

(二) 介绍西洋医学教育与医院制度

在西方文明崛起到 19 世纪的数百年间，欧美基督教国家在社会、文化和科学教育等领域，在近代化变革中取得明显的进步，医学及其教育的发展也很突出。来华的天主教传教士也把发展进步中的西方医学及其教育介绍到中国来。传教士艾儒略就是西方医学及其教育介绍者。在他的介绍中，既可见西方医学及其教育的近代化新成就，亦可见其仍有的传统医学成分甚或中世纪特色。

艾儒略在《西方答问》和《职方外纪》中阐述了欧洲国家的医疗制度。他在两书中阐述了医学的重要性，应为各国大学必设的学科，并提出了医学人才和医事部门用人原则，阐述必须先学医学和哲学六年，"然后随师日观所诊之脉、所定之方、所试之效，而始令其得与参选也。考非精熟，领主司之命者，不得擅医人"[①]。医院必须要有规范的用人制度。各国医学人才的教育和选拔也必须遵循严格的程序：学完文化课和专业课后，还要进行实习，在实习合格后才有行医的资格，最后的录用也要择优录取，且不能唯"主司之名"。从艾儒略阐述中已见有趋接近代医疗制度的原则，但其所述的这种医学教育方式，绝不是后来近代西医学校的教育方式，然而，已见西方医学教育正从传统到近代的变革。

在《职方外纪》中，对西方医院的设置、设施做了介绍："又有病院，大城多数十所。有中下院处中下人；有大人院处贵人。凡贵人羁旅，若使客偶值患病，则入此院。院倍美于常屋，所需药物悉有主者掌之，预备名医，日与病者诊视，……疾愈而去。"[②] 这说明当时的西方的医疗事业和医疗管理水平已经达到一定的水平。我们也可以从其阐述中看到，在传统西方医学时期，欧洲医院的主要功能是收容，正好与当时澳门的贫民医院和麻风病院相对应相似，而绝非后来出现的西方近代化的西医院。有关近代西医院的定义与功能在本书第一章第二节中已述。

(三) 在中国开展人体解剖学等医学科学研究与介绍

欧洲医学界经过文艺复兴运动与科学大发展，重视人体解剖，因而在人体解剖学研究上取得重大进展，是其时欧洲医学上最重要的学术成果。因而，在西方传统医学开始传入中国的 16 世纪及其后一段时期，介绍到中国的西方人体医学解剖的著述也较其他类别的西方医学著述要多，这也是在当时传入中国的西方医学著述中最重要的，其中，包括法国传教士白晋和巴多明（Dominicus Pareniu）

---

① 方豪：《中西交通史》. 岳麓书院 1987 年版，第 813 页。
② 艾儒略：《职方外纪校释》. 中华书局 1996 年版，第 71 页。

编译的《人体解剖学》等。开山之作当数邓玉函的《人身说概》。它与罗雅谷在中国翻译的《人身图说》这部西方解剖学著，在中国医学发展史上双辉耀映，成为在西方文明崛起时代传播到中国之最重要的医学学术专著。两人同来中国，先后到达广东澳门，开始他们在华的解剖学研究与介绍欧洲的解剖学研究，最终完成《泰西人身说概》和《人身图说》两部译著。对于这两部西方解剖学译著，以往有不同的评价，中国国内学者多认为这两部明末耶稣会士翻译的西方解剖学著作，是古罗马盖仑体系的旧学说，没有反映文艺复兴时期以维萨留斯为代表的新的解剖学成果。但是，也有学者认为，这两部书都不是完整的解剖学著作，两者合起来才构成一部完整的西方解剖学著作。通过与维萨留斯《人体构造》进行比较，认为《泰西人身说概》和《人身图说》不但在内容上吸收了维萨留斯及其以后的解剖学新成果，而且，两者的合编在篇章结构、体例方面也与《人体构造》有一致性，是维萨留斯体系的解剖学译著，基本反映了16世纪西方解剖学的概貌[①]。清代还有一本奉康熙皇帝之命编写的人体解剖著述《钦定骼体全录》，但并未刊行，对宫廷外的中国民间没产生影响。

1. 16世纪欧洲的人体解剖学研究及对中国的影响

从西方文明崛起时代的16世纪开始传入中国的欧洲传统医学的学科中，人体解剖学最先进。在那个时代的欧洲，文艺复兴运动推动了解剖学的发展。罗马教廷禁止尸体解剖的禁令，到16世纪已逐渐失去效用。1537年，教皇克莱蒙七世（Clement Ⅶ）最终允许将尸体解剖用于教学。也在这一年，比利时解剖学家维萨里（Andreas Vesalius，1514—1564）开始通过解剖实践，推翻了盖仑的解剖学理论基础，指出盖仑的记述只适用于动物，关于人体的记述多数是不够的或不正确的，认为解剖学的研究有从头开始的必要。1543年，维萨里出版了划时代的解剖学著作《人体的构造》，成为近代解剖学的开端。16世纪，由于解剖学的复兴，人们对于人体的正常结构和脏器形态有了基本的认识。当人们从事尸体解剖时，经常发现某些异常结构和病理变态，促使人们探求这些异常变化与疾病及其症状之间的关系，于是，出现了一门新的学科——病理解剖学[②]。这时的欧洲解剖学要远比中国医学同一学科领域的水平先进。因而，其时传入中国的欧洲解剖学研究，对中国医学稍有其影响。欧洲的解剖学的中文译作，首先被欧洲传教士通过广东介绍到中国。学过医或曾为医生的传教士，最先在广东做医学解剖研究。他们的解剖学研究与对西方解剖学研究的介绍，对尊崇祖宗与鬼神而忌讳解

[①] 牛亚华：《泰西人身说概与人身图说》，载《自然科学史研究》，2006年第25卷第1期，第50-65页。
[②] 李经纬、程之范：《中国医学百科全书——医学史》，上海科学技术出版社1987年版，第255页。

剖人体的中国，有其开创意义。

2. 邓玉函与《人身说概》

（1）邓玉函及其在中国的学术经历。1619年，邓玉函神父年抵达澳门，后来潜入内地。他年轻时已经是一位著名的医生，他在弗莱堡大学学习的就是医学，在澳门时被分派管理仁慈堂辖下的贫民医院，圣保禄学院诊所、药房及麻风病院，还兼任圣保禄学院教师，教授医学、哲学和数学。他除了治病救人和教学外，还带领亚裔修士进行学术研究，在澳门茨林围（Patio do Espinho）创设人体解剖工作室（当地称为副尸房）①。在这间史无前例的澳门人体解剖工作室内，邓玉函神父解剖了因病过世的熊三拔神父。② 他在澳门人体解剖工作室里解剖了一位吸烟上瘾的日本神父。③

邓玉函的《人身说概》这部西方医学传入中国的开拓之作，经中国官员毕拱辰润色后问世。《明季西洋传入之医学》载述："天启元年（1621），抵澳门，曾在其地行医，为人治病，并行病理解剖，为西方医家在华第一次之解剖。嗣即履我腹地，初派至嘉定，研究华语，继至杭州，执行教务。时仁和太仆卿李之藻致仕在家，专心译著，玉函在其家译成《人身说概》二卷，书成未梓。""崇祯七年甲戌（1634年），谒汤若望于京毂，言次以西士未译人身一事为憾，若望乃出西洋人身图一帙示之。以其形模精详，剖劂工绝，叹为中土未有。其后，若望又以亡友邓玉函《人身说概》译稿交之，拱辰嫌其笔俚，因润色之。十六年（1643年），拱辰驰书蓟门，索著望译《人身全书》，云未就绪，属先梓其概，即玉函《人身说概》也，遂授梓人，书乃传世。"④ 它由邓玉函口述，经李之藻派一位中国文人笔录，大约在1623年完成了《泰西人身说概》两卷。书成之时，恰逢再次爆发"南京教案"，致使书未能刊行，一直存放在汤若望处。1634年，华人天主教徒毕拱辰发现了此书稿遂于1643年将其刊行出版。⑤《泰西人身说概》第1卷讲了骨骼、神经、体内脂肪、静脉、皮肤、躯体和血液；第2卷写了

---

① 金丰居士：《仁慈堂老人院，尸房改建百事吉昌》，载《新报》，2008年10月9日。
② ［德］埃利希·蔡特尔著，孙静远译：《邓玉函，一位德国科学家、传教士》，载《国际汉学》第22辑，大象出版社2012年版，第66-67页。
③ Gabrieli Giuseppe, Giovanni Schreck, Linceo, Gestuita e Missionario in Cina e le sue Lettere dall'Asia, Rendiconti della Classe di Scienze Morali, Storiche e Filologiche, Roma: Accademia dei Lincei, Ser. 6, Vol. 12, 1936, p. 495；转引自［德］埃利希·蔡特尔著，孙静远译：《邓玉函，一位德国科学家、传教士》，载《国际汉学》第22辑，大象出版社2012年版，第67页。
④ 范行准：《明季西洋传入之医学》. 上海人民出版社2012年版，第11-16页。
⑤ 〔清〕刘凝：《天学集解》卷4，毕拱辰：《泰西人身说概序》，俄罗斯彼得堡公共图书馆藏清稿本，第31页．

感官、视觉、听觉、嗅觉、舌头、触觉、发音的原理及其形成，但是对人体的内脏没有涉及①。还有一部解剖学著作《人身图说》，由罗雅谷、龙华民、邓玉函合作完成，分上、下两卷，上卷讲解了胸腔和腹腔的解剖原理，下卷则是21幅配有文字说明的人体解剖图。这两本书籍内容互为补充，开创了西方解剖学入华的最早记录②。邓玉函在南粤开创了中国西医科学研究之先河。

（2）《人身说概》的内容（参考牛亚华的《泰西人身说概与人身图说》整理③）。《人身说概》全书共两卷。卷上包括：骨部、脆骨部、肯筋部、肉块筋部、皮部、亚特诺斯部、膏油部、肉细筋部、络部、脉部、细筋部、外面皮部、肉部、肉块部、血部（补）。卷下目次为：总觉司、附录利西泰记法五则、目司、耳司、鼻司、舌司、四体觉司、行动、言语。

"骨部"介绍了骨的性质、功用、部位和数目。

骨的数量："人周身骨大则共200余块，细小者100余块，小者之形如米粒芝麻，用以连续接合于大骨交界处，共成全体焉。"④ 接下来介绍了8块脑颅骨、12块上颌骨、2块下颌骨、牙齿的数目和名称、舌骨、6块听小骨、34节椎骨、24条肋骨、胸骨、肩胛骨、锁骨、上肢骨、下肢骨等。椎骨34节，分为5段，划分方法与现代解剖学一致。然而，椎骨的数量较实际多了一节，正常人的椎骨应为33节，而非34节。关于胸骨的描述为"胸中间骨一条，直而长，如剑形，从喉下至心窝止，乃相连上半断七肋骨者，西国名刀剑骨。上处扁阔，渐下渐狭，始于喉咙，尽于心窝，皆阔而不厚，又有分六七节者，因人所具不同，都与脆骨相连，心窝之下皆脆骨也"。

"脆骨部"介绍了软骨的性质和四种功用。脆骨即指现代解剖学的软骨。"脆骨亦人之纯分，其色白，其性比骨为脆，比筋为坚"。其"第一用为护守人身""第二用为相互粘连""第三为外护""第四可以代骨"。此外，介绍了睑软骨、耳郭软骨、鼻部的5块软骨、喉软骨、会厌软骨等。

"肯筋部"，肯筋应指韧带，其性质为"肯筋者，亦是纯分，乃由骨及脆骨鳞皮而生也，其体之坚不甚于脆骨，其软又不弱于皮而纯无知觉"。其功用为：

---

① ［比］钟鸣旦等编：《法国国家图书馆藏明清天主教文献》第4册，邓玉函：《泰西人身说概》，台北利氏学社，2009年，第345－461页。
② ［比］钟鸣旦等编：《徐家汇藏书楼明清天主教文献续编》第5册，罗雅谷、龙华民、邓玉函：《人身图说》，台北利氏学社2013年版，第11－26页。
③ 牛亚华：《泰西人身说概与人身图说》，载《自然科学史研究》，2006年第25卷第1期，第52－54页。
④ 法国巴黎国家图书馆所藏《泰西人身说概》抄本（BNP51 30），并参照国家图书馆、北京大学图书馆中国中医研究院图书馆所藏抄本。

"其第一用为连合两骨之筋，名纯筋；第二用为总束肉块之筋，其色黄；第三为间隔肉块之筋；第四用为遮盖肉块之筋；第五用为分别肉块之筋；第六用亦是肉块之分亦是筋体也。"

"肉块筋部"，肉块筋应指现在的肌腱。

"皮部"介绍了皮肤的性质和特点、感觉和再生功能等内容。

"外面皮部"介绍了体表神经及表皮、真皮等内容。

"亚特诺斯部"，据原书注称："元本未经翻译，故乃西名"。据范行准和余云岫考察，亚特诺斯指淋巴结，是 Adenos 的音译。

"膏油部"论述了脂肪的性质和功用。

"络部"介绍了静脉的性质、功用及在体内的分布。"络者是纯分，其用为分派厚血。虽是纯分而非纯分也，有皮有肉有细筋，相合而为络。"

静脉的分布："络似树木，其根在五脏，其大干在心与肝，其枝叶分布于周身，故在人身体中分者，络之干。在人手足四肢者，络之百枝。"

静脉的种类："络有二样，或三样。第一样谓之大络，从肝而来，布散于周身，络上行至肝始，至胸之尽处钉骨是也，循此钼骨出于两手与臂。又一路从中直行而上，分为四枝，至头上，络下行亦是肝始，至两腿与两腿之底。第二样谓之门络，此络吸取水谷精华，如门户然，其根亦在肝，散于五脏，凡人饮食，消化胃中，行至五脏，所经由路径，两旁皆有无数门路，来取给之，既取给之，义总汇一大漕，所谓树干是也，然后稍上至肝，以化血焉。亦有从总会大漕分一大枝于肺者，盖肝中门络与大络相合为一也。第三样络，其体似于脉，弘大而亦厚，其根从心右空穴发来至肺，能给散肺中之血，但肺需血极多，必须大络如脉，方能取给也，肺无大络。"

"脉部"论述了动脉的组成、动脉血的性质、动脉的种类和分布等。动脉管的结构及动脉血的性质："脉亦是纯分，其用为分派黄血。其体有肉有皮，有三立筋，相似于纯分而非纯分也，体亦坚而比脉更厚。每脉有两皮，外面皮如络，有直立筋，有斜立筋，里面形如蛛网。脉中之血，不红不厚，色黄而稀，甚热而有多气。"当时已知道动脉壁由三层膜构成，且比静脉壁为厚。动脉的种类："脉有二，第一为相似于络，因脉皮与络皮同故也，从心生而至肺，能散给黄血。第二为大脉，周身上下皆配于络，从心中左空穴而生，上下分布如络，但枝叶比络更少，所以无脉处常有络，而有络处未必有脉，以脉少而络多不能尽配也。然脉之所居必在络下，何以故，盖脉本热，常常活动以生温暖。"

"细筋部"是关于神经系统，介绍了 7 对脑神经和 30 对脊神经。

脑神经："细筋都生于头上，或从脑或从骨髓而生，脑有七双。第一双从脑底到眼目，送视力；第二双到眼睛肉块，送动力；第三双到舌与面上；第四双到口上合；第五双到两耳上；第六双有三枝，其一枝到两肋根至背，其二枝到喉咙肉块之上下，主动，为语言之筋，其三枝到胃及胃口上；第七双到舌肉块，为动舌之筋。"

脊神经："人头里骨髓与脑底相合为一，即生细筋到尾蛆骨如马尾然，而脊骨两边每节各发一双细筋，悉自上而下，各有所行本动。颈有七双细筋，肩有十二双细筋，腰有五双细筋，臀有六双细筋。"

"肉细筋部""肉部""肉块部"均是有关肌肉解剖生理的论述。该书介绍了肌肉的构成、种类、形状，及周身肌肉的分布和功能。

《说概》卷下为问答体形式，主要论述脑及感觉器官的解剖生理。其中，生理学的内容较多，解剖学的内容较少。

"总司觉"论述了脑是感觉中枢，以及大脑、小脑的划分和脑血管的功能等。

"附录利西泰记法五则"，摘录了利玛窦《西国记法》中有关记忆原理和方法的章节。

"目司"主要论述视觉原理，涉及视神经、水晶体等眼部解剖。

"耳司"主要介绍听觉原理，涉及的耳部解剖生理有："耳内有小窍，能受外来声音，窍外有皮如鼓薄而且坚，声音至则受而传入于内，皮又如有柄之磬，作半球形，亦如磬声能发多韵，渐达于内，到柄蒂上，蒂连三骨，即至大空中为大声焉。"

"鼻司""舌司"讲述了嗅觉和味觉原理。

"四体觉司"论述了人对冷、热、痛的感知原理，其感觉器官为皮肤中的神经："皮之知觉因有细筋从大小二脑生来四大枝，亦谓之脑髓，与别髓异。此细筋敷散于四肢百骸之皮，与荷叶中细纹之遍散于叶相似，其能知觉悉由此。"

"行动"论述了人体随意运动的原理，及人与动物解剖生理之差别。

"言语"，用乐器做比喻，阐释了人的发声原理，及人与动物发声的区别。

3. 罗雅谷及其《人身图说》

（1）罗雅谷，天主教耶稣会传教士，生于意大利米兰。万历四十六年（1618）四月，偕金尼阁、邓玉函等东来，中途因病困留印度。罗雅谷在中国翻译的《人身图说》这部西方解剖学著，与邓玉函翻译的《泰西人身说概》为中国最早介绍西方解剖学知识的读本。

（2）《人身图说》的内容（参考牛亚华的《泰西人身说概与人身图说》整理①）如下。

《人身图说》分为两部分，前半部分论述胸腔和腹腔的解剖生理，后半部分则是21幅配有文字说明的人体解剖图。

前半部分的目次为：论肺、论心包络二条、论心、一条、论心穴、论心上下之口及小鼓之用、论络脉及脉络何以分散、论周身大血络向上所分散之诸肢、论周身脉络上行分肢、论筋、论气喉、论食喉、论胃总二条、论大小肠二条、论肝及下腹大小肠、论胆胞、论黄液、论脾、论脉络之源及分散之始下行分肢、论诸筋分散与由来之根下截、论周身大血络分散下行至诸分肢、论腰、论男女内外阴及睾丸并血脉二络、论小便正面背面质具络及溺络、论睾丸曲折之络与激发之络、论小便源委溺液、论膀胱二条、论女人子宫、论子宫包衣胚胎脐络、论脐带。

肺的构造："肺之体为软肉，以轻浮故得吸取之用，其色不一，合青与赤而成，大概分为四叶，左右各二。为易曲伸，嘘内热气，吸外凉气。凡躯形修伟者，胸必广，故或有五叶者，于右边二叶之中发一小叶。以为周身大血络之所枕，有圆细硬肉在胸下，周身血络必经此至心。"

"论心包"介绍了心包膜的结构、形态、功能。

"论心"论述了心脏的结构、作用，及与心脏榭关的血管。

心脏的功用："心，灵魂之宅也，生活之德及其管路所由来。为生命之始，生活德所发之本，及生活热所发之源，故最初生，极终死。"接着论述了心脏的构成及机能，介绍了心肌及心肌纤维、心脏的外形及与血管的连接等，其中的"冕旒络"即指冠状动脉。

"论心穴"主要论述了心室的构造及右心室血液的去向："心穴左右各一，心之中分以细厚肉成壁，是为中界。内复多细眼如网，但不透于外。右边穴大，嗣以轻薄柔软之肉体，左边穴差小，亦围以肉体，而三倍有之厚。盖因右穴即受周身大血络肝来之血，进心即细炼，而散至肺，以为养肺之体。一分达左穴，以心热腾涌如蒸花露，致中界细血充满，以渗发牛活细德之质。"

"论心上下之口及小鼓之用"详细论述了房室及其瓣膜的构造。

心房心室之构造："心中有四窍，二居右穴，二居左穴。右二窍一大者为周身血络，带肝血以进心内，一小者为脉络开路，带轻细血兼黄液以养肺体。左二

---

① 牛亚华：《泰西人身说概与人身图说》，载《自然科学史研究》，2006年第25卷第1期，第52-54页。

窍一大者为脉络与心并生开路，而带生活细德分散于周身，一小者为往返脉络，带驱肺细气与热渣之烟。"其中，右面的两窍指右心房和右心室，左面的两窍指左心房和左心室。

心脏瓣膜："乃因心之耳当受诸汁，由其窍而进于本所之穴，即于右边之穴由大窍进内于右边之穴，由小巧进内又翻以耳之窍于其本穴，避去诸汁所以本性之妙工，于左右窍边又备十一小耳，右边穴，穴二窍，每窍三小耳，左边之穴二窍，大窍三小耳，小窍二小耳。"右边"每窍三小耳"是指右房室间的三尖瓣和肺动脉瓣，左边"大窍三小耳"指主动脉瓣，"小窍二小耳"指二尖瓣。

瓣膜的构造功能："夫此小耳工各殊异，其一，作用不同，一引带诸汁进凉心，一驱诸汁阻其复来；其二，本所不同，引接者外有细膜，引诸血之来，驱避者内有细膜，逐去渣滓；其三，膜形不同，引接者形如人，阻避者其形如口；其四，其体不同，先其体大概为肉体或一肉细线织成而下，至心底之尖后全成细膜之体；其五，其数不同，引接者有五，三于右大窍门，二于左小窍门，阻避者有六，左与右各三焉；其六，其动不同，冈体肉以耳引接或血或生活之德，而后以小耳开路，使进内之诸汁或多或少大概兼括于内，细膜之织成者反转以小耳丌，可出或血或生活之德，分散周身，而以耳驱阻诸汁去心，不得复进。"

"论络脉及脉络何以分散"论述了动静脉的发源和心、肺血管的分布、走向。

心室间血液的流通："或问心中既有坚硬之隔限，无隙可进心，心右边之细血以何管路通于心左边之穴？曰是血络名养脉之络，将近冕旒络即上进至心右边之耳，从此所下行腹上至心左边之穴，为所成细脉络之血与生活之德。"

"论周身大血络向上所分散之诸肢"和"论周身脉络上行分肢"论述了静脉和动脉在胸背部及头颈部的分布情况。

"论筋"讨论了颈胸部、胃肠部的神经分布，涉及迷走神经和少量脊神经。

"论气喉"介绍了气管、支气管的解剖结构、生理功能。

"论食喉"介绍了食管的构造、神经和血管的分布、与胃的吻合关系及生理功能。

"胃总论"论述了胃的形态、胃壁的构造、胃部血管和神经的分布，以及与相邻器官肝、脾的关系。

"论大小肠"介绍了大肠和小肠的构造、生理功能。肠管被划分为6个部分："肠一细小，一厚大，皆随人之分量，其总数有六，先三细，一曰十二肠，二曰洁肠，三曰秽肠；后三厚，一曰瞎肠，二曰颈肠，三曰直肠。"这里"十二肠"即十二指肠，"洁肠"指空肠，"秽肠"即回肠，"瞎肠"即盲肠，"颈肠"即结肠，直肠。

接下来的几节分别介绍了脾的形成、构造、形态、血管分布及生理功能；动脉和静脉在下腹部的分布和走向；腹部神经的分布走向；肾脏的形态、功能、血管分布等；膀胱、输尿管的构造和功能；外阴、睾丸、卵巢的生成，及动、静脉的分布情况；膀胱、输尿管、输精管、输卵管之关系；睾丸、附睾、输精管的解剖结构、生理功能及其射精原理；输尿管的结构形态及尿液的排泄过程；子宫壁、子宫颈的构造、生理功能和胎篮、羊膜、羊水、脐带的生成及生理功能等。输精管是由维萨留斯最早描述的。

《人身图说》后半部分题为"人身瓦脏躯壳图形目录"，有21幅人体解剖图，每图均配有详细的说明文字。其目次为：①血络图，周身血络图说；②脉络图，周身脉络图说；③筋络图，周身筋络图说；④气喉图，气喉图说；⑤周身正面骨图，周身正面骨图说；⑥周身面骨图，周身背面骨图说；⑦正面全身图，正面全身图说；⑧背面全身图，背面全身图说；⑨下腹去外皮图，下腹去外皮图说；⑩下腹去皮膜见血脉二络图，下腹去皮膜见血脉二络图说；⑪胃正面图，胃正面图说；⑫胃反面图，胃反面图说；⑬下腹大小肠图，下腹大小肠图说；⑭胆胞图，胆胞图说；⑮血脉二.络正面图，血脉二络正面图说；⑯血脉二络背面图，血脉二络背面图说；⑰小使源委图，小便源委图说；⑱膀胱外阴图，膀胱外阴图说；⑲子宫图，子宫图说；⑳男女分别肢分图，男女分别肢分图说；㉑下腹后面图，下腹后面图说。

4.《钦定骼体全录》

1690年年初，康熙对西洋医学产生了兴趣，命经宁波来华的传教士白晋和张诚，讲解欧洲的人体解剖学。白晋用满文写成讲义，并在此基础上编著一部人体解剖学书，仅完成了第一册。1698年，由宁波来华的法国教士巴多明接手完成白晋未写完的人体解剖学书，前后费时五年，康熙命名为《钦定骼体全录》，为第一部有人体解剖学插图满文医学译著，但此书没有刊刻出版发行。书稿分抄3部，原书为8卷，其中，4卷专门讲述解剖学，3卷有关疾病，一卷有关妇科病和人体学。第九卷，讲了化学及其原理、毒药以及医药的治疗。由于编撰该书的目的很大程度是为了满足康熙的需要，因而对中国医学没有产生影响。

二、西洋药物传入中国

广州、澳门作为明清两朝西医传入中国之地，葡萄牙人及天主教传教士通过各种方法和途径将大量的西洋药物带进广州和澳门，因而两地拥有各种西洋药物。如卫三畏的《广州的主要进出口商品》一文称，"苏合油（rose aloes）是一种浓稠如焦油的物质，从波斯和印度输入中国。货色好的表面呈珍珠色，价格每担约 30 元"①。中国皇室是这类西洋药物的重要采购者，通过广东地方官员或宫中直接派员，皇室是以采购西洋药物。

康熙六年（1667）和康熙二十五年（1686），荷兰给康熙的贡品中有丁香油一项②。卫三畏的《广州的主要进出口商品》一文称，"丁香油（oil of cloves）是用蒸馏法制取，出口作医术上的各种用途。如果怀疑丁香油中掺杂了别的油，可以在油中滴进些烧酒，如果酒与油分离，则证明有掺杂了其他油。亦可试用火点燃丁香油，如有任何杂油，其气味立即可以闻出。纯正的丁香油呈红褐色；放置日久，颜色渐渐变深"③。檀香木是产自印度、印度尼西亚的一种植物，一般是树干的干燥心材。檀香油当从檀香木中提取出油脂。《本草纲目拾遗》称檀香油："出粤中舶上带来。味苦，除恶、开胃、止吐逆。"④ 康熙六年，荷兰的进贡品中有"檀香油"一项。⑤ 康熙年间澳门天主堂食品购买册即有"冰片，二分"的记录⑥。在严厉禁止传播基督教的雍正时期，暹罗国的进贡物品中也有冰片油一项⑦。还有由法国传士洪若翰、刘应带入清廷的金鸡纳（治疟疾的西药名），据《燕京开教略》载："次年（1693）皇上偶染疟疾。洪若（翰）刘应进金鸡纳（治疟疾西药名）。"⑧

澳门的圣保罗药房是 16 世纪至 18 世纪的澳门最为重要的医疗机构之一。药房早在 1603 年就拥有西方最新药典中的草药和化学药品。澳门用的草药是向果阿订购后，每年再从那里转运过来。⑨

皇宫需要西洋药物时，会派员前往广州和澳门采购。康熙四十七年（1708），

---

① ［瑞典］龙思泰著，吴义雄等译：《早期澳门史》附录，卫三畏：《广州的主要进出口商品》，东方出版社 1997 年版，第 357－358 页。

② 〔清〕刘献廷：《广阳杂记》卷 1，中华书局 1985 年版，第 19 页；〔清〕余金：《熙朝新语》卷 4，《荷兰国》，清嘉庆二十三年刻本，第 17 页。

③ ［瑞典］龙思泰著，吴义雄等译：《早期澳门史》附录，卫三畏：《广州的主要进出口商品》，东方出版社 1997 年版，第 342 页。

④ 〔清〕赵学敏：《本草纲目拾遗》卷 6，《木部》，商务印书馆 1955 年版，第 10－11 页。

⑤ 〔清〕王士祯：《池北偶谈》卷 4，《荷兰贡物》，中华书局 1982 年版，第 80 页。

⑥ 刘芳辑：《葡萄牙东波塔档案馆藏清代澳门中文档案汇编》下册，《天主教堂买办食品物料修补衣服经架泥水修葺银钱收支簿册》，澳门基金会，1999 年，第 817 页。

⑦ 〔清〕乾隆官修：《清朝通典》卷 60，《礼宾·外国朝贡》，浙江古籍出版社，200 年影印十通本，第 2451 页。

⑧ ［法］樊国梁：《燕京开教略》中篇，中国天主教史籍汇编本，辅仁大学出版社 2003 年版，第 372 页。

⑨ ［葡］阿马罗著，杨平译：《中医对圣保禄学院药房的影响》，载《文化杂志》（中文版），1997 年第 30 期，第 372 页。

"广东巡抚范时崇等奏报差人前往澳门寻药西洋人送到格尔墨斯药折"载:"康熙四十七年二月二十九日,臣家人回肇,赍到武英殿监造员外郎张常住传旨与广东督抚,奉旨:着寻西洋格而(尔,下同)墨斯,着实要紧,得了急速台报上送来。再,着西洋人写信,台报上带去与广东众西洋人,有格而墨斯,着台报上送来,如无,将阿尔格而墨斯速速送来。钦此。外,又药样一包,张常住付来与广东西洋人字一封,臣随即星夜差人前往广城、澳门寻觅,并投发到书字。今据西洋人送到,上写格而墨斯子一包,锡盒第一盒,格而墨斯药一件,磁碗贮第二盒,格而墨斯药一件,锡小花盒二盒样,一件小磁杯,格而墨斯制成的药,第一盒样一件;又格尔墨斯子一封①。"同年,澳门西洋人接到广东巡抚范时崇要求寻找格尔墨斯药的信后,即送来:格而墨斯子一包,锡盒第一盒,格而墨斯药一件,瓷碗贮第二盒,锡小花盒两盒样,一件小磁杯。②

格尔墨斯是一种生活在栎树上色如红胭脂的小虫,葡文为 queries,意为胭脂虫。阿尔格尔墨斯,葡文为 alquermes,意为胭脂红酒,是用胭脂虫泡制的一种药剂。在澳门圣保禄药房所藏药方中,这是一种退烧药水,主要由四种药物,即苦苣水、野菊苣水、底也迦及胭脂酒配制而成。

1719 年,澳门王室大法官富商万威·味先地·罗咱代表澳门商人向康熙皇帝进献的礼品中,有秘鲁金鸡纳皮 1 箱,上等膏药和止痛药 1 箱③。

在中国清代诸皇中对西洋药物最感兴趣的康熙皇帝,曾命传教士白晋和张诚在宫中建立一个制作西药的作坊。他还就一些西药的药性、何病该用何药医治等问题,询问西洋传教士,在发现宫中缺少什么西药,便派人到广东的澳门、广州等地寻找。

三、西方医学技术的传入

整个西方文明崛起时代,广东的广州、澳门两地是中国主要对外开放地,乾隆年间的广州更成为中国独口开放港,所以,此时洋人入华必定到这里,西洋来华的医师和身怀医技的西洋来华传教士也必定集于此,携带西洋药物及研究成果

---

① 《明清时期澳门问题档案文献汇编》·第一册,第 85 页。康熙四十八年正月初五日"两广总督赵弘灿等奏为遵旨恭进西洋药格尔墨斯折"中内容略同,参见中国第一历史档案馆编:《康熙朝汉文朱批奏折汇编》第二册,第 298—302 页。

② 中国第一历史档案馆等编:《明清时期澳门问题档案文献汇编》第 1 册,《广东巡抚范时崇等奏报差人前往澳门寻药西洋送到格尔墨斯药折》,人民出版社 1999 年版,第 85 页。

③ Ana Maria Amaro. Introdução da Medicina Ocidental em Macau e as Receitas de Segredo da Botica do Colégio de São Paulo. Macau: Instituto Cultural de Macau, 1992, pp. 19–91.

的西方商人也汇聚于此，舶来西洋药物集散于此。西洋的医学技术也就必然经此传入广东，再传入内地。

（一）西洋医术的入华基地——广东

澳门、广州成了西洋医术入华的基地。朝廷内宫如需西洋医疗技术治病，也必定到两地召请西洋医生。

康熙帝曾对西洋放血疗法很感兴趣，尽管那时他已经对该疗法有了一些了解，但是仍希望宫中能有一名放血师。为了满足康熙帝的这一要求，澳葡方面决定，派遣在欧洲人中长大的外科医生中国人高竹与卢依道一同进京。① 他们于1692年3月12日出发，到广州后由广东官员派遣差官伴送入京，一路费用均由官出，于同年6月12日抵达北京。康熙听到医生一行已经上路，非常兴奋，派遣两位官员，分道前往南京、南昌府远迎。②

康熙五十七年（1718）七月二十七日，朱批《两广总督杨琳奏报续到西洋船数据闻红票已传到教化王等情折》指示："西洋来人内，若有各样学问或行医者，必着速送至京中③。"

乾隆时期仍推行严厉的禁教政策，但乾隆本人及其内宫仍对西洋医生仍有需求。1765年，乾隆皇帝第五子腿患肿疡，对于此类外科疾病，宫中医生均无治疗之法。乾隆询问京中各神父是否有人能治，神父们推荐新到广州的法国外科医生巴新（Louis Bazin，1712—1774）。乾隆立即派人南下召其上京。但由于巴新初来时，受阻于广东官员。皇上急递到达广州时，巴新已回到南洋，在法兰西岛。两广总督拟派人前往招请。次年年初，巴新偕同汪达洪（Jean Mathieu Tournu de Ventavon，1733—1787）神父重返广州。④ 乾隆得知后，马上寄谕广东巡抚杨廷璋："闻佛郎机亚国巴姓专治外科，其人于今岁到广东，在佛郎机行内，郎世宁等称其愿来京居住，着该督杨廷璋即派员照看，由驿送京，但不可令其惊惧。"⑤ 入华后在京行医八年，于1774年3月15日去世。⑥

（二）19世纪初西洋的预防天花流行的牛痘种植技术传入广东

18世纪，英国民间已知得过牛痘的人不会再患天花，乡村医师琴纳从中得

---

① BA, Jesuitas na Asia, cod－V－22, fls. 129－129v.
② BA, Jesuitas na Asia, cod－V－22, fl. 130.
③ 《明清时期澳门问题档案文献汇编》第一册，第115页。
④ 《在华耶稣会士列传及书目》下，第1025－1026页。
⑤ 《清中前期西洋天主教在华活动档案史料》第一册，第254页。
⑥ 《在华耶稣会士列传及书目补编》上，第66页。

到启发，于1796年5月14日首次在人身上试种牛痘获得成功。1798年，琴纳出版《牛痘之原因及结果的研究》。从此，牛痘接种术很快在欧美各国流传，后来又传到印度和远东①。

1803年，印度孟买就应英国东印度公司要求向广州寄来牛痘疫苗样本，疫苗到了黄埔以后却因为路上时间过长失去了功效。但是东印度公司医生皮尔逊并没有放弃，澳门有了疫苗以后，皮尔逊就从澳门将牛痘引入广州。眉额带历在呈交葡萄牙的公函中说："我希望能让中国人也知道这件这么好的事。广州的民众们其实已经在期盼能试一下这种疫苗。那位负责人已经把疫苗材料从澳门带到广州了②。"这就是广州引入牛痘之源头。陈邦贤的《中国医学史》中证实美国医生柯为良（Osgood）的《医馆略述》："嘉庆九年，英国公司沈医官始来中国，往广州经理医事，寓澳门传播痘。"③ 真正让牛痘种植得以流传下去的是皮尔逊委托东印度公司书记斯当东将牛痘种植的技巧翻译成书，即《英吉利国新出种痘奇书》。为能够出版，洋行商人郑崇谦挂名共同出版这本书，书中详细介绍了种痘技巧和方法，受到广泛欢迎，最初发行200册，迅即告罄，随后又发行两次。后人多直接写成是由郑崇谦译《种痘奇书》④。不过，本书仍采由郑崇谦译这种主流叙述。

19世纪初，来自西洋的预防天花的牛痘种植技术就此传入了广州、澳门。1905年，牛痘种植技术正式传入中国内地。这种预防天花的牛痘种植技术在广东普及后，由广州十三行商推广至京师，进而在中国内地传播开来。

（三）除澳门、广州外的其他广东地区的西医活动

在西方传统医学经广东传入中国内地，除了澳门和广州两地是西方医学传入广东的中心，在广东各地也有西方传统医学的渗入，在广东的韶州、东莞、顺德、肇庆和新会等地亦有过西医活动的行迹。例如，利玛窦于1583年居住肇庆期间，他曾为病人诊治并劝说患者入教⑤。另如，康熙二十六年（1687），华人西医医师高竹回到家乡新会，就在会城猪糠巷开设医馆，采用西法为民众施药治病，被当地人传扬，事迹闻达省城。

---

① 李经纬、程之范：《中国医学百科全书——医学史》. 上海科学技术出版社1987年版，第256页。
② Manuel Teixeira, *Miguel de Arriaga*, Macau: Imprensa Nacional, 1956, pp. 33–34.
③ 陈邦贤：《中国医学史》. 台湾商务印书馆1981年版，第372页。
④ ［美］马士著，区宗华等译：《东印度公司对华贸易编年史：1635—1834年》第3卷，中山大学出版社1991年版，第15页；〔清〕郑梦玉等修：《（道光）南海县志》卷44，《杂录》，广东省立中山图书馆藏同治八年重刻本，第30页。
⑤ 李经纬，程之范：《中国医学百科全书》. 上海科学技术出版社1987年版，第111页。

第六节 中国近代前夜经粤入华的西方医学

欧洲基督教各国在中世纪结束后，经过一系列社会、经济、政治、军事、文化和科学技术的革命，完成其近代化进程，基督教文明由崛起达至巅峰，向东方的扩张加速，将给进入近代的中国带来其史上数千年未遇的翻天覆地变化。中华古国步入鸦片战争爆发后进入近代的前夜。西方基督教国家列强摩拳擦掌准备进入还未被征服的最后一个东方大国。在这中国即将进入巨变的近代前夜，西方医学也基本完成了 16 世纪至 19 世纪的数百年之近代化科学化进程，由传统医学蜕变为的近代西方医学科学，正待飞跃式加速传入中国。近代西方医学的传播者——基督教传教士和西医医师跃跃欲试要进入中国。医效远胜西方传统医学的近代西方医学将为中国医学体系带来根本性改变。这一时期是由西方传统医学传入中国时期到近代西方医学传入中国时期的过渡阶段，时间虽然短暂，但却是一个承前启后的重要阶段。

中国进入近代前夜时，澳门的对外贸易早已式微。到了清代雍正年间，朝廷实行的禁教政策致使来华的基督教传教士锐减，天主教传教士更是日渐减少，使得澳门以天主教为主导的医疗事业也急剧衰败，广州迅速取代澳门而成为西方医学传入中国之地。这时，掌握了近代西方医学科学的基督教新教的医学传教士以崭新的风貌，登上西方医学在中国的圣坛。他们随着西方货船及物资进抵中国的南大门，也将西方医学带进广州。英美等国的新教医学传教士也挟其国家经济强势为后援，开展对中国的医学传教事业。

一、到广州或经澳门到广州的西洋船医和商馆医生

在走向近代时西方医学向中国传播过程中，最先起作用的是来中国到广州的西洋船医和商馆医生，他们以强大的经济实力为基础和支撑，以逐利为目的，起到行医和传播西方医学的作用。17 世纪初，有着新教背景的英国与荷兰东印度

公司相继成立，成为代表国家在全球进行贸易的官方代表。它们与天主教国家葡萄牙为夺取东方的贸易权而产生激烈斗争。以葡萄牙之弱，新崛起的新教国家英荷之强，结果不言而喻。1635年，英国东印度公司获得了进出澳门的权利①。自此，英国东印度公司每年都有一艘或多艘商船来华贸易，成为中国最大的欧洲贸易伙伴，英国及后来美国等国的随船医生也随之把西方医学传入中国。英国及后来美国等国的随船医生，也随之把西方医学传入中国。

早期来华的船只每年都会调整随船航线，人员流动性大。直至1770年，东印度公司改让来华人员从每年更迭轮调改为常驻，被调整的对象包括随船医生。于是，随船医生成为商馆医生，他们长期在华逗留，以利于其与服务对象熟悉，建立稳定的医疗服务关系，有利于传播医学。法国东印度公司随船医生进入广州、澳门的最早记录是在1715年，当时，已经来到广州的伯勒格尔与方济各会安哆呢医生合作治病，曾为王雄善神父治疗并成功地解除其病痛②。他于1719年正式成为广州商馆医生。

据不完全统计，18世纪至19世纪，东印度公司随船来华医生有：伯勒格尔、范德尔蒙特、德斯图莱尔、于连·巴里（Julien Paris）、西蒙·剌罗（Simon Lavaux）、让·顾耶（Jean Guillou）、米切尔·伊万（Melchior Yvan）、海格·穆尔（Hugh Moor）、坦恩伯格（Henrique Caetano Danenberg）、托马斯·阿诺特（Thomas Arrnot）、威廉·戈登（William Gordon）、托马斯·哈同（Thomas Hutton）、约翰·莱尔德（John Laird）、查尔斯·布伦斐（Charles Bromfield）、阿布拉罕·雷斯利（Abraham Leslie）、詹姆斯·狄沃（James Dewar）、约翰·摩根（John Morgan）、埃文斯（Evans）、约翰·邓肯（John Duncan）、亚历山大·邓肯（Alexander Duncan）、詹姆斯·柯理契顿（James Crichton）、吧郎（Hugh Gillan）、查尔斯·麦金农（Charles Mackinnon）、威廉·渣甸（Willian Jardine）、托马斯·威丁（Thomas Weeding）、詹姆斯·约翰逊（James Johnson）、克拉克·阿神尔（Clarke Abel）、莫尔德克·麦肯齐（William Murdock Mckenzie）、江斯同（Andrew Johnston）、郭雷枢、大卫·斯格特（David Scott）、弗雷德里希·阿莱因（Frederick P. Alleyn）、米德尔·马斯（Middle Mass）、亨利·克罗凯特（Henry Crockett）、理查德·考克斯（Richard H. Cox）、安德逊（Alexander Anderson）、豪吉特（H. Holgate）、艾姆斯利（Edwar E. Elmslie）、弗雷德里克·阿莱恩

---

① 刘鉴唐、张力编：《中英关系系年要录：13世纪—1760》第1卷，四川社会科学院出版社1989年版，第110-111页。

② 崔维孝：《明清之际西班牙方济会在华传教研究（1579—1732）》，中华书局2006年版，第219页。

（Frederick Allewn）、狄克逊（Dixon）、伍兹南（Woosnam）、托马斯·屈臣（Thomas Boswall Waston）。

二、基督教新教教会的医学传教

在中国近代前夜，把当时先进的西方近代医学带进中国的主角是基督教传教士。作为西方近代化成就之一，经过宗教改革洗礼的基督教新教，相对于当时的天主教，更生气勃勃，适应性更强。这些基督教新教传教士以西方新教国家强大实力为后盾，以比天主教传教士更灵活更有力的方式向中国传播西方医学。由于基督教新教传教会发现，医学容易为中国人接受，也易为中国政府容纳，新教传教士一般受过医学训练或本身就是专业医师，成为近代有特色的基督教医学传教士。他们或直奔当时中国独口开放港广州，或以澳门为跳板踏入广州；或在行医及传播医学过程中传教，或先纯粹行医打下以后传教的基础，在开始时多是采用后一种方式渗入中国进行医学传教活动。经过宗教改革与近代欧美变革洗礼的基督教新教教会，比天主教教会在对华传教上更富进取精神与灵活变通态度，在对华传教实践中运用医学技术为传教对象服务来开展传教事业，这种模式经过马礼逊、郭雷枢和伯驾等基督教新教医学传教士的长期运作逐渐稳定成型。英美两国的传教差会和宗教团体都积极地致力于医务传教活动。后来基督教新教传教士医生渐成向中国传播西方医学的主要力量。进入19世纪后，基督教新教医学传教士奔赴中国广东开展医学传教达到高潮，他们活跃于广州、澳门两地，渐渐以广州为中心开展医学传播，其医学传教活动远超天主教传教士的医学传教活动规模，其医学传教方式也异于天主教传教士的医学传教方式。

（一）新教医学传教士及其医学传教特征

在19世纪初前后，进入广州、澳门两地行医传教的基督教新教医学传教士有：伦敦会的［英］马礼逊、［英］雒魏林（Wlilliam Lockhart）和［英］合信（Benjamin Hobson），有荷兰新教传教会的［德］郭实猎（Charles Gutzlaff），有美部会的［美］伯驾、［美］威廉·戴弗尔（William Beck Diver）和［美］波乃耶（Dyer Ball），有圣公会海外传道会的［美］威廉·琼斯·布恩（William J. Boone）和［美］文惠廉（William Jones Boone），有长老会的［美］施惠廉（William Speer）。

毫无疑问，基督新教教会开设的医院肩负着传播福音的使命，但其宗教色彩却较天主教的医疗机构淡得多。譬如，新教传教士在广州建立的新豆栏医局和后来在澳门建立的美国医院这些规模较大的医疗机构，初建时都没有设立教堂，那些新教传教士开办的小医馆的宗教象征意味更小，这就非澳门贫民医院所比。表面上看起来，好像新教教会开设的医院的宗教性弱化了，实质上这对属于相对西方世界是另一个源远流长博大精深的文化系统并引以为傲的中国人来说，新教教会所办医疗机构有着比天主教教会所办医疗机构更大吸引力，这对新教传教更有好处。因而，新教教会所办医院影响远超天主教教会所办医院。基督教新教医学传教士及其隶属教会，较之天主教教会及其传教士，更多了些开放性、世俗性、平民性和自由性。基督教新教教会所办医院，大开院门广纳一切病患者，不问其宗教、民族、国家、阶级、性别、贫富、贵贱及身份标志，正是通过基督教新教医学传教士的行医活动，使西医对中国各阶层的产生了前所未有的影响，特别是在中国进入近代前后。新教盛行的国家多是国力较强盛、经济较发达、科学水平较高的国家，基督教新教医学传教掌握的医学水平较高，行医施治的效用也较大。这些皆远非天主教教会及其传教士所办医疗机构可及，如广州新豆栏医局的近代西方医学科学水平就绝非澳门贫民医院的医疗水平可比。

新教传教士中英国人马礼逊，首先进入澳门，成为第一位利用医学接近中国人的新教传教士。从1807年马礼逊到澳门，直至1843年伯驾等人在澳门创办的医院关闭，在此30余年间，新教传教士先后在澳门设立了4家西式医疗机构。澳门的天主教主导的西医业已经式微。新教传教士在澳门医学传教初尝胜果，初步摸索出在中国人当中开展医学传教的经验后，收缩其在当地的医疗服务，而将医学传教的中心确定于广州。郭雷枢将其眼科医院由澳门迁移广州，新豆栏医局在广州创立，澳门美国医院短暂开办后停办。新教医学传教士坚韧地一波接一波挺进广州，在此行医施药建医局，为广州成为中国近代西医的发端地奠下基础。

在新教传教士对中国的医学传教活动中，以英美医学传教士的医学传教最活跃，影响最大。这是因为在19世纪上中叶的西方列强中，英国的国力最强，大英帝国的海外殖民事业最兴旺，美国独立后无论在对外传教上还是在医学上都保持与英国的紧密联系，美国人还有着刚独立建国时生气勃勃极富进取的精神。掌握了基本近代化的西方医学的英美医学传教士，在英美强盛国力及气势支持下，包括英美东印度公司财力支撑下，联手开展了积极进取的在粤医学辅助传教活动。在19世纪上中叶的广州和澳门开设的几家西式医疗机构，皆由英美医学传教士兴办。这几家西式医疗机构的建成，促成澳门医疗卫生系统走向近代化，直接为中国近代西医在广州发端做了准备。这些西式医疗机构在行医方式、办院模式、服务对象和财务支持上有明显的传承关系，而且在传承中有创新，一步接一步稳健地走向成熟，最终迎来孕育已久的中国近代化西医医疗机构——新豆栏医局的诞生，完成了在中国从传统西方医学传入时期到近代西方医学传入时期的历史转折，也显现英美新教教会在医学传教上的远谋大略。

（二）马礼逊医馆

1807年马礼逊到澳门，他在英国曾学过短期的医学课程。马礼逊在澳门、广州等地，采用为医学治疗辅助传教的传教方式，行医传教。1820年，广州贸易季节结束后，马礼逊随商馆人员回到澳门，即与东印度公司助理医生李文斯敦一起在澳门开设一家小型医馆，免费为贫困华人治病，并聘用了当地的一位中医。与马礼逊合作的李文斯敦，于1808年至1826年担任东印度公司广州商馆助理医生，他是植物学家，又精通医学。1821年，李文斯敦在未出席的情况下，被阿伯丁（Aberdeen）的马歇尔医学院（Marischal College）授予医学博士学位①。马礼逊在广州与澳门期间多得他的帮助。这间医馆聘请的这位中医也非常了得，李文斯敦的信提到："我很高兴地为这位中医证明他的中医药疗法颇有成效，马礼逊博士能请到他主持医馆真是幸运极了。"② 这种在西医馆聘请中医师，为中国人看病的做法，为后来新教开设的西医医疗机构聘请中医师做了示范，对后来中国现当代医院建设的影响深远。不久，便有300多名患者经医治恢复健康，他们对诊所表示感谢。关于这间医馆的结业时间有不同的看法，多认为该医馆是于1825年结业③。

（三）郭雷枢的澳门眼科医院

1826年，郭雷枢随"罗宾逊号"来华。广州商馆缺常驻医生，因为郭雷枢精于医药专业，又与商馆人员熟识，于是，商馆主动邀请他从当年11月1日代理商馆助理医生。郭雷枢来到澳门后，看到了此地随处可见的人们的病苦伤痛，这一切给了他深深的触动④。1827年起，郭雷枢就开始用自己的钱在澳门开设诊所，免费为澳门及其周边的贫病华人医治眼疾。这个诊所起初的规模较小，由于他的善行得到深受郭雷枢疗疾治病恩惠的中国人传播，他的声名鹊起，求诊的病

---

① Lindsay. May Ride. An East India Company Cemetery： Protestant Burials in Macao. Hong Kong： Hong Kong University press，1998，p. 123
② ［英］艾莉莎·马礼逊编，杨慧玲等译：《马礼逊回忆录》第2卷，大象出版社2008年版。
③ 吴义雄：《在宗教与世俗之间：基督教新教教士在华南沿海的早期活动研究》，广东教育出版社2000年版，第292页；谭树林：《英国东印度公司与澳门》，广东人民出版社2010年版，第228页。
④ Harold Balme. China，Modern Medicine：A Study in Medical Missionary Development，London：United Council for Missionary Education，1921，p. 37.

人迅速增加。贫穷病人只要持有公司发给的免费证明，便可免费诊治，其他病人则酌情收费。每天约有40人就诊。到1827年年底时，被他医治过的中国人已接近1000人，他的医术医德也因此深得中国人的信赖①。1828年始，就有在华的外国人捐款，协助郭雷枢得以在西望洋山麓租下了两间小屋作为眼科医院。这所医院较前规模有所扩大，除可开展门诊以外，还拥有病房，可以接纳大约40名外地病人住院②，但在规模上更接近是一间诊所，但医馆被称作"眼科医院"。医馆开设之初，所定的服务对象是所有病人，但后来由于前来求诊病人实在太多，郭雷枢医生决定将自己的医院定位为只看眼病的医院。

眼科医院开办的6年（1827—1832）间，共接收大约4000名以眼疾为主的病人就诊，除此以外，也收治患有其他病症的病人。郭雷枢不仅免费治疗，还供应眼镜给病人，在当时的广东产生了一定的影响。这所眼科医院名动一时，誉遍海内外，甚至国内的京师、江南及海外东南亚的病人都被吸引到这间医院求诊③。随着澳门作为广州外港的功能急降，广州成为西方医学在中国的传播地，郭雷枢的眼科医院也迁至广州。1828年，他和美国医生布拉德福共同在广州建立了一所医院，这标志着西医传播点彻底由澳门移至广州。关于这间医院的情况将在本书第三章详述。到1832年时，由于广州商馆医生皮尔逊离华返英，郭雷枢接任皮尔逊医生的职务。广州商馆医生被要求每年必须在广州停留半年。但由于郭雷枢无法兼顾广州和澳门的医疗事务，同年10月，郭雷枢关闭了澳门眼科医院④。

郭雷枢将其在医院的大部分时间用于治疗澳门及其郊区众多贫穷的中国病人⑤。他所办医院的这种做法，迥异于贫民医院等澳门天主教教会所办医院不收治中国人的做法，为中国人带来疗疾治病的实际好处，促进中国各界对西医的正确认识，有利于西方医学在中国的传播。从其办医院以辅助传播基督教的本意来说，通过医疗辅助传教的实践，形成由马礼逊开始滥觞，经郭雷枢本人的丰富总

---

① EIC/G/12/238, pp. 409-412, 14 January 1828. 转引自苏精：《英国东印度公司与西医来华》，载珠海市委宣传部、澳门基金会、中山大学近代中国研究中心主编：《珠海、澳门与近代中西文化交流：首届"珠澳文化论坛"论文集》，社会科学文献出版社2010年版，第70页。

② The canton Register, Vol. 8, No. 6, 1835/02/10; Chinese Repository, Vol 2, No. 6, 1833/10, p. 271.

③ William Warder Cadbury and Mary Hoxie Jones. At the Point of a Lancet: 100 years of the Canton Hospital, 1835-1935. Shanghai: Kelly and Walsh, 1935, p. 16; J. A Kollard Early Medical Practice in Macao, 1935, p. 19.

④ 苏精：《英国东印度公司与西医来华》，载珠海市委宣传部、澳门基金会、中山大学近代中国研究中心主编：《珠海、澳门与近代中西文化交流：首届"珠澳文化论坛"论文集》，社会科学文献出版社2010年版，第73页。

⑤ William warder Cadbury, Mary Hoxie Jones, At the Point of A Lancet: 100 Years of the Canton Hospital, 1835-1935. Shanghai: Kelly and Walsh, 1935, p. 15.

结，最后为创办新豆栏医局的伯驾提升成熟的基督教新教的医学传教模式。这种医学传教方式成功地拉近教会与中国人特别是其下层民众的距离，带来新教传教事业的新发展。新教教会这一医学传教方式的成功，又鼓舞新教教会更奋力推进在中国开办近代西医院，客观上促进了西方医学在中国的传播。从新教传教士郭雷枢在澳门开办的眼科医院，到他在广州开办的眼科医院，再到新教传教士伯驾在广州开办的眼科医院，由初创试验，经改良革新，达至成熟，开办、停办的时间都彼此相衔，显现了新教医学传教的深谋远略、行稳步健，也展现从传统西医到近代西医的在中国传播的转折轨迹。

（四）新豆栏医局

1834 年，基督教新教美部会教士伯驾经澳门到广州。受郭雷枢在广州成功创办眼科医院的影响，郭雷枢所办的医局此时又已停办，伯驾于 1835 年在广州新豆栏街创建了一所眼科医院，也称新豆栏医局。他在十三行行商伍敦元资助下，并对其提供的用房进行装修和扩建，建成一所诊所，规模、服务均超过此前在中国创办的所有西医医疗机构，并完整地将西方近代医学科学引入新豆栏医局，医院的医疗水平已达到西方近代化西医院的水平。由于它的建成与延续正好跨越中国进入近代的标志——1840 年爆发的鸦片战争，故而似可将其视为中国近代创建的第一所近代化西医院。它上承传统西方医学传入中国之末，下启近代西医在中国的开端。因而，对这家跨时代的医院先在此略述，然后，在本书介绍近代西方医学传入广东并在广东发端的第三章中详述。

（五）海员医院

1837 年，由医院委员会购买了一艘丹麦船"贝克士号"（Baker's）改装为医院船，改名为"希望号"（Hope），可容纳至少 100 名病患者，停泊在黄埔为英国船员服务。这是由于大量英国商船来广州贸易，船上水手患病问题成为当时外国医生最为关注的问题，于是他们积极筹备海员医院。委员会又从船医中雇佣一名叫侯格特（Henry Folate）的医生常驻"希望号"看诊。这所筹划兴办多年的英国船员医院好不容易得以实现。然而，这所英国船员医院只经营了很短一段时间。由于中国政府的干涉与反对，该船于 1838 年 6 月，以 8000 银圆售予行商，医院船随即面临被拆解①。

---

① 苏精：《英国东印度公司与西医来华》，载珠海市委宣传部、澳门基金会、中山大学近代中国研心主编：《珠海、澳门与近代中西文化交流：首届"珠澳文化论坛"论文集》，社会学文献出版社 2010 年版，第 67—68 页。

(六) 美国医院

1838年，面对鸦片战争爆发前夜山雨大欲来之大变局将现的中国，在第一届中华医疗传道会的推动下，伯驾决定在广州眼科医院扩建期间在澳门开办一间医院①。当年7月5日，由中华医疗传道会组织的美国医院在澳门花王堂大三巴街一座两层楼的洋房内（原来的郭雷枢医院）成立，由美国医生伯驾主持工作。伯驾医生花费5000美金购置这座用砖修建的漂亮建筑，它非常宽敞，占地约1416平方米，可以容纳200个病人。在2楼有19个通风效果不错的大房间，1楼有一些相对应的房间，可以用作多种用途。前有一小院子。在房子的后面的一座漂亮花园内有三口水井。医院卫生条件良好，居于可以俯瞰内港之地。而且，医院的交通非常方便，经水路和陆路都能够直达这里②。10月1日，广州眼科医院修整工程完成，伯驾必须回去广州，澳门美国医院只能临时停业，许多病人也就被迫送走。伯驾认为，如果没有充足的治疗病人的时间，就不能收治他们，因为如果稍有不慎，之前"赢得的群众的信任就不得不从头开始"③。从开业至暂时关闭这三个月期间，伯驾共治疗了700位病人，主要是眼科疾病患者④。1839年，伦敦会传教士雒魏林来到澳门，即刻被任命为澳门美国医院院长。同年7月1日，澳门医院重新开始工作。后来，由于中英鸦片战争已近一触即发，危机进一步恶化，雒魏林医生接到命令要求关闭医院，并随大批英国人撤离澳门。9月，美部会传教士医生威廉·戴弗尔来到澳门。12月18日，伦敦会传教士合信也来到澳门。1840年5月，雒魏林医生从巴达维亚回到澳门。8月1日，美国医院重新开放。此时，美国医院已有雒魏林、戴弗尔和合信医生3位医生常驻，伯驾医生也在美国医院担任医疗顾问。

从1840年8月1日开业到1842年10月关闭，美国医院至少接诊5625位病人，其中，433名病人是住院病人。但是，医院病床只有55张。"最近的3个月中，病床常常被占满，造成不得不拒绝一部分人的入院申请的状况。"⑤澳门以及

---

① ［美］爱德华·V. 吉利克著，董少新译：《伯驾与中国的开放》，广西师范大学出版社2008年版，第67—68页。

② Chinese Repository, Vol. 7, No. 8, 1838/12, pp. 411—412；［美］爱德华·V. 吉利克著，董少新译《伯驾与中国的开放》，广西师范大学出版社2008年版，第68—69页。

③ Peter Parker. First Report of the Hospital in Macao, Under the Auspice of the Medical Missionary Society in China. Macao: Press of S. Wells Williams, 1838, pp. 3—4.

④ ［美］爱德华·V. 吉利克著，董少新译：《伯驾与中国的开放》，广西师范大学出版社2008年版，第69页。

⑤ Report of the Medical Missionary Society and the Report of the Hospital at Macao for 1841—1842, Macao: Press of S. Wells Williams, 1843, p. 11.

周边城市、村庄的人都来看病；他们多是来自广东，有的来自其他不远的省份；不仅有中下层民众，还有高阶层人士及高层官员；他们长途跋涉前来看病①。在医院的支出费用中，支付给当地助手、维修、家具和贫穷病人的食物等费用超过700元②。这间医院对澳门医疗事业的近代化起到促进作用，紧随广州新豆栏医局，开创了西方近代医学科学传入中国的新局面。1842年10月，鸦片战争结束后，广州局势恢复安定，香港开埠，中国根据南京条约实行五口通商而国门洞开，欧美医学传教士开始大举向中华大地进发，澳门在广州一口通关时所独具的西洋各国来华中途站之地位已失，在澳门的美国医院应时停办。

这间美国医院，在医疗水平、管理模式及其他办院方式上，大体与在广州的新豆栏医局相仿，是一所近代医疗机构。由于它在第一次鸦片战争结束中国进入近代后即告结业，所以将其放在本节中叙述。

三、 澳门医疗收容机构与卫生管理体系的近代化

作为西方近代海上列强首雄的葡萄牙在世界海洋争霸舞台上，瞬间耀目登台又急速衰落退场后，其海外居留地澳门凭其在中国与海外的航道上地位，虽还维持相当一段时日的兴旺，但总的来说是衰颓的，需要财力支撑的医疗卫生福利事业相对欧美国家及地区显得较落后。当新教医学传教士凭其强大新教国家及有新教背景的商务机构支持下，来到澳门建立趋向近代化的西医机构时，对天主教教会与世俗政府相结合维系的澳门医疗系统形成压力，倒逼澳门医疗体系走向近代化。随着新教教会及医学传教士在广州澳门推动近代西方医学科学的传播，促进澳门原有的天主教教会创办的西医院也开始了近代化的变革，中国最早建立的西式收容医疗机构——贫民医院扩建，军人医院改建为仁伯爵医院，在近代世俗化的公共医疗卫生事业更向近代化发展。澳门的药房从欧洲引进新的药物，并通过广告宣传介绍医药知识。在西方医学近代化大潮下，特别是邻近的香港、广州积极引入西方近代医学的形势催逼下，澳门医学卫生管理制度走向近代化，公共医院实行现代化改造。

然而，中国这块曾首先将西方医学文明固化为实体之地上，引入近现代西方医学成果的规模与进度，已远落后于中国各地大城市及沿海重要口岸。

---

① Report of the Medical Missionary Society and the Report of the Hospital at Macao for 1841—1842, Macao: Press of S. Wells Williams, 1843, p.21.
② Chinese Repository, Vol 11, No.9 1842/09, p.520.

（一）扩建贫民医院

1840 年，在西方医学完成其近代化进程成为近代医学科学的大势影响下，受这一时期英美医生在澳门建立的医院所取得成就的刺激，澳门贫民医院开始扩建。这间最早在中国建立的西方医疗收容机构，在扩建完成后略具近代医院部分特征，这在本章第一节中已经详述。

（二）由军人医院改建仁伯爵医院

在西方医学近代化大潮的影响下，尤其是新教教会人士建成的日趋近代化的医疗机构刺激下，澳门公共医疗体系也走向近代化。1836 年，"政府医生"弗雷塔斯制定了澳门第一份《军人医院章程》，章程共分两部分，从病人收治、病人饮食要求、员工工资、员工职责等方面对医院的管理进行了规范。章程分三期公布于 1847 年《澳门宪报》。① 从这一则《军人医院章程》中不难发现医院已经彻底摆脱了宗教影响，在医院内没有宗教设施，也无宗教仪式的管理规定；规定医院必须有包括助手在内的五名医疗人员，单独设立药剂师岗位，充分体现出与以往不同的科学性的一面。军人医院的改建似应被视为澳门医院建设近代医疗设施的开端。

1846 年，在主治医生努内斯（Marciano António Pereira Nunes）的努力下，澳门医疗资源进行整合，军人医院同贫民医院一样被并入仁慈堂管理，财政局每个月发给每个士兵 12 帕塔卡作为医疗补助。1855 年，军人医院由于破旧不堪被政府关闭，所有的病人临时搬迁至古老的奥斯定修道院。同年 11 月 21 日，澳葡政府决定筹建新的军人医院。在外科医生佩雷拉·克雷斯波（António Luís Pereira Crespo）的建议下，澳葡政府决定在奥斯定修道院的原址修缮改建新的医院。② 一年后，原奥斯定修道院经修缮改造成为新陆军医院大楼。

可是，军人医院翻新运转 10 余年后，古旧的修道院还是经受不起岁月的损耗，再呈破败之象。1872 年 10 月 27 日夜里，奥斯定修道院旁边的教堂与修道院相邻的一堵墙壁突然倒塌，巨大震动把残旧破落的奥斯定修道院梁柱也震裂了大裂缝，本已残破的医院更显破败不堪、墙坠楼危。③ 澳葡政府详细调查了军人医院各方面的卫生条件，最后认定现在的建筑已经不能满足科学技术更新的需要，决定规划建造一座新的医院。规划中的新医院必须可以容纳 100 个病人，设置普

---

① Manuel Teixeira. A Medicina em Macau, Vol. Ⅰ. Macau：Imprensa Nacional, 1975—1976, p. 41.
② Manuel Teixeira. A Medicina em Macau, Vol. Ⅲ. Macau：Imprensa Nacional, 1975—1976, p. 178.
③ Manuel Teixeira. A Medicina em Macau, Vol. Ⅲ. Macau：Imprensa Nacional, 1975–1976, p. 47.

通病房和高级军官病房，要比现在的医院大 3 倍。①

经过多次考察，新医院选址在松山（东望洋山）山顶。1872 年 11 月 11 日，经过一年多的建设，仁伯爵医院顺利竣工。1874 年 1 月 5 日，在澳门最新落成的先进医院的大楼门口举行了盛大的启用仪式。②

伯爵医院的东北部塔楼是小祈祷堂，上面为天文观察室；西南部塔楼的下层用作值班军医官的宿舍，并安置原来在圣奥斯定教堂塔楼上的钟。医院设有警卫室、护士室、5 人军官病房、6 人军官病房、3 人病房、浴室和厕所，还设有门房、护士长房、药房、储藏室和停尸房。医院有 3 个中央大病房，最大和中等的可以供 20 个病人使用，其他小病房可容纳 12 个病人，或可容纳 8 个病人。③ 医院设有手术室、解剖房、天文观察室，配有欧洲当时最先进的外科手术箱、电磁仪等医疗设备。这所医院的医学水平将澳门的医疗水平推向近代化的新高度。

（三）澳门医疗卫生管理机构与医疗卫生管理制度的逐渐近代化

澳门出现了本章第三节提到的近代型的澳门医疗卫生管理机构与医疗卫生管理制度的建立。1844 年，澳门医疗服务被要求按照葡萄牙海外殖民地医疗系统进行重组，1875 年，公布了卫生局成立以来澳门第一份卫生服务章程。1879 年，澳门建有三所与医疗相关的行政管理单位，分别是卫生局、医局公会和洁净街道馆。澳门的医疗卫生管理机构与医疗卫生管理制度逐步实现了近代化。

---

① Manuel Teixeira. A Medicina em Macau, Vol. Ⅲ. Macau：Imprensa Nacional, 1975 – 1976, p. 50.
② Manuel Teixeira. A Medicina em Macau, Vol. Ⅲ. Macau：Imprensa Nacional, 1975 – 1976, pp. 82 – 86.
③ Manuel Teixeira. A Medicina em Macau, Vol. Ⅲ. Macau：Imprensa Nacional, 1975 – 1976, p. 57.

第三章

发端于广东的中国近代西医

第一节 中国近代西医为何发端于广东

第二节 近代西医在广东发端传播

第三节 中国近代西医初端之辉——岭南大学医学院、光华医学院和中山大学医学院

第四节 西方医学传入广东后的延续特征

近代西方医学是先经广东传入中国，在鸦片战争后迅速传播到中国内陆。近代西方医学经广东传入中国内陆后，中国医学开始了从传统走向现代的根本性转折。由于包括广东、香港、澳门等以珠江三角洲为中心的华南一带，是近代西方医学最先传入之地，这里最先出现了中国的西医疗治机构、西医校、西药企业、针对特殊残疾群体的收治教育机构、萌芽中的近现代的医疗管理与公共卫生管理机关。与医学有关的西方人道主义、对各类病患伤残者的人文关怀观念，包含在基督教理念中对生命的终极关怀，最先在此引入。这对西方医学全面传入中国，中国现代医学及其教育体系的建立，中国医学的现代化进程的启动，以及医学有关的各种观念的引入，起到不可替代的作用。

第一节　中国近代西医为何发端于广东

中国近代西医在广东地区发端成源，是有着得天独厚的广州外贸港地理条件、历史政治、岭南历史人文地理、经济助力、西方传教士等多方面的原因。

一、广州外贸港的地理条件

在中国近代西医在广东地区发端的各种原因中，得天独厚的广州外贸港地理条件是前提条件。

自古以来，广州都是中国对外贸易的重要港口，虽然随着各朝各代社会经济发展与对外贸易政策变化亦有过相对衰落，但2000多年来广州作为中国最重要外贸城市之一的地位一直保持下来。这与广州独有的地理条件密不可分。中国面对的大海东边是世界最宽阔的太平洋，航行条件恶劣，邻近的东北方只有日韩及后来东扩而至的俄国，南边通过南海与海外的东南亚各国相邻，外国赴华船只多从东南方而来。由于古时船只吨位很小，抵御海上风险能力很低，遇险必须尽快靠岸，而且要随时登岸补充淡水食物，海上航船一般都选择贴近海岸线航行。西亚、南亚、非洲、欧洲来华船只，多走贴靠东南亚岸边的南海航道，它们沿此航道最先抵达中国内地的着陆点自然是广州。这里的黄埔港有足够水深让外国船只停泊。

广州港是3000年没淤积的港口，这是由于它"正好处于西、北江和东江之间，流入沙泥大量由正干输出，支汊流入为量不大，流溪河沙泥量也不多，使漏斗湾形态不致改变太快。加上喇叭状漏斗湾有利于潮汐的冲刷，古代西江、北江、东江上游水清沙少。现在珠江含沙量仍为万分之三，比长江、黄河的少得多。故河床淤高，不致太快，影响纳潮量和排洪，河道不致易于改道。汊道易于保留，并且成为良好水道。热带季风气候条件是给予珠江多水少沙的多汊道特性"①。在数千年的古代中国与海外往来历史中,中国南方海岸除广州外也有过盛极一时的外贸港,有的更曾后来居上超越广州,但最终由于航道航运条件改变而衰落。而广州港的航运条件则长葆优越不变,广州港的对外海运地位在史上虽有起落但始终不衰。

广州又有着2000多年积累的港口管理、外事、海洋贸易的经验,还有着建设完善的优良港口条件。

由于广州港长期是中国的外贸港,海外来华诸邦对广州港的港口条件比较熟悉,因而它们也愿意泊船于广州港。16世纪时,葡萄牙人就想在广州落脚,还曾想设"癫病院"等医疗机构于广州,后被中国政府顶到广州外围的澳门,中国最早的西医机构也就建在澳门。于是,西洋的传统医学开始主要经澳门广州一线传入中国。

由于广州具备独特优越的外贸港地理条件及其他一些原因,被清朝在乾隆二十二年选为中国对外贸易唯一口岸。以近代西方医学为先导的西方科学文化也就首先登陆以广州为中心的珠江三角洲地区,形成随西洋赴华船只而来,或经外港澳门,进黄埔港,往广州十三行;或直入黄埔港,抵达广州十三行的西方医学输入线路。

可见,广州外贸港地理条件是中国近代西医发端于广东的重要原因之一。

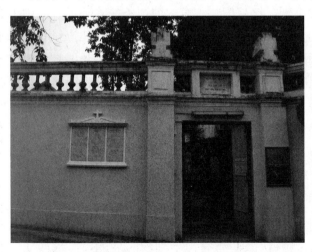

澳门的东印度公司故址

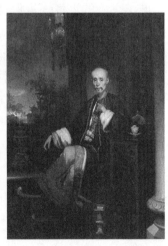

清代广州十三行富商伍秉鉴

---

① 曾昭璇:《广州历史地理》,广东人民出版社1991年版,第437页。

二、历史政治原因

中国传统社会进入晚期后，原有的封闭性和保守性渐强。由于当时的中国传统社会具有自给自足的自然经济结构，统治者认为无须与外国进行经济交流。统治者更担心开放会使国家的领土主权受到外国侵犯，担心沿海的国人同外国人交往，会危及中央集权制管治。故，明清两朝实行闭关自守国策，虽有反复，但封闭的总趋势是愈渐强化。进入清中叶后，闭关锁国政策渐至极端，终在乾隆二十二年，选广州为中国唯一对外开放港口，造就了近代西方医学能在广州及外港一带传播的政治背景。

（1）清朝在乾隆二十二年至鸦片战争这一时期，只开放广州为采办清朝皇室所需物资和朝廷对外贸易的唯一口岸。海外来中国的外国人一般只能进入广州，其影响仅及与广州有紧密联系的广东其他地区。除个别的外交、宗教及其他人士，外国人不能离开广州去中国的其他地方。

当时中国的统治者实行闭关锁国的禁海政策，使广州成为当时中国唯一与海外保持经常联系的地区。中外的贸易往来在这里互通交流，中西的政治文化在此碰撞交汇。作为西方文化科学一部分的近代西方医学，自然也踏足于此，并促成中国近代医学在此孕育发端。

中国传统社会晚期的统治者闭关自守，排拒西方文化，但对西方医学传入限制却相对宽松，来华传教的西方基督教传教士又喜用行医辅助传教，以得民心。这使西方医学先于其他西方科学学科传入中国。

（2）19世纪，西方各国先后经历工业革命。为了给其商品和资金寻找出路，列强向中国等东方各国扩张，西方的科学文化也随之在中国大规模传播，包括西方医学在内的西方文化科学。首先，是在当时开放已久，为西方最熟悉的港口城市广州登陆；其次，辐射向全国；最后，把占据的重点移至长江三角洲的城市和北京等全国中心地区，就成了历史的必然过程。

三、岭南历史人文地理原因

以广州为中心的珠江三角洲地区，在人文习俗上，对外来文化有较强的兼容性，这是作为西方文化一部分的西方医学较易在当地立足的原因。

秦末秦将赵佗在以今日广州为中心的岭南建立南越王政权后，中原文化正式大规模传入广东地区，并吸收当地百越文化，形成有浓重地域色彩的岭南文化。

汉朝以前，南粤已和海外有密切联系。汉代以后，广州更一直是中国对外开放的重要港口。历史上，外国人常由此登岸来华，也有过大量居留于此的时候，如唐朝。这里是佛教、伊斯兰教、基督教的天主新和新教以及其他宗教由海路传播中华的主要登陆口之一。历史上，广州有过海外来华人员居留地蕃坊。16世纪，澳门容许葡萄牙人居住，广州更有接洽外国商人的十三行。南粤与海外的漫长交往中，岭南文化长期受到过东南亚、非洲、欧洲、阿拉伯等地文化影响。以广州为地域文化中心的广东，历来对外来文化宽容。由于作为汉文化地域文化的岭南文化，有着长期兼容当地其他民族文化的成功历程，形成善于吸收异质文化成分的传统，具有包容性、开放性。这使岭南文化较易吸收包括西方医学在内的西方科学文化。

由于广州历来是商贸大港，所以，此地居民在浓重的商业文化氛围中，受到行商者特有的讲实际重实惠的风习熏染，使他们较易接受先进的西医医术。例如，新豆栏医局开业后，当地人一开始对其抱观望态度，一旦发现西医确有医效，立即涌往医局求医。看病的人多到"在凌晨两三点钟就出来了，以确保能尽早赶到医院；挂号比较紧张的时候，他们甚至在前一天晚上就来了，在这儿待上一夜，这样或许就能够保证早晨挂上号了"。

清代中叶后，中国绝大多数人在专制王朝闭关自守政策的禁锢下在沉沉昏睡之时，广州人还勉强可以在中国的唯一开放港半睡半醒地看到世界各地的来客，这使生活这里的广州人较之中国内地其他地方的人们较少有排外恐外意识。这也使广州人对包括西方医学在内的西方文化，持有较之当时内地其他地域的人相对开明的态度。

近代以前，已有少量广东人到海外如东南亚等地居住，或到澳门与洋人比邻而居，存在国内与国外的人员双向流动。张星烺在其《欧化东渐史》中记述远在17世纪一位"中国最早往欧洲留学者，似为郑玛诺（1633—1673年①）……广东香山土壤人。自幼往西国罗马京都，习格物、穷理、超性之学，并西国语言文字。深于音学，辨析微茫"②。鸦片战争后国门刚开，广东就掀起出洋潮，有的广东人还成了旅居海外的华侨和港澳居民。他们在居住地与家乡间保持一种循环流动状态，这一方面增加家乡人对海外的了解，另一方面也加强广东人对外来文化的包容性。

鸦片战争爆发后，虽然广州人民抵御外国入侵非常激烈，西方传教士开办的

---

① 引者注。
② 张星烺：《欧化东渐史》，商务印书馆2015年版，第31页。

医院也被怒潮波及，但对西方医术却接受下来。面对鸦片战争以来中西交战中国逢战必败的局面，广东人最先认识到中国在科学文化上落后于西方，中华民族要救亡图存就必须向西方学习，学"番话"、读"番书"、习洋技蔚然成风，追新求变成为近代岭南风尚。西医是最新传入中国的西方科学的一部分，自然成为广东人眼中的显学，当地才俊英杰如孙中山、郑士良、康广仁、梁培基、陈垣等纷纷学医。

四、引入西方医学的经济基础与推力

在近代中国广东引入西方医学的过程中，有着代理中国进出口业务权的广州行商阶层与西方进口商人起到经济基础与推力的作用。另外，西方医学的引入也有着外贸经济活动的需要。东印度公司的西方商人与十三行的中国商人，联手推动西洋种牛痘术引进广东并在当地推广，最后传播全国，就是两者在引进西方医学所发挥作用的实例。

（一）从事中国对海外贸易的广州行商阶层的作用

清朝康熙年间，一批从事海外贸易的广州商人被政府授权管理广州的外贸。这批商人形成一个拥有商业特权的商业团体——十三行。它的主要业务是承销外商进口商品，并代为收购出口货物；代外商缴纳关税；代表政府管束外国商人，对外商传达政令，办理一切与外商交涉事宜。所以，十三行既是私商贸易组织，又是代表官方管理外贸和外事的机构。广州所有进出口业务都必须由十三行行商办理，皇家所需物品要通过行商采办，外地商人和一般本地商家不能直接同外商做买卖。

十三行行商不同于传统的中国商人。他们已经具有中国现代买办的雏形。他们一方面凭借中国统治者赋予的特权获得大量财富，为包括西方列强在内的外国的商业活动服务，有的还参与鸦片贸易；另一方面行商自身也受到专制制度压迫。清朝要求行商每年进缴巨额银两，还要捐纳不可胜计的各类费用。他们有时还受到官员个人索贿敲诈。许多行商因此倾家荡产，甚至坐牢发配。这使他们对专制制度兼有依附和对立的双重性。行商对西方文化的态度，曲折地体现出他们有着不满压制商业经济的专制制度的复杂政治倾向。

这批行商独特的活动领域，决定了他们是当时中国国内最了解西方政治、经济和文化真实面貌的一批人，他们在一定程度上起到中西文化的桥梁与联系人作用。他们最容易接受包括西方医学在内的西方科学文化技术。西方文化传入中国,尤其是治病救人而得人心的西医医术在中国传播,有利于中西贸易活动,行商们自然乐见其成,出力相助。中国近代前开办的一间西医院,就是在当时十三行的首富伍敦元捐巨资助建。这以后,在西医机构、西医学校的兴办,或西医知识的传播上,都可见到中国买办商人通过经济和其他方式所施加的积极影响。

例如,中国本土培养的第一位西医医生关韬,他的家族属于当时中国最开放最了解世界大势的十三行行商的附属阶层,没沾染当时中国主流社会轻器用、重科举、轻视实际技能的社会风气。在亦工、亦商、亦艺的家族风气熏染下,关韬对那些实用的技能、新巧的器具大感兴趣,为他选择西医职业打下思想性格基础,使他定下行医的人生目标。他的成功,除个人禀赋天资外,也折映出他背后正准备登上近代中国历史舞台的买办阶级前身十三行行商的影响,以及行商对正在进入中国的西方文化的态度。正是从隶属行商之业的子弟中,从广州这方当时中国最开放之地,走出中国第一位接受西方科学文化教育的新型知识分子。

广州十三行商积极参与引入近代西方医学,在其依托特殊地位和作用推广牛痘接种上充分展现出来。

1805年,葡萄牙商人许威特把牛痘"活苗"带至澳门进行接种,英国东印度公司医生皮尔逊在澳门接种成功,同年编印介绍牛痘接种术《牛痘奇法》。十三行会隆行商人郑崇谦将其翻译为《种痘奇书》一卷,刊行济世。十三行商郑崇谦、伍怡和、潘同文、卢广利等人重金邀请皮尔逊至广州,在十三行商馆内设牛痘局宣传推广,共捐银3000两,当年就为数千儿童接种。在行商运筹安排下,培养了梁辉、张尧、邱熺、谭国4人,推广牛痘术,治愈大批病童。对推行牛痘术起最大作用的邱熺,被十三行诸商所聘用为牛痘局首任专司。1828年,行商潘仕成出资购买大批牛痘疫苗,亲自运送京师,在南海邑公馆设立种痘局,任命邱熺弟子广州余心谷医师主理种痘和推广,使牛痘术在中国普及。

1838年,中国第一个医疗卫生团体——中华医药传道会正式创建,是早期教会医院运营、集资和引进人才的一个独立机关,郭雷枢为会长,伯驾、渣甸、裨治文等为副会长,另设终身董事、永久会员获得广州十三行行商支持。十三行商伍秉鉴是唯一中国人之永久会员。

十三行商及由其衍化的中国买办阶级全力支持近代西方医学科引入中国。

(二)对华贸易的西方商人的作用

从事中外经济活动的来华西方船家货主们,大力支持有利搞好与中国人关系、能增添中国人对西方好感的医疗活动。这对其在华经济活动有显而易见的好处。外国商家对西方在华医疗活动的支持,有力促成西医传入中国,成为西方医学传入中国的重要经济助力。在华的西方商人及其商业机构,为使商业活动得到医疗保障,雇用医务人员为其自身提供医疗保健服务,也使西方医学容易传入中国,这种传入方式面对当地官方与民间的审视时显得合情合理。如东印度公司在广州的商馆,就专聘医生为在华西方商人治病和检查身体,牛痘术就由该公司医生皮尔逊引入中国。

掌握医技的西方传教士,利用广州繁忙的对外经济活动所必然带来的关禁空隙,随驶向广州的西方国家商人货船来华,建立中国近代前开办的一间西医院的伯驾传教士就是乘坐这种商船来华。只要不损及商业利益,西方国家商人对医学传教士来华传播医学,是乐于提供方便。

(三)外贸经济活动对医疗的需要

西方医学的引入也有着外贸经济活动的需要。由于大量外国商船来广州贸易,外商和外国船员患病后需要治疗的问题,成为维系外贸活动必须要解决的问题。采取的方法有:一是通过设置外国驻穗商馆医生如李文斯敦、郭雷枢等,二是通过传教士医师在广州开办的医疗机构如郭雷枢诊所、新豆栏医局加以解决。1837年,还建立过船上医院:英国船员医院,以应对海员病人治病问题,但这所医院存在时间短暂。这些医务活动对广东引进近代西方医学起到很大作用。

五、近代西方科学文化飞跃发展与中国科学文化全面落后造成的中西医学发展的巨大反差

18世纪,在英国开始的西方工业革命,使西方自由市场经济飞跃发展,并带动包括医学科学在内的西方科学技术的飞跃发展。当时的西方,经历了风起云涌的社会大变革、宗教改革与思想启蒙等思想解放运动,引发思想观念的大革新,也促进包括医学科学在内的西方科学技术的发展。

迅速发展起来的西方工业国,为其商品寻找新的市场,为资本寻找新的出路,对包括中国在内的东方各国进行大规模的扩张。在当时的中国,传统中央集权制社会制度已临末日,长期封闭守旧的经济、文化和科技体系已远落后于西方,被轻视的医术就更加滞后。随着西方列强洪水泛滥似的军事入侵和经济长入,冲决中国闭关自守的大门,包括医学科学在内的西方文化科学也涌进中国大地,西方医疗技术扮演了先导角色。近代西方经济科学文化飞跃发展与中国经济科学文化全面落后的大势之差促进西方医学传入中国。在近代,传入中国的西方医学,有着当时先进的西方科学为基础,展现了不同于中国传统医学的医效,在

许多方面更展现出优于相对滞后的中国传统医学的医效。而首先被重实用的广东人所接受，进而被越来越多的国人接受。这成为近代西方医学能传入中国，并在神州大地生根，全面彻底重构现代中国医学体系的根本原因。

六、西方传教士在中国传播近代西方医学的作用

西方教会出于传教的目的，派出传教士走遍世界传播宗教，包括来到东方的中华大地传教。教会向来采用行医治病的方式，来联系传教地的人民，沟通与社会各方的关系，更便于传教。西方来华传教士亦采用行医治病的方式，来联系中国的普通百姓和各阶层。在与西方存在巨大文化差别的中国，医术是外国人最能拉近与当地人关系的方式。明清以降，奉行闭关自守国策的中国统治者，虽然对西方思想文化与精神宗教的舶来品防范极严，但对西来医术的管控却不太严苛。这就给西医及西医教育在中国留有了生存空间。

宗教传播者往往有着为信仰克服千难万险的精神力量，掌握医学技能的基督教传教士为达到传教之目的，以其特有的坚韧不拔精神在中国传播西方医学。他们大都真诚地将治病救人的活动与救世情怀和宗教对人的关怀融为一体，在种种艰困危境中开展医疗活动，让中国人接受西医。

西方基督教教会乘基督教文明崛起强势，向东方延伸至中国沿海。中国明清两朝多数时候奉行闭关自守国策，广州渐成中国对外交往的仅有之地。经澳门，入虎门，泊黄埔，最后登广州成为西方商贸人员及大部分外邦使节乘船来华的固定线路，这也是西方基督教传教士来华必行路径。传教士们也将行医传教活动，带到这条线路一带的珠江三角洲地区。

在清代乾隆二十二年至鸦片战争期间，广州是中国唯一与国外有商务、船务往来之地。在澳门的外国人未经允许不能随便进入中国内地，广州是基督教士有可能踏足内地之处，基督教传教士只能利用此地传播西方医学。

近代前后，西方医学传入中国，基本由西方基督教教会及其传教士的推动促成。中国近代之前，天主教会在广东珠江三角洲地区的澳门、广州等地行医及传授医术。随后，新教教会后来居上，传教士在广州行医及传授医术，办医院，建医校，编译出版医学书刊。

近代西方传教士在华的行医和医学教育活动，客观上有为西方殖民主义服务的作用，但是传教士们的确把西方先进的医学和医学教育方式引入中国。西方在华传教士，介绍西方医学技术知识到中国，培养中国医学人才，在中国建立近现代化的医疗和医学教育机构，对中国医学的发展与现代医疗及医学教育模式的建

立都有深远影响，对近代中国医学及医学教育的发端与发展起了重大作用。

鸦片战争以后，随着中国各口岸被西方列强用武力打开，西方医学也由广东辐射播向全国。作为西方科学文化一部分的西方医学，就是在广州，在与中国传统文化冲突、碰撞和交融中，促成中国近代医学的孕育和发端。

第二节　近代西医在广东发端传播

西方医学自西方海洋文明崛起于世界之时，就开始经中华南海之滨广东珠江口传入中国，中国近代西医更是在南粤中心广州发端。

一、西方医术及医学科学方法传入与推广

1699年，英属东印度公司在广州设立了商馆。从此，该公司专聘了医生在公司工作，往来于澳门、广州等地，为在华活动的欧洲商人治病和检查身体。他们想方设法接近和争取中国人，以求扩大公司的影响，取得更大的商业利益。他们发现，行医治病最容易接近中国人并受其欢迎，首获成功的是高级外科医生皮尔逊。他替百姓施种牛痘，向当地人传授种牛痘术，受到当地欢迎。牛痘术便在广东乃至中国落地生根。这是西方医术传入广东的先声，广东人开始接受西医。邱熺编写的《引痘略》，初刊于1817年（嘉庆二十二年）。书中叙述了他在洋行施种牛痘的情况，记述了皮尔逊传授的种痘法，并结合中国传统的经络肺腑理论作诠释，因而具有中国特色。所以，中国百姓乐于接受，传播较快。

18世纪末，在中国国外大量设立对外传教的基督教差会机构，19世纪初便对华派遣传教士，依附于东印度公司开展活动。1807年，英国第一个遣华传教牧师罗伯特·马礼逊抵达澳门，在东印度公司工作。马礼逊受爱丁堡大学校长贝尔博士（Dr. Baird）和英国Hackner园艺公司的委托，调查报道中国百姓的生活习惯、疾病分类、医疗方法以及中草药的使用与鉴别。他和公司的外科医生李文斯敦合作，由李文斯敦调查广东地区疾病分布和分类状况，多方面、多学科地分析中国人尤其是广东人疾病与治疗状况。1820年，他们在澳门设立一家诊所配备中草药，购置多种中医药书籍，聘请了当地一位有声望的老中医和一位中草药师傅，在诊所为他们讲解中医中药知识，尝试以近代科学方法研究中国传统医学。这或许是最先用近代科学理论阐释中医，对中华医学产生了深远的影响。同

时，以中西医同院为当地贫穷百姓治病施药。就这样，传教士通过针对中国人就医习惯，从开办中医诊所起步，探索怎样为中国人治病才能争取人心，扩大他们的影响。这是基督教新教传教士在中国行医传教的先行实践。

李文斯敦在生前通过对广东地区疾病分类状况的调查，认为穷人疾患有两类：①洁净类（clean），包括盲、跛、聋哑等项；②不洁净类（unclean），包括麻风病等项。各种病中以眼疾发病率最高。这项调查分类，对后来的传教医生有较大影响，如郭雷枢、伯驾等，都首先选择眼科开展医务活动。

二、郭雷枢在广州开办的眼科医局

郭雷枢于1819年成为东印度公司驻中国站的外科助理医师。他于1827年在澳门租房子开设眼科诊所，翌年，扩充为医院。作为慈善机构，眼科医院由皮尔逊继续开办至1832年，直至他离华回国时才停办，共医治4000多人的各种疾病，受到病人的赞扬。这所澳门眼科医院的情况与变迁已在第二章第六节中详述。由于李文斯敦返英，广州商馆缺常驻医生，广州港进出的大量海员和外商中有医疗的迫切需要，由于郭雷枢是精通医药专业的高水平医生，而且与商馆人员熟识，于是，商馆主动邀请他代理商馆助理医生①。1828年，郭雷枢离开澳门到广州，邀美国医生布拉福德合作开设诊所，医治眼疾、脚疾及其他各种病症。布拉德福于1823年从宾夕法尼亚大学获得医学博士学位。不久，郭雷枢离开诊所，由布拉福德与东印度公司外科助理医生柯克办理，至1834年停办。这间诊所规模不大，但它是西方医学在华传播活动，从西方崛起时代到鸦片战争后进入中国近代这两个阶段之间的联系点，它对其后新豆栏医局及发展成的博济医院的模式影响极大，标志着西医传入点由澳门移至广州，西医影响中国的地域范围更深入、更广。一个西医传播新局面开始打开，有利于日后近代西方医学由广州辐射式传播全国。

三、博济医院的创立发展

1830年，美国公理会国外差会派遣了第一个对华传教士裨治文（E. C. Bridgman，1801—1861）抵达广州。1834年，又派传教医师伯驾到广州。不久，

---

① 苏精：《英国东印度公司与西医来华》，载珠海市委宣传部、澳门基金会、中山大学近代中国研究中心主编：《珠海、澳门与近代中西文化交流：首届"珠澳文化论坛"论文集》，社会科学文献出版社2010年版，第69页。

转赴新加坡学习华语，1835年，裨治文返穗，得到行商伍秉鉴赞助，在其新豆栏的工厂内开办"眼科医局"（即新豆栏医局），设有接待室、诊断室、配药室、手术室、观察室，能容200个病人候诊，规模超过了郭雷枢在广州开设的诊所。1835年11月2日，医局成立；4日，开始接诊（孙逸仙纪念医院以这一天为其前身眼科医局创立时间）。开业一个季度，接待男病人655名、女病人270名。医局初期先治眼病，第一例手术是摘除白内障。中医难治的肉瘤、砂淋、虫胀等病人纷纷前来求医。最先施行的外科手术是为一病危男患者截臂，获得痊愈。由于医术高明，而且免费为贫穷患者治病，求医者日益增加。除平常治疗眼疾和各种病症外，还定了每逢周四为割症日期。原东印度公司职员、在广州开洋行的渣甸（Jaidine）义务协助施行手术，经济亦有捐助。医局是博济医院的前身。

1839年7月，在英国发动鸦片战争前夕，伯驾通过中介人提供药物为林则徐治疗疝病。林则徐通过中介人请伯驾翻译滑达尔《各国律例》中若干段落。伯驾始终没能见到林则徐。1840年鸦片战争期间，欧美人士多撤离广州，伯驾也于7月返美。他到美英各地宣传在华行医传教的经历，呼吁欧美社会各界给予支持。英国皇家外科医生学院接受了伯驾建议，由伦敦公立医院接受最少6名中国青年，让他们免费学习外科。美国纽约中国医学教会协会也列出接受中国青年的计划。11月，医局复业。医局复业前治疗范围已不限于眼科，复业后更成为一间综合性医院，医疗技术已达到很高水平。从现有资料来看，具有这样医疗技术水平与医疗技术设施的医院，为当时的中国仅见。

1855年，伯驾升任美国驻华公使后，便将医局交由嘉约翰主管。博济医院情况在本章第二节专门介绍。

博济医院与医学传道会紧密结合成一体，成为19世纪上中叶欧美各国教会派遣传教士到广东行医传教的主要渠道，成为集结传教医生传播和推广西医的实体。当时的西医机构，多由博济医院医学传道会繁衍出来。1848年，合信在广州沙基金利埠开办惠爱医院。合信受英伦布道团派遣，于1839年偕同妻子到广东行医传教，先到澳门，协助洛克哈特（Dr. William Lockhart, 1811—1896）工作，后主持澳门医院，1843年6月到香港开办了教会医院，1848年到广州。惠爱医院于1856年第二次鸦片战争爆发停业。1858年，由黄宽接办复业。经黄宽大力整饰和改良，医院有更大发展。是年4月报告，医院就诊病人3300人次。1859年，医院进一步发展，设病床80张，住院病人430人次，门诊病人达26030人次。1865年，惠爱医院归嘉约翰兼管，至1870年停办。19世纪80年代，在博济医院服务的富马利（Mary Hannah Fultan）和赖马西（Mary West Nile）两位女医生，先后开办四牌楼赠医所、十三铺赠医所、存善大街赠医所。1899年，嘉约翰辞去博济医院职，致力于其年前开办的芳村精神病医院。同年，赖马西离开博济医院，先后开办了明心书院和明理书院，分别招收盲女童和盲男童，施以治疗和训练。同年，富马利离开博济医院，在西关创办了广东女子医学校，即后来的夏葛医学院。1909年，医学传道会达保罗（Paul J. Todd）医生，帮助广东公医医学堂筹备开办，接纳了停办的南华医学堂失学学生。此后，广东公医医学专门学校还接受博济医院医学传道会提出协助公医教授的建议，有多至8位传教士在公医任课。1908年，广东医学界人士共谋医学自立，发起成立光华医社并筹办光华医学堂，其主要成员中就有不少是博济医院培养出来的医学人才。博济医院对广州西医事业和西医教育的发展，有着重大贡献。这种医院与教会结合的传播西方医学科学的模式，成为近代中国最早的传播西方医学科学的方式。当然，这种传播西方医学科学方式，亦利于教会开展基督教的传播活动。

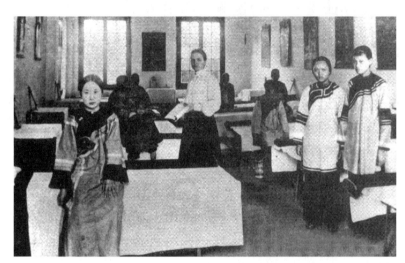

博济医院女病房

四、传授西方医学科学技术

传教士在广东行医传教，需要助手助理医务。于是在当地招收个别青年，以师带徒的方式，传授一些医术，培养成为医务助手。1806年，皮尔逊收授邱熺等4位学徒，学会种牛痘术，即是先例。1873年，伯驾在眼科医局收授了关韬等3名学徒，授以医术操作及基础理论知识，他们很快就通晓英语，学会配药，还学会开一些处方，逐渐成为伯驾的助手。1840年，合信在澳门医院收授亚忠和亚宾 2 位学徒，授予医术和神学，在医院助理医务。1848 年，合信到广州沙基金利埠开办医院，亦收授学徒。1860 年，黄宽自设诊所后，收授了 4 名学徒。嘉约翰接掌博济医院后也收授学徒，苏道明就是其出色弟子。1861 和 1863 年，又先后两次各招收学徒 3 名。1863 年 9 月，英国英格兰长老会派传教医师吴威廉到汕头筹办福音医院任院长。1874 年开始，吴威廉对 3 位中国医生传授西医知识，以后不定期他招收男医生培训，每期培训 6 年，传授解剖学、药物学、外科手术学等西医学识。

师带徒式传授医术，是西医早期在广东传授的主要方式，虽然规模不大，但也培养出少数高水平的医术专家，如种牛痘专家邱熺。关韬在伯驾指导下，很快掌握睑内翻、翼状胬肉切除、白内障摘除、腹腔放液穿刺等手术。后来，他成为中国第一位西医军医，清政府授予他"五品顶戴军医"官号。

五、 开办西医校及西医教材著作编译出版

博济医院于 1866 年创建了中国近代第一间西医校，开始系统授课、见习和实习，传播西方医学，培养医学人才（详见本章第三节）。

合信医生主持金利埠惠爱医院期间，收徒授学，着手将西文医书翻译成中文，做出突破性贡献。他取得南海人陈修堂的协助，以《解剖学和生理学大纲》原书为蓝本，编译成《全体新论》一书，于 1851 年在惠爱医院出版。这是近代中国第一部比较系统地传播西医学识的教科书，并产生强烈的影响。合信先在广州，后到上海与管茂才合作，翻译出版了 5 本书，即《博物新编》（1855 年刊行）、《西医略论》（1857 年刊行）、《妇婴新说》（1858 年刊行）、《内科新说》（1858 年刊行）、《医学新语》（1858 年刊行）。当时，这 5 本书被集成一函，题名《西医五种》，与《全体新论》组合成一套比较完整的西医教科书，在中国早期西医传播中起了重大作用。合信于 1859 年 12 月退休回国。在华的 20 年，为中国近代早期西医传播，推广西医科学，促进西方医学文化与中华文化融合，实现西医中国化，做出了重大贡献。

嘉约翰自 1854 年抵广州，至 1901 年 8 月在广州逝世。1859 年始，他翻译西医书籍，最先出版《发热和疝》。尔后，陆续翻译、出版医书 34 种，在博济医院出版。有 20 多种作为博济医院所办西医校的教材。

1886 年，在上海成立了西医学术团体"中国博医会"，其宗旨是面向全国医药工作者，以交流经验，促进互助，培育并促进西医科学的发展。博济医院嘉约翰被选为博医会主席，广州分会主席为莱尔。1890 年，博医会成立名词委员会。

1905年，成立编译委员会。后来两会合并，致力于编译西医书籍，审查医药名词，寻求统一公认的西文中译医药名词术语。到20世纪初，博医会组织翻译出版西医书籍有60多种，包括医学辞书、基础医学、药物治疗学、诊断学、卫生学、法学伦理学、救护、医学史，以及各科用书、简易医书等类。这些书主要供医校用作教材。1915年，广东夏葛女子医学校创办者富马利，离开夏葛女医校，到上海博医会专门从事医书翻译工作。以传教士为主体的译者群大量将外文医学书籍译成中文，翻译质量不断提高，这对在中国刚进入近代之时，近代西方医学理论传入中国起了关键作用。

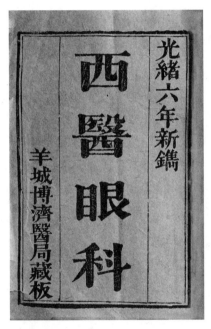

1880年，羊城博济医局《西医眼科》重刻本

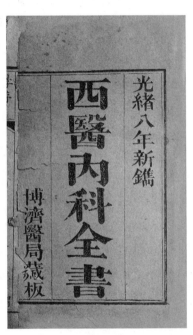

1882年，羊城博济医局《西医内科全书》重刻本

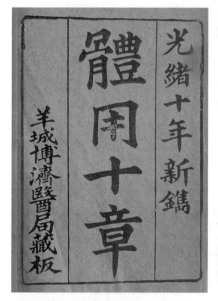
1884年，羊城博济医局《体用十章》重刻本

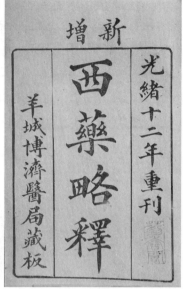
1886年，羊城博济医局《新增西药略释》第2版

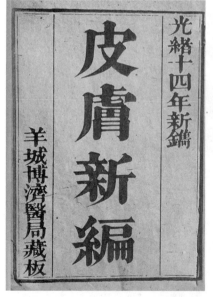
1888年，羊城博济医局《皮肤新编》重刻本

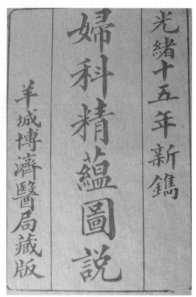
1889年，羊城博济医局《妇科精蕴图说》重刻本

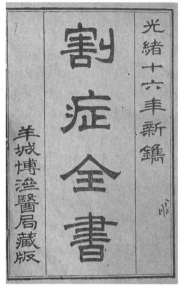

1890年，羊城博济医局《割症全书》重刻本

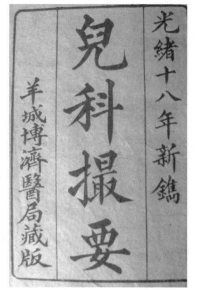

1892年，羊城博济医局《儿科撮要》重刻本

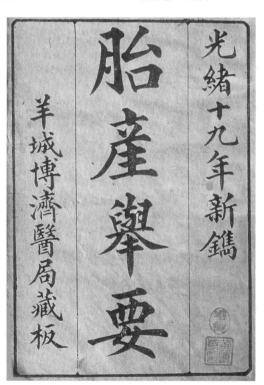

1893年，羊城博济医局《胎产举要》重刻本

六、创办西医报刊

在 19 世纪的广州,萌发了一批西医报刊。这些报刊以推广、传播西方医学为主,多是传教士医生编辑出版。1865 年,嘉约翰和他人一起编辑出版了《广州新报》周刊,分为中文版、日文版、英文版三种形式。这是我国最早的西医期刊,主要内容是介绍西方医学医药知识。于 1880 年创刊的《西医新报》,是中国第一份全面介绍西医药的报刊,由传教医生办刊,

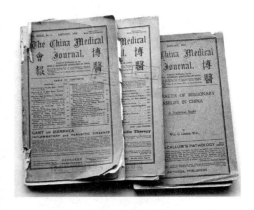

《博医会报》

也是我国最早的西医杂志之一,由嘉约翰主编,广州博济医院出版。每年年刊发 4 册,出版第 8 期后停刊。1886 年,尹端模在广州创办《医学报》,这是中国人自办最早的西医刊物。1887 年,嘉约翰创办了英文医学杂志《博医会报》(*Chinese Medical Missionary Journal*)在上海发行。这是 19 世纪末在中国出版的西医学的学术刊物,它介绍了西方医学的成果,保存了当时西医的许多珍贵资料。

七、从鸦片战争至民国在广东建立的主要医院

广东是近代西方医学首先传入之地,西方医学最早传入,也是最主要的实体就是医院。先是欧美国家基督教教会来华传教士,在广州建立诊所医院,然后,这类西医医疗机构以放射式向内陆散布。公营与民办的诊所医院也开始出现。随着鸦片战争后国家被迫全面开放,西医的诊所医院渐遍神州。

(一)教会医院

西医的诊所医院最初由欧美国家基督教教会来华传教士创办。

美国教会于 1835 年 11 月,在广州市新豆栏街建立了一间教会医院——眼科医局(新豆栏医局)。随后,其医疗技术不断提高,医院规模持续扩大,成为一间综合性医院。

1848 年,合信在广州沙基金利埠开办惠爱医院。这所医院曾于 1856 年第二次鸦片战争爆发时停业,1858 年由黄宽接办复业。经黄宽大力整饰和改良,医院面貌一新,有更大发展。是年 4 月报告,医院就诊病人 3300 人次。1859 年,

医院进一步发展，设病床80张，住院病人430人次，门诊病人达26030人次。据当时的著名学人王韬回忆，惠爱医院业务之盛达到"几乎其门如市，户限为穿"①。1865年，惠爱医院归嘉约翰兼管，至1870年停办。

1898年，传教士医师嘉约翰于今广州市珠江南岸、创建了中国第一家精神病专科医院。这间医院早期的建筑，就由嘉约翰设计，有着外廊式建筑风格。外廊式的建筑风格，利于遮阳避雨和通风采光，还为医院提供了方便的休憩和交通联系空间。医院初名"惠爱医院"，设30～40张病床，次年正式接收住院病人。

1899年，美国教会又在今广州市西关逢源中约建立广东女医学堂及赠医所。次年，在赠医所的基础上成立道济女医院。1902年，改名为柔济医院，专收女病人，以妇产科见长。

美国教会建立的医院还有揭阳真理医院、揭阳大同医院、德庆惠爱医院，连县惠爱医院、中山同寅医院、阳江福民医院、汕头益世医院、海口福音医院及赤溪大衾麻风院、连县卫华麻风院和罗定博爱麻风院等。

1881年，在佛山建立了循道医院。1908年，设病床50张。1949年，发展到150张。1883年，分别建立了汕头福音医院及揭阳福音医院。1886年，在北海市建立普仁麻风院。此后，又陆续建立了曲江循道医院、海丰福音医院、番禺罗冈医院、南海循道医院和台山圣心医院等。

1901年，在梅县建立了德济医院。1949年，有职工53人，病床150张，主要的医疗设备有200毫安的X光机等，能开展开颅术、胸廓形成、乳腺癌单纯切除、肾肿瘤摘除和胃切除等外科手术。德国教会开办的医院还有东莞普济医院、东莞稍潭麻风院等。

1901年，约老会派出的第一位传教医师乔治到达德庆。次年初，便在德庆开设了第一间西医诊所，善治疟疾、肠道寄生虫病、眼病、牙病、脓疮等当地常见疾病，标志西方医学传入广东贫困的粤西地区。到1906年9月，创办医院惠爱医局。

1903年，法国教会在广州建立了中法韬美医院。到1949年，有职工52人，病床60张。此外，法国教会办的医院还有汕头圣玛日利医院、湛江爱民医院及法国医院、合蒲广慈医院、东莞若瑟医院和惠阳若瑟医院。

1908年，加拿大教会在新会建立了仁济医院。

1922年，日本慈善机构博爱会在汕头市建立了博爱医院。

---

① 王韬：《瓮牖余谈》，岳麓书社1988年版，第339－340页。

(二) 公营医院

广东的公营医院建立较晚，但随着其出现，对广东西医界影响很大。例如，中山大学医学院附属医院，其前身为建立于1910年的广东公医医学堂附设广东公医院等。广东公医院先后并入了广东大学医学院，即后来的中山大学，曾更名为中山大学附属第一医院。该医院占地64亩，位于广州市东郊百子岗，共有房舍342间，至1935年已扩充为7科，即为内科、外科、儿科、产科妇科、皮肤花柳科、眼科、耳鼻喉科的综合医院。每科有主任医生1人，由本校医学院教授兼任。其下则设助教医生若干人。除了诊症室，各设有研究室1所、赠医室1所、病房若干间。有研究室，供各科做学术上的研究与对病人及其标本做医学检验，亦作为本院医生及医学院学生实习之所。医院有诊症室，凡特别诊及门诊均在诊症室内由主任医生诊治。有赠医室，每日下午赠医，提供给贫苦病人，不收来就诊者的诊金（详见本章第三节）。

1912年，广东警察厅在广州南堤创设警察医院。这是广东首间政府开办的公立医院[①]。1915年，迁址于旧教育司署，易名为广东医院。1921年，改为广州市市立医院，后迁至盘福路。

广东公营医院的发展道路曲折。在抗日战争期间的1938年10月，广州沦陷，省卫生处迁往韶关，先后成立了4所省立医院。

广东省立第一医院的前身是省立医院，于1940年1月在曲江成立。民国三十四年（1945）1月，曲江沦陷，该院一部分疏散到粤北仁化，一部分疏散到东江龙川。抗战结束后，它于1945年迁回广州，借潮音街2号为临时办公地址。1946年1月，迁至维新路282号，设病床80张，改称省立第一医院。同年10月，借丰宁路原警察医院为院址，设病床150张，工作人员99人。1948年6月，该院一部分员工及药械迁往汕头市，以省卫生处承购的该市博爱医院院址设立分院，1949年后发展成为汕头市中心医院，广州只留了1个门诊部。

省立第二医院的前身是省第一卫生诊疗所，于1939年8月成立于曲江，在1944年改组为第一临时医院，1946年改为省立第二医院，派驻高要，工作人员29人。

省立第三医院的前身是省第三、五卫生诊疗所，于1939年8月成立于曲江，后者于1941年10月成立于韶关五里亭。1944年，改组成为第二临时医院，1946年，改为省立第三医院，派驻佛山设病床50张，工作人员28人。

---

① 广州市地方志编纂委员会：《广州市志》卷15，广州出版社1997年版，第252页。

省立第四医院的前身是省第三临时医院，于1945年成立曲江。在1946年改为省立第四医院，派驻新会，设病床38张，工作人员23人。

此外，1940年，省卫生处开始在各县建立卫生院，区设卫生分院，乡镇设卫生所。民国三十五年（1946）县卫生院发展为197个，病床1077张，人员744人；区卫生分院188个；乡镇卫生所416个，保卫生员2400人。1949年，大部分县卫生院瘫痪。

1946年春，国民政府中央卫生署在广州建立了广州中央医院。在抗日战争时期，国民政府在抗战的后方建立了三家中央医院：重庆中央医院、贵阳中央医院和兰州中央医院，直属国民政府中央卫生部。战后，贵阳中央医院于1946年迁至广州，改称广州中央医院，凭原贵阳中央医院的一些医疗器械和物资，加上当时广州善后救济总署提供的一栋两层三进的铁皮房，设立医院。初设病床160张，1949年发展到170张，职工288人。

（三）私营医院

广东的私立医院多建于城市。1934年，根据广州市卫生局统计，广州市的私立医院主要有黎铎医院、纪勋老医院、豫和园留医院、伍汉持医院、德光医院、达保罗医院、邝盘石医院、大同医院、保生医院、福宁医院、妇孺医院、光华医院等。① 于1909年建立的私立光华医学院附设光华医院的规模较大，到1934年，有职工58人，设病床50张，当年就诊人数14901人，留医1777人，1949年，设病床70张，工作人员81人。1949年，全省私立医院（含教会医院）81间，工作人员3112人，病床5437张。

（四）军队医疗卫生机构

1. 晚清驻粤清军医疗机构

晚清，广东开始积极引进西方军事医学技术。光绪三十一年八月（1905年9月），在广州北较场创办广东军医学堂，附设随营养病院。次年，裁各营医官，选派军医学堂学生到各营诊病。光绪三十二年（1906）7月，在广州设立随营病院，由两广总督岑春煊电商出使日本大臣杨枢代聘日本医学士1人，充任随营军医学堂总教习及随营病院诊察长，另雇助手1人，药剂师1人作为副手。随营医院即随军医院，为医治伤病员之医疗机构。光绪三十三年四月（1907年5月），将随营养病院改为陆军军医局，由兵备管辖，军医局管理，正医官、军医长、副

---

① 广东省地方史志编纂委员会：《广东省志·卫生志》，广东人民出版社2003年版，第311-313页。

马医官、司药官、三等书记官各1名，军医生5名，医兵目2名、医兵20名、护兵4名、司书生2名、伙夫3名。后来，又在城内新设立施诊所，以资治验。宣统元年五月（1909年6月），成立医兵学习所，招募学生60人，学习看护简法，3个月毕业，派往各营充当医兵。同年8月，又开办随军医学堂，招收学生。当春夏疫病盛行时，染病官兵得以医治，这是我国第一次开办的军医院和随军医学堂①。

2. 民国时期驻粤军队医疗机构

民国14年（1925）8月，驻粤各建国军改编为国民革命军，所属各军、师和黄埔军校，均设有相应的卫生机构和野战、后方医院。北伐战争期间，国民革命军总司令部下设野战卫生勤务处，在广州设预备医院3所：第1预备病院，各编制官佐83人、士兵412人，可收伤病员200人；第二、第三预备病院，各编制官佐19人，士兵100人，可收伤病员500人。为及时救护后送，还编有救护大队，官佐9人，士兵144人；在坪石设伤兵救护所，官佐7人，士兵30人；另设卫生材料库一所，官佐4人，士兵11人。各军兵站支部设军医处，辖车卫生队，编制队长（少校）1人。官佐12人，士兵105人（含担架队80人）；军的兵站医院，编制院长（中校）1人，主任（少校）1人，医等官佐20人，士兵92人，可收伤病员500人。师野战医院可收伤病员300人。陈济棠主粤时，先后创办陆军军医学校、陆军总医院，总医院编制官佐80人，士兵223人。陈济棠下野后，均由广东绥靖主任公署暨第4路军总司令部军医处接管。

抗日战争时期，第七战区在广东境内有：兵站总监部直辖后方医院3所，重伤医院2所（其中177医院驻乐昌城南、182医院驻始兴江口）；第12兵站分监部辖第54、97、110、121、125、126、152、161收容所8个，医院4所；第1兵站支部医院驻和平，卫生材料库驻乐昌坪石。

抗战胜利后，广东境内仅留总医院、临时教养院各1所，后方医院2所，卫生材料库1所，其余已先后裁并，或调往外省。

---

① 朱潮：《中外医学教育史》，上海医科大学出版社1988年版，第62页。

从鸦片战争至民国在广东建立的主要医院

名称	性质	创办时间/年	病床数/张	职工数/人
新豆栏医局	教会医院	1835	—	—
惠爱医院	教会医院	1848	80	—
惠爱医院	教会医院	1898	30～40	—
柔济医院	教会医院	1900	—	—
循道医院	教会医院	1881	50	—
德济医院	教会医院	1901	150	53
惠爱医局	教会医院	1906	—	—
中法韬美医院	教会医院	1903	60	52
仁济医院	教会医院	1908	—	—
博爱医院	教会医院	1922	—	—
广东公医院	公营医院	1910	—	—
警察医院	公营医院	1912	—	—
省立第一医院	公营医院	1940	80	99
省立第二医院	公营医院	1939	—	29
省立第三医院	公营医院	1939	50	28
省立第四医院	公营医院	1945	38	23
广州中央医院	公营医院	1946	160	288
私立光华医院	私营医院	1909	50	58
广东军医学堂	军队医疗卫生机构	1905	—	—
随营医院	军队医疗卫生机构	1906	—	—

八、从晚清到民国的广东高等西医教育的兴起

上面提到，近代西方医学传入中国后，西方医学传教士为向中国人传授西方医学，在广州一带从以师授徒到建校招生传授医术。1866年，在博济医院创立了广东的也是中国的第一所西医学校。由此开端，从晚清到民国的广东纷纷建立起各种形式的西医校，兴起了高等西医教育发展的高潮。然而，这又是西医教育发展迅猛但变迁跌宕曲折的时代，各种形式的传授方式与教育模式同时存在并且混杂一起。为了明晰西医医校的特征与要素，从而将晚清到民国建于广东的主要

西医院校列举出来，下面从西医医校的发展过程开始略述其特征及要素。

远在中世纪，欧洲的基督教国家中已有医学院校，建于意大利南部的坎帕尼亚大区沿海城市萨莱诺的萨莱诺大学是一间早设置医学院的大学。萨勒诺大学的最早记载始于公元9世纪，到公元11世纪建成包括医学的综合性大学。医学的学制为9年，专习外科者为10年，包括3年预科、5年医学理论学习，然后，开始实习。该校的教学大纲曾广为其他大学所采用，出版了许多医学著作，将希腊和阿拉伯经典医学结合起来。12世纪中叶，该校还向罗马皇帝提出重新采用医疗执照制度的建议。到13世纪，萨勒诺大学已发展成国际性学校，是欧洲医学的中心之一。其实，12世纪中期，欧洲医学活动的中心转移到了蒙彼利埃，14世纪初，蒙彼利埃大学的医学院达到了很高水平。接下来是博洛尼亚大学医学院。博洛尼亚大学这所被视为现代大学之母的学校以法科和医科知名于世。后来，还有巴黎大学医学院。但是，大学的建立并未结束修道院医学和教会对医学的控制，经院哲学和教条式的灌注仍为大学教育的主要形式，希波克拉底、盖伦、阿维森纳等权威著作仍然是大学医科学生的基本教材，仍保持着中世纪传统的医学教育制度。

随着16世纪至19世纪的由传统医学经过近代化科学化的历程，西方医学发展成近代医学科学。近代西医校教育也兴起于欧洲，这是近代科学技术与思想文化飞跃发展的结果。近代科学技术与思想文化的发展，新学科愈来愈多，分类愈来愈细，近代医学教育亦随之科目增多并分类愈渐精细。资源集约化的西医校应时而生。欧美先进发达国家纷纷建立先进的高等医学院校。近代英国的伦敦等地区出现了以医院为基础的医学院。牛津大学、剑桥大学、爱丁堡大学等相继建立教学医院并加强以医院为基础的临床教学。[①] 基础学科、医科课程（前期和临床期）的理论教育，与临床实践教学逐渐融合，近代医学教育的特征逐渐明晰。这些近代西方医科院校，体现出一些基本的特点：

（1）有校舍及基本教学设施，包括宿舍、课室、实验室、办公室和图书馆。

（2）医学教育方式标准化、统一化、层级化和严密化。有稳定的相对其他学科而言较长的学制，有入学标准，通过严格考试择优录取学生，设置科学合理的课程结构体系，分科学习，对招收学生、培养体系、课程设置、教学方法、考核制度设立统一严格的规定并能有效实施，对教学分工和环节进行细化，有组织地开展医学教育，既有利于保证医学教学质量，又能大量培养医学人才，有严格的

---

① 朱潮：《中外医学教育史》，上海医科大学出版社1988年版，第69页、325－335页。

学习纪律与学籍管理制度来保证教学质量,在读学生要经过逐级逐层的严格考试考核后符合一名医生的标准方可毕业。

(3) 有固定的教师队伍和明确的任教分工,教师具有与医学相关的专业学科背景,或是从事医疗工作的临床医生,对所任教的学科有一定的造诣,能开展理论讲授或临床指导。医校应有熟悉医学教育规律的领导者。

(4) 有能为临床实践提供足够实践资源的教学医院,由于医科教育极为注重实践与实用,需要对受学者进行长时间的临床训练,因而要有规模较大、医疗设施完备、专科齐全、病例较多、留医病房充足、能提供足够的临床实践资源的教学医院,作为开展见习、实习等临床教学的基地。

(5) 有齐全的教材及学习辅助材料,有能进行学术研究与学术交流的医学期刊。

以这些标准衡量,嘉约翰于1866年在博济医院创立的西医校之前,中国还没有一间具有这样办学条件的西医办学实体。因而,1866年在博济医院创立的西医校应是中国第一所西医校。在此,将博济医院所办西医校等符合以上西医校标准的晚清至民国时期的主要西医校列出。

(一) 博济医院所办西医校

1866年,美国传教士医师嘉约翰在位于广州近海傍博济医院内创建了一所西医校,是为中国第一间西医校(详见本章第三节,此处从略)。

(二) 创立夏葛女医校

1899年,富马利带领3名教师、2名学生,在广州西关存善大街长老会礼堂赠医所筹办了广东最早中国早期的一间女医校——广东女子医学校,作为教学施医的基地,专门招收女生。1900年11月,长老会一支会礼拜堂在西关多宝大街尾落成,便借用该堂首层作为校舍,广东女子医学校正式挂牌(详见本章第三节)。

(三) 兴办军医学堂

清政府在推行"新政",吸收西方先进科技的过程中,兴办西医学堂。1905年7月,在广东设立了随营养病院,由两广总督岑春煊电请出使日本大臣杨枢,代聘日本的山本三树医学博士(原日本金泽医专教授)为随营养病院诊察长,梅田郁藏医师为助手,猪子森明为药剂师。8月,开办随军医学堂,以广州北较场营房为校舍。招收的学生分两科,一为速成科,2年毕业;一为本科,4年毕业。由山本三树任总教习,猪子森明教授药学。这是继天津北洋医学堂之后,军政当局兴办的西式军医学堂。翌年,军医学堂改成独立部分,把各标营的医官裁撤，选派军医学堂的学生驰赴各营充当诊察，并增设医药局，供给药物。随营养病院附属于军医学堂，作为教学实习之用。1907 年，经总督周馥改定了军医学堂章程，裁留两科学生，并添招新生，分为甲、乙两班。甲班仍由日本人教授，延长学期，3 年毕业；乙班则请英国人教授，4 年毕业。校址迁至广州南关回龙桥附近。1908 年，另在广州兴办广东陆军医学堂和海军医学堂，使陆、海两军都拥有培养西医军医的学校。

（四）创办光华医学堂

广东光华医学堂于 1908 年春创立，1912 年更名为私立广东光华医学专门学校，1928 年曾改名为私立广东光华医科大学，1929 年更名为私立广东光华医学院，是第一所中国民间自办的西医学府（详见本章第三节）。

（五）广东公医学堂

1909 年春，由于当时美国教会开办的博济医院所办西医校的学生反对学堂不合理的措施，举行罢课。学堂负责人关约翰（John M. Swan）开除罢课学生领袖。学生坚持不复课，他就将学堂停办。在校学生面临失学，便组织起来吁请各界人士相助，广东知名人士 40 余人，捐募资金，创办该校。（详见本章第三节）

（六）广东公立医药专门学校

1913 年 2 月，北洋政府决定，广东、四川、江西已开办的军医学堂，均改组为公立医药专门学校，划归由地方政府办理。原于 1905 年在广州北较场开办的军医学堂，改组为广东公立医药专门学校，1914 年 12 月，经教育部备案。1915 年，将广东省警察厅管辖的警察医院，改组为广东医院，地址在九曜坊旧提督府司署，并拓展规模，与广东公立医药专门学校合并办理。医院作为学校的教学实习场所，委任留美医学博士雷休为广东医院院长兼任公立医药专门学校校长。并在城内选择九曜坊旧教育司署东邻原法政学堂旧址为校址，从南关回龙桥附近迁来。1917 年 1 月，甲班毕业生经教育部核准在案。1918 年，仅有乙班学生 26 人在学上课。其时校长邓弁华，教务长金曾洵，均毕业于日本爱知医学专门学校。专任教员 7 人，其中朱宗显、陈昌道、朱浩坤、陈晖成均是留学日本的医科毕业生。学校有西式校舍 2 幢，间分为礼堂、课室、仪器及实验室、学生休息室等。学校不设学舍，学生走读，教职员宿舍与广东医院合用。学校经常费每月 740 元，另购置仪器临时费 2800 元，分 12 个月领足。1921 年夏，广东省教育会以此校经费支绌，设备不全，决定停办。未毕业的学生分别转入私立的光华医学专门学校、公医医学专门学校插班。转入公医的有冼家齐等 51 人，省府对这些转校学生按标准给予公费补贴。

（七）广东中法医学专门学校

1917年，法国政府以在广州设立的中法韬美医院为依托，开办了中法医科学校，学制5年，由3名法国医生执教，用法语讲课，然后向学生翻译。1920年，该校改名为广东中法医学专门学校，1927年停办。

（八）中国红十字会广东医学专门学校

1921年春，肖佛成、邓泽如、胡文灿等发起，创办中国红十字会广东医学专门学校，隶属于中国红十字会所，培养医学人才。以胡文灿为校董会主席，江学逊医学博士为校长，梁泮生医学士为副校长。校址设在广州市河南和尚岗，以广州红十字会医院为教学实习基地。1921至1929年，先后毕业4届学生共计66人。

（九）潮汕地区的医科学校

除广州外，广东省各区域的西医教育也迅速兴起。如潮汕地区，1921年，揭西县河婆中华医院院长彭克猷，创设医务学校，先后招收男女学生40余名，授以医学、助产、护理等学科知识为揭西山区输送医务人才。1923年，潮州红十字会医院附属潮州医学专科学校成立，是潮汕地区最早的一所医学专科学校，学制为3年。第一期招收医疗专科班32人，1924年2月6日开学，校长为徐天恩。同年，在潮城翁厝巷药王宫开办了潮安司药生讲习所，所长蔡幼云。1924年，潮州产科传习所在汕头市商业街成立，所长为杨益之。同年，汕头市礐石外国教会办的益世医院美籍护士长娜秀贞，以医院为依托，创办了益世护士学校。

广东高等西医教育从晚清到民国初年有过大发展局面，到1921年，凭借广东教育事业的兴盛，全国教育会联合会第七次代表大会在广州举行，各医学院校趁势修订章程，延长学制，增加课程内容，改进教学，完善学校的组织机构和管理制度，使办学机制更趋完备，初步建立起适合自身的办学模式，形成各种风格各种流派并存的广东高等西医教育的基本格局。英、美、法、日、德等各种医学教育流派竞存发展，各展其长；这时还出现有中国民族风格的西医高等教育流派，广东医学界探索中国人办西医教育的新路；在这一时期，广东西医校展现出群花并开各展其艳的发展态势。

从晚清到民国的广东主要高中等西医教育院校

医校名称	创办时间（年）	创办者
博济医院所办西医校	1866	嘉约翰
夏葛女医校	1899	富马利
端拿看护使学校	1904	富马利
军医学堂	1905	清政府
光华医学堂	1908	中国民间
广东公医学堂	1909	中国民间
广东公立医药专门学校	1913	北洋政府
广东中法医学专门学校	1917	法国政府
中国红十字会广东医学专门学校	1921	肖佛成、邓泽如、胡文灿等
揭西医务学校	1921	彭克猷
潮州医学专科学校	1923	—
汕头益世护士学校	1924	那秀贞

1865—1949 年广东高等西医院校毕业生人数

学　　校	时间/年	人数/人
博济医院所办医校——岭南大学医学院	1865—1911	120
广东女子医学堂、夏葛医学院	1899—1936	248
孙逸仙博士纪念医学院	1937—1949	112
军医学堂——广东公立医药专门学校	1905—1921	缺
广东光华医学堂——广东光华医学院	1908—1949	567
广东公医——中山大学医学院	1909—1925	225
广东大学医科学院	1925—1926	63
中山大学医科（医学院）	1927—1949	713
广东中法医学专门学校	1917—1927	97
中国红十字会广东医学专门学校	1921—1929	66
合　　计		2241

注：引自翁宗奕主编的《广东高等西医教育史》①，略有改动。

---

① 翁宗奕：《广东高等西医教育史》，中山大学出版社 1998 年版，第 86 页。

第三节 中国近代西医初端之辉——岭南大学医学院、光华医学院和中山大学医学院

中国近代西医的源头，可追溯到1835年建于中国广州的一家西医院——新豆栏医局（也称眼科医局），后称博济医院。1866年，在博济医院内建成了中国近代第一所西医学府，是近代中国最早出现的科学教育模式，从现有掌握的资料看，这也是中国史上的第一所西医校。1886年，孙中山在此学医。这所医校后来发展为岭南大学医学院，它与由始建于1908年的广东光华医学堂发展而成的广东光华医学院、由创建于1909年的广东公医学堂发展而成的中山大学医学院。1953年至1954年，这三所医学院校合并成华南医学院，然后，经历了广州医学院、中山医学院、中山医科大学和今天中山大学医科的发展时期。三校在发端发展过程中，互相影响，紧密关联，它们合成为广东西医及其教育从开端发展至今的主体。它们共同拼合出近代中国西医及其教育发端初期的曲折复杂全貌，浓缩反映了中国近代西医及其教育发展成型过程的特点，亦展现了中国近代西医及其教育所需的地理、政治、文化、经济、宗教及中国及与西方国家关系等历史条件。

上述三家院校的发端发展，既展现了广东西医发端形成的主体，亦有着中国近代西医从起源到形成之全部特征，为本书重点部分，因而以专节介绍三校从发端起源到发展成型的过程。

一、博济医院的建立与广东及中国近代西医的开端

1935年，美国传教士伯驾在羊城新豆栏街建立了一间专科性质的眼科医局（又称新豆栏医局）。据记载，新豆栏街医局开办时起就具有一家现代化医院的元素。它是在鸦片战争后的中国国内最先发展起来、最有影响、最完整的综合医院，并于后来易名"博济医院"。1866年，嘉约翰在博济医院内建校开班办学，这就是近代中国的第一间西医校。

鸦片战争开启中国近代史后，西方科学文化中最先进入中国的医学科学，更不受限制地在中国传播开来，以科学为基础的西方医学，给中国医学及其教育传授方式带来根本性改变，中国医学史翻开新的篇章。中国医学走向现代化的根本性改变，就由博济医院的建立开始。

（一）从眼科医局到博济医院

鸦片战争前后，西方欧美国家派遣大批基督教传教士来华，近代西方医学也随着传教士的进入而传入中国。广州是近代中国最早与西方世界接触的前沿地区，也是近代西方医学最早输入的城市。西方国家的教会在广州先后创办了10所医疗机构，其中以博济、柔济两家医院声誉最高。博济医院（前身为眼科医局）是中国近代首家教会医院，也是中国近代第一所西医医院，它对近代西方医术传入中国起到了媒介作用，对中国西医科学和西医教育产生深远影响。

1. 传教士医师的初期活动

西方来华基督教传教士，不但以其医术为中国人治病疗患，以辅助传教，更把当时先进的西医医疗技术传授给中国人，西方医学就这样经南粤传入中国。来华传教士艰难缓慢地向中国传播西方医学，在这一过程中得到了十三行商与西方对华贸易商人的帮助，传教士的这种努力及遇到的困难局面一直持续到中国近代国门大开为止。

18世纪末，英国设立对外传教的基督教差会机构。1807年，英国第一个遣华传教牧师罗伯特·马礼逊抵达广州，在东印度公司任职，并常往来于广州、澳门两地，他和李文斯敦合作，于1820年在澳门设立赠医诊所（Dispensary），聘请有声望的老中医和中草药师傅，为当地贫穷百姓治病施药。就这样，西方传教士从开办中医诊所起步，探索怎样用治病方法来争取人心，扩大教会的影响。

1827年在澳门开设眼科诊所的英国东印度公司传教医师郭雷枢，于1828年来到广州，邀美国医生布拉福德合作，开设诊所，标志着西方医学的传播点由澳门移至广州，也为在中国将进入近代之时开办的一间西医院——新豆栏医局提供了试验，做了准备。

在鸦片战争前夕，欧美国家教会来华的传教士已经逐渐增加。他们深知以医药辅助对中国传教的作用，"当西洋大炮无能为力的时候，他以一把手术刀打开了中国的大门"。这里的"他"，是指美国传教士医师伯驾。他于1834年来（Peter Parker）华，在澳门、广州等地开诊所行医，并且紧抓每一个机会介绍西方的科学和宗教，以扩大西方对中国的影响。伯驾由于在这方面所取得的成果而受到美国及其他西方国家教会、医学界和政界的赞赏。

郭雷枢于1836年发表了《任用医生在华传教商榷书》，提倡用治病的方法辅助传播宗教，主张教会多派传教医师来华，通过医事活动辅助传播教义，并与伯驾、裨治文三人联名，发起组织医学传道会。1838年2月21日，中国医学传道会成立。郭雷枢任主席，伯驾、裨治文等任副主席。医学传道会是第一个将医学和传教紧密结合为一体的社会组织，在英美有分会。其宗旨是支持眼科医局，鼓励和帮助传教医师来华传教行医。从此，传教士在广东行医传教，就以医学传道会为依托。

传教士经营医院的宗旨是清楚的，如在广州成立中国医学传道会时，由郭雷枢、伯驾和裨治文联名签署的宣言所宣称的那样，是要"鼓励在中国人当中行医，并将我们的科学、病例研究和科学发明等有用的知识，拿出一部分与他们分享。……希望我们的努力将有助于消除偏见和长期以来民族情绪所导致的隔阂，以此教育中国人。被他们歧视的人们，是有能力和愿意成为他们的恩人的。……我们称我们是一个传教会，因为我们确信它一定会促进传教事业。……利用这样的代理机构，可以铺平通往更高处的道路，赢得中国人的信任和尊重，这有助于把我们同中国的贸易和一切往来，达到所期望的更高地位，还可以为输入科学和宗教打开通道。我们可以表明的第一个利益是，将医学科学移植中国，可能会产生积极的效果。……第二个利益是，以此收集情报，对传教士和商人均有较高的价值。……因为只有这样的场合，可与中国人民交往，可以听到大部分真实情况，回答我们许多问题。……因为一个病人在医生面前，往往是坦诚相见的"。由此可见，传教医生在中国并非仅限于医学慈善活动，还有着宗教、政治、经济等目的。然而，西方医学传教士的确把当时先进的西方医学科学带到了中国。

2. 眼科医局（新豆栏医局）的开办

早在鸦片战争以前，西医已开始传入我国。1830年，美国公理会国外差会派遣的第一个来华的传教士裨治文抵达广州。1834年10月，又派传教医师伯驾到广州，随即前往新加坡用8个月的时间学习汉语。1835年（清道光十五年）8月，伯驾返回广州，在十三行新豆栏街租下一座楼房，开办了"眼科医局"（又称新豆栏医局）。该楼共3层，首层为地窖，第二层为候诊室、诊室及药房，第三层为手术室以及可容两三人的留医室。后因病人增多，次年春获当时广州巨贾怡和行行商伍秉鉴（伍敦元）先生的捐赠，将租丰泰行7号一座3层楼房用作扩充业务院舍。取名"眼科医局"的这所医院最初坐落在广州城外西南方的外商社区中，规模不小，设有接待室、诊断室、配药室、手术室、观察室等，候诊室可以容纳200多人，病房可以容纳40多人，规模超过了1828年郭雷枢在广州开办的诊所，具备 1 间近代化综合医院的诸元素，大量医治各科疾病。实际上，新豆栏医局已完全超越了专科医院工作范围，成为中国近代最早出现的近代化综合医院。

1835 年 11 月 4 日，眼科医局开业。开诊初期病人很少，第一天竟然没有一个病人，第二天也只有 1 位患青光眼的妇女来就诊。但由于施医者的医术高明，免费为贫穷患者治病，求医者日益增加。开院后不过 17 天，病历表就增加到 240 多张，6 个星期内有 450 人就医，其中包括几位衙门的官员。为了使日渐增多的病人能够循序就医、提高效率，伯驾在病人进门后，先派发竹片制成的长方形号牌，然后病人就按照号牌上号码，循序进入诊疗室。据说这种已成为当今医院普遍采用的"挂号制度"，就是源自伯驾在博济医院的这套设计。

眼科医局除平常治疗眼疾和各种病症外，特定每逢周四为割症日期。据载，在眼科医局设立的第一年（1835 年 11 月 4 日至 1836 年 11 月 4 日）里，便收治病人 2152 人次，其中施行了中国第一次割除乳癌手术；1 年中诊治的眼病有 47 类，其他病例有 23 类，女性癌症病不治者有 5 例。慕名前来访问参观的人，不下六七千人次。到鸦片战争爆发时，经伯驾诊治的病人已有近万人次，而且都免费。特别值得一提的是，1838 年林则徐在广州主持禁烟期间，也曾间接地接受过伯驾的诊治。林则徐患有疝气和哮喘病，曾派幕僚到伯驾处取疝带及祛喘药，并回赠水果等物。伯驾虽未见林则徐本人，但专为林则徐立下一个病历，病历编号为 6565（载于 1840 年的《中国丛报》），这是保存下来的最早的西医病历之一。眼科医局患者的登记内容包括病案的编号、姓名、性别、年龄、籍贯、处方用药、治疗效果、手术种类、手术时间的长短，连取出的肿瘤或结石的大小等都有着详细记录。

眼科医局有两大特色，首先，是以眼科著名；其次，它是当时基督教徒们的宣教所，第一位中国籍的牧师梁发就是眼科医局的应聘传教士，他创作的"劝世良言"被洪秀全糅合进发动太平天国运动的思想纲领。

3. 突破因中国人对西医不了解与憎恨外国列强入侵造成的以西医行医之制约

在"西学东渐"的历史时期之初，在中国沿海，不时有外国人贩运鸦片、武力劫掠、以舰炮轰击中国海域陆地的事发生，引起了中国绅民仇视愤恨，因此，不少中国人也就难以相信同期由外国传教士在中国开办育婴室、医院、学堂等善事是出自好意。而基督教的各种礼仪及习俗，都是中国人闻所未闻之事，所以，一般人视之为邪术，有的国人出于敌视的原因而散布种种无稽且耸人听闻的流言。

西洋外科更为中国人所未闻，国人基于传统"身体发肤，受之父母，不敢毁伤"的观念，不能接受西方开刀的治疗方法。做尸体解剖以明死因，更是传统中国医学所无，因此，外科与尸体解剖常因中外观念的不同，引起很大的冲突。福建船政教练克碑在其呈法国外务部之文中，就有这么一段文字："教门施医，率用刀圭，但中国无此医法，易启猜疑；以后如遇必须用刀之症，须令病人自愿立据，戚属作证，倘有不虞，便无干涉。至检验病人死尸，大属骇人听闻，应永禁不用。"在这排外、疑外的社会气氛中，伯驾以其高明医术，赢得了许多病人的信任，他们不敢白天到西洋人的医院，大多数是趁着黄昏或晚上人稀之时到达伯驾的医院，看完病后深夜提着灯笼回家。伯驾以其努力突破因为中国人对西医不了解与憎恶殖民侵略造成的障碍，以西医医术为中国人行医施治。

4. 眼科医局的停业及复业

1840年鸦片战争期间，眼科医局停业关闭。1842年，伯驾再度来到广州。11月，眼科医局恢复业务，已不限于眼科，而是综合性医院了。此后，教会医院都设置专职或兼职神甫或牧师，进行宣讲教义的活动。他们每天向病人传教，分送圣书，要求"所有能够走动的病人，连同他们的朋友和仆子，都要去参加晨祷会。……这样做的目的是为了便于传播基督教教义，赢得那些来医院要求解除肉身痛苦的人的好感。传道人说好话和医生行好事是互相配合的"。他们认为："再也没有比医药传教会所采用的手段和目的更为聪明的了。"

但是，传教士借行医传教的效果却很不佳。即使到鸦片战争之后，传教已公开化，伯驾虽然利用一切可能的场合、机会和手段向患者施加基督教的影响，但在众多就医者中，对此感兴趣者仍十分稀少。据曾定期到医局协助伯驾传教的梁发说，三年半时间里被邀请参加礼拜聚会的1.5万多人次中，"真诚研究真理（指基督教教义）的只有3个，而受洗归主的人竟一个都没有"。

尽管如此，医局还是坚持开办下来，并且越办规模越大。1844年，伯驾施行了中国第一例膀胱结石截除手术，在当时这类疾病极为常见的情况下，第一次成功所具有的示范意义是非常之大。1847年，伯驾首次在中国应用乙醚麻醉施行了外科手术，麻醉的使用更使他在短短几个月内赢得了巨大声誉。1848年，在医局进行了中国第一次试用氯仿麻醉法。以上两种麻醉法是分别在美、英等国发明后的第二年在中国的首例试用。1850年，又开始了病理尸体解剖术。

5. 博济医局的开业

1855年，伯驾担任美国驻华外交官，医局由一个美国传教士医生嘉约翰接办。1856年，因第二次鸦片战争爆发，十三行发生了大火灾，医局遭焚毁而停办。1858年年底，第二次鸦片战争的硝烟尚未散尽，嘉约翰便再度进入广州城，开始他在中国长达40余年的行医生涯。嘉约翰抵达广州后，即在南郊增沙街（南关）租下一华人住宅，加以改造和装修，粉刷一新，成为医院。1859年5月，重新开业，定名为博济医局。当年的门诊量为26030人次，80张病床共收治住院病人430人。在这所中国早期著名的教会医院里，嘉约翰任院长长达44年（1855—1899）。

博济医局开业后，有所改良和进步。1861年，米勒（Miller）医师为肿瘤患者拍摄了第一张医学照片，也是我国第一张黑白照片。

6. 博济医院的定名

博济医局于1859年亦称博济医院。由于医院的业务发展迅速，渐渐增多的病人使原有病房的容量已经不能适应。后经中外慈善事业家踊跃捐赠，在谷埠购得地皮一块，作为扩大医院规模的新址。新址自1863年基建，到1866年完成，于10月开诊收治病人。博济医局正式定名为博济医院（The Canton Hospital）。嘉约翰特邀广州名医关韬出任该院的院长助理，主持院务。新院舍可容留医者130余人，并于同年（1866）开设妇女部，是为广州专设妇产科之始。尽管博济医院规模迅速扩大，当医院空间仍然难以满足病人需要时，附近的民房和礼拜堂就被当作临时住院处。

1875年，博济医院施行中国首例眼疾手术；同年，以氯仿麻醉施行中国首例剖腹切除卵巢囊肿术；1892年，该院美籍医生关约翰施行的剖宫产术是中国的首例，在我国近代医学科学发展史上具有重要意义。当年8月的《申报》所属《点石斋画报》以"剖腹出儿"为题进行图文报道，配文曰："西医治病颇著神术，近数年来，华人见其应手奏效，亦多信之。粤垣筑横沙某蛋妇，身怀六甲。至临盆时，腹震动而胎不能下。阅一昼夜，稳婆无能为计，气息奄奄，濒于危矣。或告其夫曰：是宜求西医治之。其夫遂驾舟载妇至博济医院，适女医富氏因事他出。男医关君见其危在旦夕，恻然动念，为之诊视，谓儿已抵产门，只因交骨不开，故碍而不下，若剖腹出之，幸则尤可望生，不幸而死，亦自安于命而已。其夫遂侥幸万一计，听其剖视。医士乃施以蒙药，举刀剖腹，穿其肠，出其儿，则女也，呱呱而啼，居然生也。随缝其肠，理而纳之腹中，复缝其腹，敷以药，怃之安卧。数日寻愈，妇乃将儿哺乳以归。如关君者，真神乎其技矣。"[①]

---

① 明甫：《剖腹出儿配文》，载《点石斋画报》影印本．第三集（竹九），广东人民出版社1983年版，第71页。

至博济医院创立百年（1935年），总共为200多万名病人做过治疗，受外科治疗者达20多万人，占总数10%。

博济医院建成于中国进入近代的标志鸦片战争前，比在1838年短暂建于澳门的美国医院建院更早，同一时期中国各地再也没有其他的近代化西医院，鸦片战争前后澳门的贫民医院还是以收容为主的传统西医院，它和当时因医院年久失修面临崩塌而临时迁入修道院的澳门军人医院都不对中国人开放。博济医院在中国最先采用了近现代先进医疗技术，它是中国近代最早出现的近代化医院，是中国近代西医的发端地、起源处。即使在鸦片战争后近代西方医学由中国各开放口岸全面传入内地的初年，博济医院的医疗水平依然是当时国内各西医机构中最高。然而，总的来说，博济医院的发展还是缓慢的。例如于1896年建立手术室，到20世纪初，才制定了手术室工作常规，1903年，才购置可靠的消毒器。按当时欧美发达国家先进医院的标准衡量，医院的设备也比较简陋。

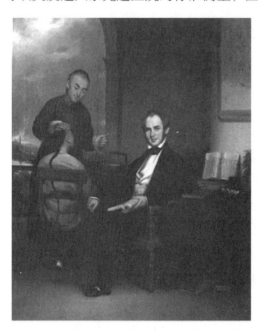
伯驾与关韬（左上）在行医

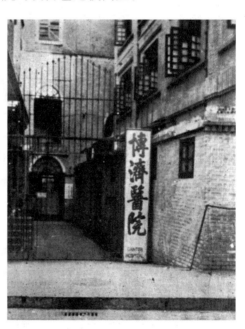
博济医院仁济街前门

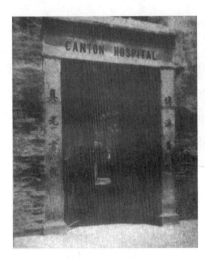
博济医院在广州长堤大门

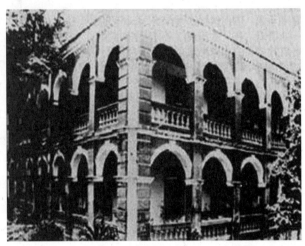
嘉约翰于1898年在广州创办惠爱医院收治精神病人

（二）博济医院的财务运作

维持医院运行的经费来源，除了医院的收入，主要为中外人士的捐助。值得注意的是，有时中国人的捐款还超过外国人。例如，1884年，中国人捐款925元，外国人捐款才800元。到1894年，医院大部分经费都来自中国人，孙中山也曾捐款给这所医院。

西方教会在华的医疗事业在20世纪以后获得空前迅速的发展，医疗机构成倍增加，规模扩大，并明显地由纯慈善性质转向营利性质或部分收费部分免费性质。向病人收取费用的问题渐渐引起了各方注意。教会医学杂志发表了各方教会医生的讨论，分歧者各执所见。少数医生反对收费，理由是他们的病人大多是生活贫困的平民，而且现在仍应遵循早期传教先行者开创的慈善治疗的原则。主张收费者也有他们的理由，首先，免费治疗不能吸引有钱人和有势力的人；其次，即使免费药物也未必能完全得到病人的信任。后者获得更多的赞同，收费已成趋势，但对穷人一如往常免费诊病，而且医院的收费普遍较低，所得收入纳入机构的日常开支。

（三）西医教材著作的编译出版

西方传教士知道，要使行医传教事业能广泛地进行，必须有大批中国人参与，而要把当时先进的西医传授给中国人，必须突破语言文字障碍，把西文医药书籍翻译成中文出版。这是使西方医学文化与中华文化融合的过程，也是西医逐步中国化之过程。

合信医生主持金利埠惠爱医院期间，着手将西文医书翻译成中文。他取得了南海人陈修堂的协助，以《解剖学和生理学大纲》原书为蓝本，编译成《全体新论》一书，于1851年在惠爱医院出版，这是近代中国第一部比较系统地传播西医知识的教科书。合信还翻译出版《博物新编》《西医略论》（1857年，3卷）、《妇婴新说》（1858年，1卷）、《内科新说》（1858年，2卷1册）、《医学新语》。当时，这5本书结书集名为《西医五种》，与《全体新论》（1851年，1卷）合组成一套比较完整的西医教科书，在中国早期西医传播中起了重要作用。此外，《英汉医学词汇》（*A Medical Vocabulary in English and Chinese*，1858年，1册）是国内已知编译最早的英汉医学词汇之一。

嘉约翰在华47年，主持博济医院44年。除主持医院工作外，还致力于编译西医书籍和教材，是19世纪中后叶在华翻译西医书籍最多的传教医师。1859年始，最先翻译了出版《发热和疳》，尔后主要有《化学初阶》（1871年）、《皮肤新编》（1874年，1卷）、《增订花柳指迷》（1875年，又述于1889年，1卷），陆续翻译西医西药书籍34种，在博济医院出版。1880年，他创办介绍西医西药学的我国最早的中文期刊《西医新报》，1880年后他还翻译出版了《眼科撮要》《外科手册》（1881年）、《内科全书》（1883年，16卷）、《体用十章》（1884年，4卷）、《妇科精蕴图说》（1889年，5册），有20多种作为博济医院所办西医校的教材，是近代中国翻译西方医学著作较多的人。

尹端模是最早翻译一定数量的西医著作的华人学者。他在博济医院任助理医师，受合信及嘉约翰影响，深入钻研西医科学，译述西书。主要有《医理略述》（1891年）、《病理撮要》（1892年，1卷）、《儿科撮要》（1892年，2卷）、《胎产举要》（1893年，2卷）。尹端模还与嘉约翰合作并参加了《病症名目》《体质穷源》的翻译工作。

合信、嘉约翰大量翻译西医书籍，学成回国成为"好望角以东最负盛名之良外科"医生的黄宽，亦参加译书，加上尹端模等早期译本。以博济医院（局）具名刊行的有：《体用十章》《内科阐微》《西医内科全书》《炎症略论》《皮肤新编》《妇科精蕴图说》《胎产举要》《儿科撮要》《眼科撮要》《割症全书》《花柳指迷》《增订花柳指迷》《西药略译》《化学初阶》《体质穷源》《实用化学》《内科全书》《病理撮要》和《内外科新说》等数十种，除国内使用外，日本人亦采用，对西医传播推广和西医教育发展，发挥了开创性作用。1880年，创办《西医新报》，揭开现代中国医学杂志的第一页。

（四）博济医院在传播西医上的辐射式推广作用

博济医院与医学传道会二位一体，紧密结合，在19世纪上、中叶，曾是欧美各国教会派遣传教士到广东行医传教的主要渠道，因而集结了传教医生传播和推广西医的巨大力量。西医推广获得广东各界人士大力支持，十三行巨商伍敦元自1842年，不但不收医局房租，还负担医局一切修葺费用。旗昌洋行职员历任医学传道会副会长，于1845—1891年任该会司库。1880—1902年的22年间，无偿为该会提供会议和活动场所，支持西医推广。其时，外国派来的传教士大多是医学传道会的成员，亦是博济医院的人员。他们的医学活动范围不限于广州，在广东省内和省外，都有他们的行医与传授医学的印迹。博济医院就是通过传教医生及医院培养出来的学生，将西方医学辐射式推广到广东全省和省外。

在广州，当时的西医机构，多是由博济医院与医学传道会繁衍出来的。例如，1848年，英国布道团传教医师合信在广州沙基金利埠开办惠爱医院；19世纪80年代，在博济医院服务的富马利、赖马西两位女医生，先后开办四牌楼赠医所、十三甫赠医所、存善大街赠医所。1899年，嘉约翰开办的芳村精神病医院。同年，赖马西先后开办明心书院和明理书院，分别招收盲女童和盲男童，施以治疗和训练。同年，在广州西关创办广东女子医学校。1909年，广东公医医学堂筹备开办，接纳南华医学堂停办的失学学生。

1882年，博济医院的6位医生集资，委托旅美华侨罗开泰，在广州仁济西路怡和街开设了全国第一家华人西药房——泰安大药房。

在广东省内和省外经由博济医院医学传道会人员传播和推广西医的地点包括：佛山、三水、肇庆、四会、阳江、澳门、香港、梧州、厦门、宁波、上海、北京、台湾、海南，以及日本等地，博济医院早期在南中国传播和推广西医事业，发挥重大作用，是中国近代史上最具代表性的教会医院。到19世纪末，从当时教会在华医疗机构的存在规模来看，新教所属的大小医院、诊所计有40余家，天主教所属者也有数十家，主要分布在一些较大城市。但如博济医院这样规模和水平的教会医院还算少。

二、 在博济医院完成的中国医学教育从传统到现代的变革

人类为了把长期积累起来的医疗经验传给下一代，便产生了医学教育。传统的西医教育与传统的中医教育，起初都主要采取以师带徒的形式，但随着知识量的扩大和对医务人员需要量的增加，学校形式的医学教育也相应出现。近代医校教育源于西方欧美，是近代科学技术与思想文化飞跃发展的成果，其教育模式为近代科学教育模式。建于博济医院内的近代中国第一所西医校，将近现代科学教育模式引入中国，一种在中国历史上全新的近代医校式教育模式出现，培养出新

型的医学科学工作者，对以师带徒的传统中国医学教育传授方式带来根本性改变。在博济医院完成了中国医学教育由传统到现代的转变。

（一）中国近代西医教育的源起

从伯驾在广州开办眼科医局的次年（1836），他以带徒弟的方式，训练了3名中国医助，除做眼科手术外，兼做外科手术，其中关韬在做白内障手术方面，颇负盛誉。嘉约翰也收授苏道明成为眼科割治专家。合信、黄宽等均收授生徒。为了引进最新医学技术，伯驾利用每次回国的机会，到处参观医院、遍访名医。他在1841年初次返国时，完成了婚事，在婚后不久就与妻子离别一段时日，花了将近半年时间前往英、法两国，向伦敦、巴黎的许多名医交流请教，考察范围包括医学教育。伯驾训练了一批中国助手，前后大约共有10个人，培养了中国医护人才，其中以大弟子关韬最有成就，他在好几次伯驾有事出门期间能够独立管理医院事务和开展医疗活动，病人并不因此而减少。1837年，经他挑选，一些中国青年开始向他学习医药学和英文，并在医院帮助做配药以及手术助手方面的工作。

（二）创建中国近代第一所西医校

博济医局由嘉约翰主管10年，已具相当规模，医局设备好，医师力量强，医疗水平高。经过历届收授生徒，特别是1861年和1863年，两届生徒培训，已经具备了开办医学校的条件。于是，他在建院30周年的1865年（清同治四年）筹办在博济医院正式办学。博济医院所办西医校附设于博济医局，首届招生8名，学制3年。黄宽被聘到该校任教，与嘉约翰共同负责教学工作。1866年，博济医院创建中国近代第一间西医校，开始系统授课、见习和实习，传播西方医学，对外扩大招生，培养医学人才。1868年，学生增加至12人，每周逢星期三、六进行课堂讲授，星期一、五出门诊学习诊治，星期二、四在手术室学习手术割治。学生参与医院日常事务、施药、通常手术割治等助手工作。黄宽担任解剖学、生理学和外科学课程；嘉约翰执教药物学、化学；关韬负责临床各科教学。医校开设第二年，曾在校内示范解剖尸体1具，由黄宽执刀。嘉约翰也曾在医院内示范解剖尸体。

博济医院所办西医校开设初时只有男生。1879年，博济医院所办西医校应真光女校学生的请求，接收两名女生入学，是为该学校招收女生之始，亦是中国培训女医生及男女同校之始。西方近现代争取男女平权之风经这间中国最早的西医校悄然入华。这也是中国女性接受现代科学教育的开端。

1885年，博济医院所办西医校增加了讲课和实习时间，充实了教学内容，仍为3年毕业。

（三）扩散式影响

博济医院在广东的近代西医教育上有着扩散式影响。其最先采用的以师带徒培养西医工作者方式，曾被省内乃至国内的西医医疗机构使用。继其所办西医校后出现的夏葛医学院和岭南大学医学院，都是在其所办西医校的基础上或影响下建立；广东公医学堂是博济医院南华医学堂停办后，由原校教职员、毕业生和在校全体学生在本地绅商支持下协同创立；光华医社的负责人梁培基毕业于博济医院所办西医校并任教，光华医学堂的建立者及教职员乃至学生不少出自博济。清代至民国这一时期在广东建立的西医校，都有着博济医院所办西医校的深刻影响，这种影响还扩大至全国。

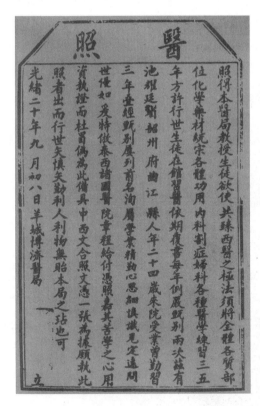 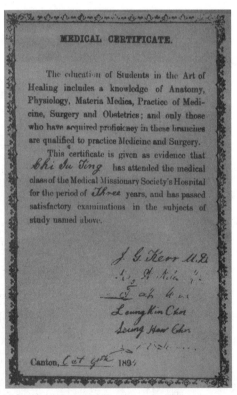

毕业证书中文本（1894年）　　　毕业证书英文本（1894年）

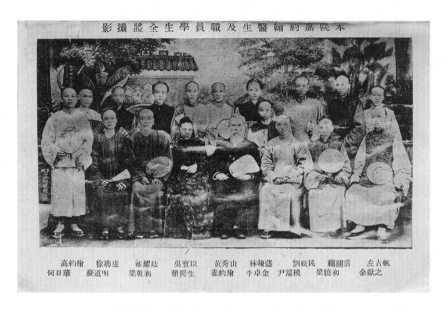

博济医院嘉约翰医生及职员学生合影

1886年秋，20岁的孙中山（1866—1925），以"逸仙"之名就读博济医院所办西医校。1887年9月，孙中山转学到香港西医书院。

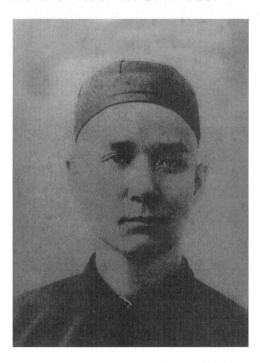

1886年，孙中山以"逸仙"之名在广州学医时的留影

(四) 开办南华医学堂

1897年，医学堂有男生25人，女生6人。同年学制改为4年毕业。西医传播对清政府传统医学教育的影响逐渐增大，如光绪二十四年（1898），光绪皇帝下有谕旨："又谕，孙家鼐奏，请设医学堂等语，医学一门，关系重大，亟应另设医学堂，考求中西医理，归大学堂兼辖，以期医学精进，即着孙家鼐详拟办法具奏。"[①] 1899年，博济医院和博济医院所办西医校交由关约翰主管。清光绪二十七年（1901），博济医院成立正规医校，建设独立校舍。新校舍于1902年建成，为广州当时西洋风格新式大厦，命名为南华医学堂，后来又称南华医学校。光绪三十三年（1907）有外籍教师7人，中国教师6人，在校肄业学生达50人。宣统元年（1909）春，该校学生反对校方的不合理举措，举行罢课。美籍负责人施行了高压手段，开除领导学潮的学生，学生仍坚持不复课，1911年校方便将学校停办。

从博济医院开办医校到南华医学堂办学45年，先后共培养毕业生120多人。他们主要分布在华南各地，有一部分在其他省区，小部分在国外，为医药卫生和医学教育事业服务，为中国培养了中国西医校训练出来的第一批西医师，促进了西方医学文化和中华文化交汇融合，推进了西医中国化，推动了中国医学的近代化。

博济医院所办西医校—南华医学校	
年份/年	毕业学生人数/人
1866—1914	120

三、夏葛女医学校的创立与变迁

夏葛女医学校的创立与变迁，展示了中国女医学科学教育在广东的开拓发展。

（一）广东女子医学校的诞生

广东女子医学校创办者是美国女医生玛丽·富利敦（Mary Fultan，1862—

[①] 梁启超：《饮冰室专集之一戊戌政变记·新政诏书恭跋》，载《饮冰室合集第六册》，中华书局1936年版，第49页。

1927)。她受美国长老会派遣来到广州。光绪二十五年（1899），富马利带领 3 名教师、2 名学生，在广州西关存善大街长老会礼堂赠医所筹办广东最早中国早期的一间女医校广东女子医学校，作为教学及施医的基地，专门招收女生。1900 年 11 月，长老会一支会礼拜堂在西关多宝大街尾落成，便借用该堂首层为校舍，广东女子医学堂校正式挂牌，1900 年第二届招生 3 名，学制 4 年，以粤语授课。1901 年，建成女医院首座楼房，以捐款建楼的美国纽约布鲁克林教堂的牧师戴维·柔济（David Gregg）的中文译名，命名为柔济医院。

（二）广东夏葛女医学校与端拿看护使学校的创立

1902 年，美国人士夏葛（E. A. K. Hackett）先生捐款，在逢源中约建设了新校舍，与柔济医院相邻。校舍建成，再捐款建学舍楼 2 座。为纪念捐款者，女医校以夏葛命名，称广东夏葛女医学校。夏葛女医学校在护士教育方面先行，较早建立附属护士学校。1904 年开办看护使学校，美国人端拿（Charles Turner）女士捐款购地建楼，便命名为端拿看护使学校（特纳护士学校，Turner Training School for Nurses）。由于护士工作"侍奉病人，事近微贱，闻者惮之，来学无人"，护士学校的开办起初并没有得到多少女性学医者的响应。富马利知道要使护士职业得到大家的认可，需要尽量提高护士的待遇及地位。"尝竭心力劝人来学，又提高待遇护士之法。适因沙面某西人，尝聘用本校护士，而命其就食于厨下。富氏闻之立召其人归。此后中西人士皆尊重护士，而护士在社会上之位置遂高。然当时习者仍罕。"第一位护士毕业生李凤珍女士是由于患病到医院就医，病好后，在富马利的反复劝说下方才愿意来校学习。特纳护士学校最初定学制为 2 年，从 1915 年起改为 3 年。开设的科目主要包括：第一年有人体学、功能学、卫生学、药科学、护病初级、医院规矩、看护礼法；第二年有卷带缠法、产科护法、揉捏法、小儿护法；第三年有料理大割症、割症的先后护理、五官护理法、剖腹护理法等。学科设置比较齐全，而且以上各科都有医生讲解指导。一些教会开办的医学院都先后建立了相配套的护士学校，但是护士的数量总体还是偏低。根据有关资料的统计，到 1919 年，全国的护士总人数不超过 150 人，甚至有的医院根本就没有护士，病人纯粹由他们的亲戚或仆人来照顾。特纳护士学校的学生多为广东本地人。据统计，从 1906 年第一届毕业生到 1936 年中共有 27 届共197 人。其中，广东本地人 178 人、福建 13 人、广西 2 人，浙江、四川、江西、山西各 1 人。护士学校的创立对于广州地区的医药事业具有深远的意义，进一步丰富与完备了广州地区的医学教育门类，也为中国护理教育的发展做出了贡献。

夏葛女医校仿效美国医学教育模式，建立了自己的办学机制，医校、医院、护校三位一体，统一管理，具备培养医生、护士，开展医疗服务的整体功能。该院专门收治妇女儿童病人，成为妇产科、小儿科专科医院的雏形。当时医院病房2座，床位30张，规模较小，设备简陋，妇产科医务人员缺乏，妇产科业务以产科为主。由于迷信思想作祟，当时很多人并不愿入医院分娩，贫家妇女限于经济能力，住院分娩者更少。据1910年柔济医院记录，全年接产仅52人，院外接生82人，难产产妇38人，其中较大型、较困难的手术多由外籍外科医生施行。学生通过课本、模型、实验、临床见习等方面在课室、实验室、医院及门诊完成其学习课程，随着学程的改变，所修课程逐年增加。到1911年，女医校已培养9届毕业生共44人，端拿护校培养4届毕业生共12人。截至1911年，广东夏葛女子医学堂培养了44名毕业生。民国元年（1912），孙中山曾到该校及其附属的柔济医院视察。

（三）更名为夏葛医科大学

夏葛女医校仿照美国医学教育模式办学、管理学校和组织教学。校院财产全属北美长老会，委托中国南部西差会所选的董事组成董事会管理，由董事会授权教员医生组成的执行部处理校院一切事务。夏葛女医校入学标准低，入学学生不必具有高中毕业程度。主要教师是美国医学博士。

1921年，凭借着广东教育事业的兴盛，全国教育会联合会第七次代表大会在广州举行，各医学院校均不失时机地修订章程，延长学制，增加课程内容，改进教学，完善学校的组织机构和管理制度，建立自己的办学模式，初步形成广东高等西医教育的基本格局。同年，受广东的形势影响，夏葛女医校当局修订章程，改名为夏葛医科大学，学制由4年延长为6年，预科1年，本科教学5年，其中第5年实习。

（四）定名为私立夏葛医学院

在中国社会将教育权收归中国人手里的呼声高涨的大背景下，夏葛医科大学董事会于1929年3月10日召开董事会议，决定从1930年起将学校移交给中国人办理，由王怀乐医师出任校长和医院院长，并向国民政府教育部申请立案。1932年12月，准予立案，定名为私立夏葛医学院，同时废除预科，改为本科6年，实习1年，共7年。1932年起，兼收男生，以期扩大医学教育规模。董事会下设校院院务委员会，作为最高行政管理机构。学院包括附属医院及护校。夏葛医学院虽交归中国人管理，顺应了中国政府的规定，但经费仍由美国长老会控制，实权还是掌握在外国人手里。

夏葛医学院	
年份/年	毕业学生人数/人
1903	2
1904	3
1905	3
1906	3
1907	7
1908	5
1909	9
1911	12
1912	8
1913	7
1914	10
1915	7
1916	16
1917	6
1918	5
1919	3
1921	10
1922	8
1923	11
1924	12
1926	8
1927	7
1928	15
1929	10
1930	11
1931	4
1932	12
1933	8
1934	15
1936	10

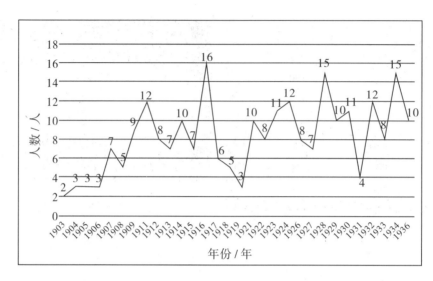

夏葛医学院历届毕业人数

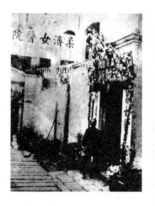

柔济女医院门

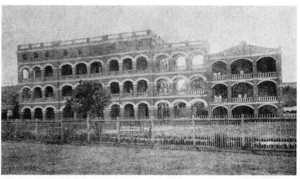

广州夏葛女医校院

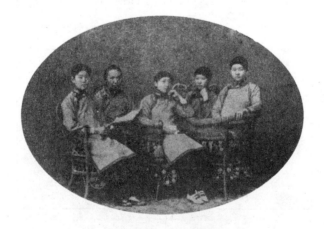

清末夏葛女医学堂的女学生

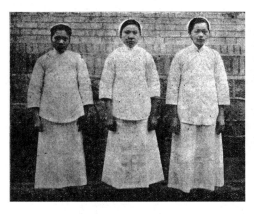
夏葛一端拿看护毕业生

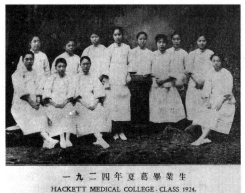
1924年夏葛毕业生

（五）归并岭南大学

夏葛医学院自创办至1935年，共毕业31届学生，人数246人，全是女生。毕业生分布在全国各地，以及新加坡、爪哇、美国、英国、法国等地。其中，罗芳云、关相和、王德馨、梁毅文毕业后在不同时期担任该校的领导工作，成为学校及其附属医院建设栋梁。华南地区的大部分女医生多由这所医学校培训出来，并为近代中国女性提供了比较全面的医学服务。这所女子医学院开创了中国近代女子高等医学教育的模式，为中国医学教育做出独特贡献。民国二十五年（1936）7月，该校归并岭南大学，改称为夏葛医学中心，并迁至位于长堤的博济医院内。原夏葛医学院的当年毕业的学生，成为新组建的岭南大学医学院最早的毕业生。

（六）现代女医群与现代职场女白领群的出现及其意义

从1879年博济医院所办西医校接收2名女生入学，为中国培训女医生及男女同校之始。于光绪二十五年（1899），富马利带领3名教师、2名学生，在广州西关存善大街长老会礼堂赠医所筹办广东最早中国早期的一间女医校广东女子医学校，作为教学施医的基地，专门招收女生。一批又一批西医女医护人员被培养出来。一个受过现代化高等医学教育系统培养训练的现代女医生护理群与现代职场女白领群，出现在古老中华大地上的广州。她们的出现造福当时由于受传统束缚难于接受现代治疗的中国妇女，也为这一现代女医群与现代职场女白领群本身赢来较高的社会地位与厚实的经济基础，这对于千百年来受"三从四德"传统男权束缚的中国妇女的解放有重大的意义。

四、岭南大学医学院的建立

在20世纪30年代,停办已久的博济医院所办西医校在各方支持下以岭南大学医学院之名复办。

(一)收回教会学校的教育权

1929年8月29日,教育部颁布了《私立学校规程》,私立学校立案后受主管机关的监督和指导,其组织课程及其他一切事项,必须遵照现行教育法令办理。学校如为外国人所设,必须由中国人任校长;如为宗教团体所设,不得以宗教科目为必修科,不得在课内作宗教宣传。多数教会学校开始按此条例办理。

(二)筹办岭南大学医学院

1930年6月2日,医学传道会举行年会,决议将博济医院转交给岭南大学,此决议为岭南大学所接受。接办之前,岭南大学于1901—1912年,曾办医学预科,1914年又成立了护士学校。移交手续于1930年7月23日正式举行,博济医院的全部财产和所有权由广州医学传道会(Canton Medical-Missionary Society)移交给岭南大学校董事会,医院归属"岭南大学医学院(筹)"。国民政府批给建筑及开办经费国币50万元;另每年补助经常费10万元。

1934年岭南大学董事会提出,孙逸仙博士与博济医院有着密切关系,以其生前对博济医院的关怀,有必要纪念其功绩。成立孙逸仙博士纪念医学院筹备委员会,推举孙科、孔祥熙、褚民谊、何东、黄雯、黄启明、金湘帆、林逸民、钟荣光诸先生为委员;再设立计划委员会,以刘瑞恒、赵士卿、伍连德、林可胜、黄雯、王怀乐、陈元觉、马士敦、胡美诸先生为委员。1934年,对旧病房实行了大改造,在医院后座新建一座四层楼建筑。1934年6月,博济医院在原址扩建的一座占地面积77井(854平方米)、三合土(混凝土)构造的4层大楼落成启用。至1937年1月全部竣工时,已在南面加建了6层楼房1座。原4层大楼亦加至6层,楼下为院长室、注册室、事务室、会议室、大礼堂、图书室、阅书室等;5楼为解剖学科;4楼为生理学科、药理学科;3楼为病理学科、细菌学科;2楼为生物化学科、寄生虫学科。每科均设有授课室、学生实验室、教员研究室及办公室等。天台建有小型动物室,供饲养试验动物之用。

1935年11月2日,举行博济医院成立100周年暨孙中山开始学医并从事革命运动50周年的纪念活动,民国重要人物云集,由孙科主持,为"孙逸仙博士开始学医及革命运动策源地"纪念碑揭幕和"医学院大楼"奠基举行仪式。当时黄雯任院长,有教授6人、副教授6人、讲师12人、助教15人,学生87人。中华医学会认为"博济医院为中国西医学术的发源地",特于11月2日至8日在博济医院举行第三届全国代表大会,以示庆贺;医院也易名为"中山纪念博济医院"。

(三) 正式成立孙逸仙博士纪念医学院

1936年9月,孙逸仙博士纪念医学院(岭南大学医学院)正式成立。医学院共有5个系:解剖系(包括组织学和胚胎学)、物理学系(包括生物化学)、细菌学系(包括寄生虫和病理学)、药理学系、公共医疗系。岭南大学医学院,一切规章制度,均遵照了教育部颁发的章程办理,定学制为本科5年,实习1年,共6年。第一、二、三年为基本各科;第四、五年所习为临床各科;第六年留院实习。第一年基本学科如生物学、化学等,为利用设备完善及师资便利起见,在岭南大学上课,其余均在医学院授课。临床实习分别在博济及柔济两间医院进行。公共卫生实习由学院卫生事业部安排。据院方称"本年(1936年)一二年级之学生程度,实可称满意;盖该二级学生课目,除解剖学科外,全由岭南大学文理学院担任教授,使学生程度得以提高;至于解剖学科地址,则以五楼全座拨用,并特聘专任教授二名,助教一名,联同担任;人才极感充足"。

孙逸仙博士纪念医学院设附属机构:博济医院(有病床150张);柔济医院(有病床150张);博济医院内设有高级护士学校,学制为预科3个月,本科3年,1936年有学生38名;另有卫生保健机构3处:一处是博济分院(在岭南大学内,有病床20张);一处在广州河南新村(Suntsuen);一处在从化市和睦墟。并在岭南校园内设立了专门为农民服务的赠医所。附属机构收治的病人为学生的临床实习提供了较好的实习教学的对象。

由于夏葛医学院一直与博济医院有合作关系,在博济医院移交给岭南大学后,夏葛医学院也考虑与岭南大学合并。1933年5月,通过了合并计划,1936年7月1日,夏葛医学院正式将行政和设备移交岭南大学医学院。

1937年3月11日,纪念医学院大楼全部竣工,成为广州的重要建筑。重建后的博济医院,除了保留它的原有建筑风格,医院的主楼为西式建筑,希腊式圆柱,圆环的墙贴面,纪念碑如利剑直指云霄,短而锋利,象征要将治病救人的决心贯彻到底。

岭南大学医学院历届毕业年人数

年份/年	毕业学生人数/人
1866—1936	205
1937	7
1938	7
1939	10
1940	6
1941	16
1942	9
1943	10
1945	15
1946	2
1947	3
1948	9
1949	18

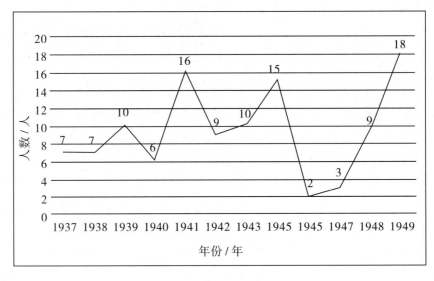

岭南大学医学院历届毕业人数

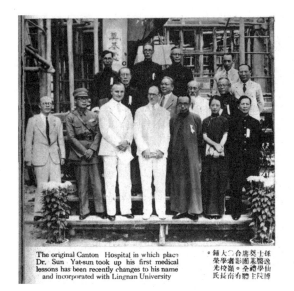

孙逸仙博士医学院奠基典礼

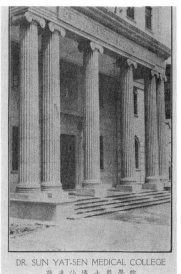

医学院大楼

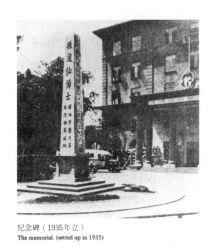

1935年立孙逸仙博士纪念碑

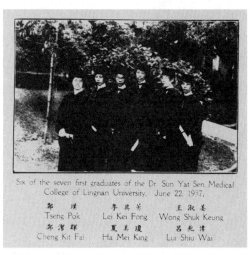

孙逸仙博士医学院首届毕业生

（四）教学

1. 教学条件

学院通过增添教授等办法增强师资力量，并且强化了教学设备设施，1937年，设置各科课室及实验室，尤其是生理学兼生物化学、药物学、细菌学各课室和实验室全部重新改良设备，尽量充足；地方宽敞，足够供50人同时实习及授课所用。所有每科仪器及各种应用家具配置，全都加以扩充和改善；同时，对于医学上所必需，或能提高学术上水平的用品，学院亦尽力搜集。改善课室增设仪器与基础建设同步进行。竣工的学院教授住宅4座。院内在建泵水机房1座，增置引用河水滤水机1副，以汲取河水用于洗涤；建汽车停车房1座。学院因为各学科需要用到煤气，特别配备了煤气供给机1座提供煤气，使学生能利用煤气，用于实验检查。

院办图书室专为供应各科教授及学生参考及阅读所用，除医学著述外，其他课外读本和国内外出版的杂志，无不尽量收集。据统计，由博济医院拨来各种图书584本，学院再新购740本，学院总共有图书1324本，各学科订购杂志34种。

学院附属博济医院出版年报。学院创办有健康半月刊、医学月刊，亦已出版。同时，学院鉴于我国缺乏医学教本，将各位教授的讲义，编订成书，提供给学习者使用，题名为《孙逸仙博士医学院丛书》。

2. 报考条件

1937年，有1年级学生16名，2年级学生13名，3年级学生20名，4年级7名，5年级学生9名，6年级学生6名，特别生4名。附设高级护士学校计有学生3班，共计42人；其中，3年级生15人，2年级生16人，1年级生11人，并定于当年秋招收新生一班，入学试验定于7月20日及8月22日举行。报考者应具备的条件为：国文：曾学习国文约12年。英文：①对于英文造句作文，与英文文法，须合葛理佩著《英文津逮》卷四或相当程度。②曾熟读高中英文读本200～300页。物理学化学生物学：曾学习物理学化学生物学1年，而且须有相当实习训练，报名时须缴实习笔记。数学：必须曾学习平面三角与立体几何，或两者混合教授。华侨生及外国学生：凡在外国中学毕业的学生，国文可以从宽取录，但入校就读后，必须加紧补习。

3. 课程科目概要

1936年，学院设有如下各科：解剖学科、生理药物学科、病理学科、内科、外科、产科和公共卫生学科。此外，学院特别注重公共卫生、乡村卫生，及热带病学，更增加了医学伦理学科、医学史科、心理学科共3种。学院公共卫生学科部管理得到加强，使学生毕业后，能在改进各地公共卫生方面发挥作用；至于乡村卫生事业的创办，新村的敦和、从化县和睦两所都有医师驻所主持，并有公共卫生护士、助产士、护士等工作。其他的乡村卫生事业，如岭南大学博济分院及岭南大学内的乡村卫生部则增设牙科。同时，学院附属的博济医院内，亦新设城市卫生部，由卫生医师两名及卫生护士两名主理，专为学校卫生、妇婴卫生及传染病探访工作。

课程按照教育部颁发的大学医学院及医科暂行课目表实施，规定6年毕业。课程如下：

1年级：①党义。②国文。授课3小时（为周学时数，每学期18周，下同），两学期共108小时。学分6。③英文。授课3小时，实习4小时，两学期共252小时。学分8。④物理。授课4小时，实习3小时，两学期共252小时。学分10。⑤无机化学。授课3小时，实习6小时，两学期共324小时，在第二学期内，须实习分析化学108小时。学分10。⑥动物学。授课2小时，实习6小时，第一学期共144小时。学分4。⑦植物学。授课2小时，实习6小时，第二学期共144小时。⑧战时救护训练。授课1小时，两学期共36小时。学分2。⑨体育。实施2小时，两学期共72小时。学分1。

2年级：①统计学。授课1小时，实习4小时，第一学期共90小时。学分3。②分析化学。授课1小时，实习6小时，第一学期共126小时。学分3。③有机化学。授课3小时，实习6小时，第一学期共126小时。学分5。④解剖学。第一学期教授1小时，实习2小时，第二学期授课4小时，实习11小时，共324小时。学分10。说明：详细实地解剖人体全身各部分（每学生4人有大体一具），并研习骨骼。全部教材每用X光及活人以示教。⑤组织学。第一学期授课1小时，实习2小时，第二学期授课1小时，实习3小时，共126小时。学分4。说明：本学程计分3部：A.细胞学。细胞学专于细胞之构造、化学组成，及对其生理详加讲释。B.组织学。于血液、表皮、缔结、筋肉及神经各组织分别讲授。而对各组织的发生、生理，及病态尤其加以注意，作为将来学习生理学及病理学的安排准备。C.器官学。学生在大体解剖实习某一系统后，即继以该系统各种器官的显微解剖。每位学生皆有显微镜1架，实习玻片1套，并以制片学的原理略加解释，且须自制玻片若干种。⑥胚胎学。第一学期授课1小时，实习2小时，第二学期授课1小时，共64小时。学分3。说明：本学程先将人体性细胞的产生，成熟，受精和接合子的分裂，加以解释。然后，述及胚的发育，及其附件的长成。至于胎的发育，则将其各系统的长成，分别讲述。全课程对于双胎，怪胎，及器官发育不全的原因，尤其加以注意。⑦神经解剖学。第二学期授课1小时，实习2小时，共54小时。学分2。说明：本学程先将神经细胞及神经组织备加温习。然后，由神经末梢起，经外周神经、神经节、神经脊髓、延髓、小脑间脑以至大脑各部，沿途加以详细解剖。并用制成的玻片为实习之用。最后将各部连续贯通，并备述及各部的功用。⑧寄生虫学。第一学期授课2小时，实习4小时，共108小时。学分3。说明：寄生虫学包括原生虫学，脏虫学和医学昆虫学。

将普通危害人体健康的寄生虫及其所引发的疾病,用系统的讲授与实习法,尽量传授,并注意寄生虫的生活史,各种中间宿主以及各地蔓延的情形,同时,研习寄生虫病的治疗,预防以及寄生虫的扑灭方法。除了讲授及实验室应有的实习工作外,尤其多提供实地调查与扑灭寄生虫病的机会给学生,使学生能够明了我国寄生虫的蔓延情况及熟悉各种防治工作实施的问题。⑨生物化学。第二学期授课1小时,实习3小时,共72小时。学分2。说明:凡关于人体(或生物)细胞组织及系统器官的生理化学作用以及营养物的化学成分,消化,吸收与排泄等各现象,均在此课内充分研习。让学生对于生物及人体的新陈代谢及其他化学作用,具有了明确的观念;在讲授时注意各种生物化学定律的解释与系统的说明。在实习时注意性的与量的鉴定,使学生得以熟审各种生物化学的反应与法则。⑩生理学。第二学期授课2小时,实习5小时,共126小时。学分4。说明:本课内容分为①细胞及组织生理学、②器官及系统生理学、③种族生理学3大类。遗传的结果与各器官及系统的发展;人类种族的盛衰的生理变象;并利用动物实验。⑪战事救护训练授课1小时,两学期共36小时。学分2。⑫体育。实施2小时,两学期共72小时。学分1。

3年级:①生物化学。承接第二级第一学期,授课3小时,实习7小时。共180小时。学分6。②生理学。承接第一级第一学期,授课2小时,实习5小时,共126小时。学分4。③药理学。第一学期授课1小时,实习3小时,第二学期授课2小时,实习5小时,共198小时。学分6。说明:包括化学药理学、调剂处方学和生物药理学。研习药物的性质,成分及其鉴定的方法,及分析试验的组织及方法,调剂及处方的简要法则。再进而实验各种药物应用于动物组织及各系统的反应及效用。同时,亦包括对中国药物进行研究和介绍。④细菌学。第一学期授课2小时,实习5小时。第二学期授课2小时,实习3小时,共216小时。学分7。说明:细菌学分普通细菌学、病菌与传染和免疫学三部分。先授以普通细菌学的原理及实习的技术,使学生明了细菌的一般生活状况及其与自然界的关系后,再进而研习致病的各种细菌,以及传染与免疫的现象。关于病菌及传染与免疫的教材,务求能与临床学科相连贯,就实验所得,以供解释各种临床证象的参考。传染病的管理与抑止及饮水检查与消毒都是公共卫生的重要问题,亦要充分注意。⑤病理学。第一学期授课2小时,实习5小时。第二学期授课3小时,实习7小时,共306小时。学分10。说明:本课按照病的性质,分别研习病因的种类,及身体各部得病后所发生的变化。讲授时先授总论,使学生对一般病理现象得到一种概括的观念,然后进而讲授各论,使学生对于各器官系统的病理变化有深切的认识。实习分大体病理实习,及组织病理实习两种。于大体病理实习时,备有各种大体病理标本,以供学生自由研习。组织病理实习时,学生给有病理组织片每人一套。获得自由观察病理组织的各种变化。尸体检剖。每年足有50具以上的成人尸体检剖,每次检剖时,学生一律参加。⑥物理诊断学。第二学期授课2小时,实习4小时,共96小时。学分4。说明:本课所授的是一切临床技能的基础,应用解剖学,病历记录,正常体格和疾病的验查,训练对各种病征的认识。同时,要注意病者的心理与痛苦,医者的态度与同情。⑦实验诊断学。第二学期授课2小时,实习4小时,共96小时。学分4。说明:实验诊断学全部利用实验方法,练习各项排泄物及病理标本的检查工作。凡在临床诊断必须有的各种检查技术,均尤其必须予以充分熟练的机会。⑧战事救护训练授课1小时。两学期共36小时。学分2。⑨体育。实施2小时,两学期共72小时。学分1。

4年级:①内科学。第一学期授课4小时,临床工作6小时。第二学期授课4小时,临床5小时,共342小时。学分14。说明:本课包括各种普通内科疾病,并凡能设法预防的病,均进行系统讲授;并佐以充分临床示教。在教师指导下,在门诊部实习诊断和治疗方法,使其获得临床诊疗的初步经验。②外科学。第一学期授课3小时,临床工作9小时,第二学期授课3小时,临床工作7小时,共396小时。学分12。说明:本课所授为外科学识及技术,佐之以示证实习,在教师指导下,其临床工作,均在门诊部实习。③热带病学。第一学期授课1小时,实习1小时,第二学期授课1小时,实习1小时,共72小时。学分3。说明:特别注意预防及扑灭热带病工作,参引各种确实例证,并佐以临床示教。④放射学。第一学期授课1小时,实习1小时,共36小时。学分2。说明:本课在使学生认识X光线与镭之物理,及其在医学上诊断和治疗的效用。⑤儿科学。第一学期授课2小时,临床工作2小时,第二学期授课2小时,临床工作3小时,共162小时。学分6。说明:除讲授儿科疾病外,尤其注意于儿童的发育营养,健康检查,心理变态的矫正,卫生习惯的培养,以及疾病的预防等,并多给予学生研习及临床示教的机会。⑥皮肤花柳学。第一学期授课1小时,临床工作1小时,第二学期授课1小时,临床工作1小时,共72小时。学分3。说明:凡一切重要的皮肤病及花柳病,均在教授之列,并有标本模型,以供研习以及临床示教之用。⑦神经精神病学。第一学期授课1小时,临床工作2小时,第二学期授课1小时,临床工作2小时,共108小时。学分4。说明:本课分总论,特论两部,教授神经学的原因、症状、诊断法和治疗法,并佐以临床示教。⑧产妇科学。第二学期授课2小时,临床工作2小时,共72小时。学分3。说明:本课包括产科的生理卫生学识，以及正常助产方法，异常的妊娠，及分娩后的状态检查，与初生婴儿的护理，产妇的卫生以及各种预防方法。妇科的讲授，先认识女性器官，并注意其与全身的关系，对于性的机能、发育性的教育和性病预防，要彻底明了。在教师指导之下充分学习临床诊断学及治疗方法。⑨体育。实施2小时，两学期共72小时。学分1。

5年级：①内科学。第一学期临床工作4小时，第二学期临床工作4小时，共144小时。学分4。说明：第五年班的学生，必须在病室内充临床见习生，凡关于病历的纪录，体格的检查，诊断治疗预防，及病症结果的预测，均由教师及各种内科学术会议中，指示助理。在适合的情形，或在乡村的医院时，学生可到病者的居寓，以研究或调查其病源，及附近的传染病症。②外科学。第一学期临床工作3小时，第二学期临床工作3小时，共108小时。学分2。说明：第五年班的学生，均在病室及手术室内，充任外科裹扎助手，及参加各种外科手术。③儿科学。第一学期临床工作2小时，第二学期临床工作2小时，共72小时。学分2。说明：第五年班的学生，在病室内担任见习生，并在门诊部及卫生医期工作。④皮肤花柳学。第一学期临床工作1小时，第二学期临床工作1小时，共36小时。学分1。说明：在门诊部工作。⑤泌尿科学。第一学期授课1小时，临床工作1小时，第二学期授课1小时，临床工作1小时，共54小时。学分2。⑥产妇科学。第一学期授课3小时，临床工作6小时，第二学期临床工作4小时，共234小时。学分7。说明：本课承接第四年班的学科，并派往卫生医期临床工作，及病室与门诊部充任见习生，在本班期内，每生应实行正常助产五次，及参加其他助产及产科手术。⑦矫形外科学。第一学期授课1小时，临床工作1小时，第二学期临床工作1小时，共54小时。学分2。⑧公共卫生科学。第一学期授课2小时，临床工作4小时，第二学期授课3小时，临床工作6小时，共270小时。学分9。说明：本课的教授，在求如何保障与增进民众健康设施；学生应具有医学的基础及临床学科的知识，并进而研习有系统的公共卫生组织及设施。本课的主旨，在扩大及完整学生对于现代医学的观念与目标。同时训练对民众健康保障的组织与实施方法，以及医学与社会的关系。在讲授时，特别注重我国现代医事的状况，以及公共卫生行政组织。如时间许可，学生从事考察作社会医事调查报告一份，并必须参加各种卫生医期及乡村医院服务。第六学年驻医院实习时学生俱有1个月在本院的乡村公共卫生机关实习。⑨眼科学。第一学期授课2小时，临床工作1小时，第二学期授课1小时，临床工作2小时，共108小时。学分4。⑩耳鼻喉科学。第一学期授课1小时，临床工作1小时，第二学期授课1小时，临床工作2小时，共90小时。学分3。⑪法医学。第二学期授课1小时，实习1小时，共36小时。学分1。⑫历史及伦理。第二学期授课1小时，共 18 小时。⑬体育。实施 2 小时,两学期共 72 小时。学分 1。

6 年级:第六学年,每位学生著述关于医学上的论文 1 篇,并在博济医院及夏葛医学院,担任驻院医生 1 年,是年担任服务,为内科(包括儿科神经学科皮肤花柳学科)四个半月、外科(包括矫形外科学泌尿科学眼科学及耳科学)四个半月、产妇科一个半月、公共卫生科 1 个月,其余时间两星期,作为假期休息。

4. 毕业论文

毕业生完成医科暂行课程表章程,考验及格,给发证书。

1937 年应届毕业生共计 7 名,毕业论文题目如下:①肠热症(王淑姜),②血球沉淀对于炎性之研究(郭佩芹),③痹热症临床上之情况(郑洁辉),④钩虫病之研究(郑璞),⑤剖腹后之治疗(吕兆伟),⑥急性肾炎之研究(李其芳),⑦腹痛之分别诊断(夏美琼)。

5. 教务规程

记分法(学分,级分,绩点,绩分比率)。

学分:凡学生修满各科目合格者,均给予学分,一学期中每周授课 1 小时,或实习 2 小时或 3 小时为 1 学分。

合格:各科均以 60 分为合格。

(五)学术研究

1. 学术成果

1937 年,岭南大学寄生虫学家陈心陶在曲江发现了血吸虫的中间宿主——钉螺,并提出了消灭钉螺的措施,为以后的血吸虫病防治做出贡献。20 世纪三四十年代,梁毅文采用自体腹腔血液回输法抗休克,并积极开拓与妇产科关联的细胞学、内分泌学、产前诊断方法的研究,并在不孕症、月经病、宫外孕的诊断和治疗等方面取得较大的成就,成为华南地区著名的妇产科专家。1936 年,首先提出被称为"谢氏位"的髋关节后脱位特殊投照位置的临床放射学家谢志光,于 1948 年到岭南大学医学院工作。

为求学生取得丰富学识及经验起见,每周均有学术会议、学科演讲举行。

岭南大学的陈心陶所取得的科学研究成果,在当时国内外都处于先进水平。岭南大学医学院成立后,陈心陶任寄生虫学和细菌学教授兼生物系主任,开始对中国华南地区蠕虫区系调查以及并殖吸虫、异形吸虫,进行实验生态研究,他一面教学一面进行研究,填补了中国寄生虫学研究上的空白,为华南地区寄生虫和人畜共患疾病研究奠定基础。他还发现一些寄生虫新种,如广州管圆线虫。他还对肺吸虫进行了系统的实验研究,于 1940 年发表了专著《怡乐村并殖吸虫》。他在专著中用极为丰富的数据说明发现肺吸虫的可靠性,这对当时国际上倾向于肺吸虫只有威氏并殖吸虫的看法产生很大的影响。此外，在这部专著中提出的形态学和实验生态学的特征，至今还被公认是重要的分类依据。

2. 医药卫生著述

清道光至咸丰年间，合信和嘉约翰先后在广州有系统地编著、翻译出版介绍西医药各科的专门著作 20 多种，这是中国近代最早出现的西医著作，对广州西医知识的普及产生较大影响，也是医校教材。清光绪十九年，博济医院医师尹端模译述了《体质穷源》《医理略述》《病理撮要》《儿科撮要》《胎产举要》等著述。以上中国近代早期所译述的各类医书，虽然所用医药名词互异，但对西医在中国的传播发挥了很大作用。

清代广东地区编著出版的部分医学书目

书　名	编著	出版时间/年	出版地
全体新论（解剖学和生理学大纲）	合信	1850	广州
西医略论（外科临床经验）		1857	
内科新说（内科临床与药物）		1858	
妇婴新说（看护法与小儿病）		1858	
花柳指迷	嘉约翰	1861	
内科阐微		1862	
化学初阶		1871	
西药略释（4卷）		1871	
裹扎新编		1872	
皮肤新编		1874	
增订花柳指迷		1875	
西医眼科撮要		1880	
割症全书（7卷）		1881	
热症		1881	
卫生要旨		1883	
内科全书（16卷）		1883	
体用十章（4卷）		1884	
妇科精蕴图说（5册）		1889	
体质穷源	尹端模译述	1884	
医理略述（2卷）		1891	
病理撮要（2卷）		1892	
儿科撮要（2卷）		1892	
胎产举要（2卷）		1893	

备注：此表中的广州是指当时的广东省省会，在 1921 年正式建市的广州。

3. 西医学术期刊

广州最早的西医学术期刊是清同治七年（1868）由博济医院院长嘉约翰编印的《广州新报》，初为周刊，清光绪六年（1880）改为月刊，并改名《西医新报》，由博济医局发行，每季一期，两年后停刊。该报采用中文出版，也是全国最早的西医期刊。

1886年，博济医院的华人医师尹端模等创办了《医学报》，是国人自办最早的西医刊物，出数期后停刊。其后，梁培基于光绪三十四年创办《医学卫生报》（月刊）。

岭南学堂医预科的主理者嘉惠霖医师曾于1912年创办《中华医报》，继后又于1919年创办《博济月报》。

夏葛女医校于1920年创办《夏葛医学杂志》。

这一批西医学术刊物的出版发行，促进了西医科学学术交流与发展，推动了全国西医教育质量和医疗水平的提高。

清代末年自民国初年在广州地区创办的西医学术刊物

刊名	创办者	创办时间/年
《广州新报》	嘉约翰	1868
《医学报》	尹端模	1886
《医学卫生报》	梁培基	1908
《光华医事卫生杂志》	光华医社	1910
《中华医报》	嘉惠霖	1912
《博济月报》	嘉惠霖	1919
《夏葛医学杂志》	夏葛女医校	1920

岭南大学医学院历任主要负责人（1866—1949）

姓名	任职时间/年
嘉约翰	1866—1899
黄　宽	1866（在嘉约翰短暂离职期间任职）
卡　卢	1875—1878
老谭臣	1884—不详
关约翰	1899—不详

(续上表)

姓名	任职时间（年）
老谭臣	1910—不详
关约翰	1910—1914
黄雯	1934 或 1935
黄雯、嘉惠霖、梁锡光	1938—1945
黎寿彬	1945—不详
马汝庄	1945. 秋
李廷安	1946—不详
汤泽光	1948—不详

五、广东光华医学院

广东光华医学院前身为始建于 1908 年春的广东光华医学堂，于 1912 年更名私立广东光华医学专门学校。1928 年，曾改名为私立广东光华医科大学。1929 年，更名为私立广东光华医学院。

（一）光华医学堂的诞生

20 世纪初，在中国南方广州，诞生了我国第一所民间集资中国人管理与执教的西医学校——广东光华医学堂。

诞生于 20 世纪初的光华医社以及它所开办的光华医学堂，记录了广东人民外御强权、维护尊严的一段历史，并成为这段斗争历史的产物，同时在西医的教学与医疗领域拉开了中国人争取自主医权的历史帷幕。

1. 建校的历史背景

1901 年，清政府发动了"新政"运动，教育上提倡仿效西方模式兴办学校。1905 年，又进而宣布"废科举，兴学堂"，结束了已延续 1300 多年的科举选士传统，转从近代新式学堂选拔人才，推动了我国传统教育体制向西方近代教育体制转变，这是中国近代人才培养与选拔制度的划时代变化。新式学校的创立与发展，形成中国近代高等教育的雏形。"新政"期间，清政府颁布了《壬寅学制》和《癸卯学制》，要求在学校系统中设立不同于"国医"的西医学科，分为医学门和药学门，并且让外国人享有"在内地设立学校，无庸立案"的特权，外国教会来华大办医校，一统中国西医教育领域。

光华医社以及它所开办的光华医学堂建立以前，西医教育在我国的传播方式有两大类型：一是西方教会到中国办学授课，如 1866 年的在广州创办的博济医院所办西医校，为"外办外教"模式；二是清政府兴办，聘请外国人管理、执教，如 1881 年的由直隶总督李鸿章在天津创办的医学馆、1905 年在广东开办的随军医学堂，为"官办外教"模式。这两种类型的西医学校都是由外国人主持，以外文教材和外语授课。

2. **地缘条件**

广东地处华南沿海，得风气之先。19 世纪中叶以前，广州是中国唯一的对外通关、通商口岸，这成为西方医术在当地传入和传播的有利条件。1805 年，广州流行天花，西方的种牛痘术首次在民众中显示作用；进入 19 世纪，尤其近代以来，西方医学传教士展现的医术，使广东人较早地认识了西医的长处。当西医渐显所长，本地人逐渐求诊问疗于西医，开始向西医问学，出现了最早的出洋学医之士，如黄宽。在众多出洋学子当中，有后来首任光华医学专门学校校长的郑豪博士。他早年在美国半工半读完成西医学业，于 1904 年获得加州大学医学博士学位，并考取三藩市行医执照，成为美国加州第一位华人西医。

西方列强来华的最早登陆口岸在广东，列强从这里开始进侵中国时，广东人民对其进行了最早的抗击，形成了广东人反抗外敌欺辱的斗争传统，学习包括医学在内的西方科学以实现民族自强成为当地风气，加上当地受过西医教育的人渐多，这一切促使一种新的西医教育类型先于全国各地在广东出现。这就是不同于"外办外教"和"官办外教"的第三种西医教育类型——"民办自教"模式的西医学校。

3. **广东光华医社的建立**

1907 年冬天，英国人经营的来往于广东与香港之间的佛山轮船上，发生了一起英属印度警察踢死中国工人的命案，肇事方草菅人命，硬说成是死者因突发心脏病身亡。家人与民众要求讨回公道，无能的清政府不仅不为民众做主，反而用强力压制民愤，令死者含冤莫白，凶手逍遥法外。"佛山轮命案"犹如一束导火索，点燃了民众长期积压的怒焰，激发了爱国人士的义愤。广州医药界和工商界一批爱国人士行动起来了。医药界的陈子光、梁培基、郑豪、左吉帆、刘子威、陈则参、叶芳圃、王泽民、池耀庭、伍汉持、苏道明、刘禄衡、高约翰、黄萼廷等；工商界人士包括沈子钧、邓亮之、游星伯、冯伯高、金小溪、罗炳常、邓肇初、梁恪臣、左斗山、梁庭萱、梁晓初、谭彬宜等人，为了在医权上维护民族尊严的共同理念，集合在广州天平街（现在的诗书路）刘子威牙医馆，共商使用民间的资源和力量创办西医学校的大计。这时他们将要完成的，是一件在中国近代史及中国医学史上具有开创意义的大事——第一次由中国民间人士自觉地组织起来兴办西医教育和西医医院。

到会者一致认为："生老病死，为人类所不能免，而救同胞疾苦，国人实责无旁贷"。大家即席决定倡办医社，起草章程，向社会广募有识之士为社员，筹募资金，创办"民办自教"的西学校院。"故本社创办医校、医院之主旨，乃本纯粹华人自立精神，以兴神农之坠绪，光我华夏，是以命医社之名曰光华"。

1908年初，医社章程面世。在章程首条阐明，由"人民组织，办理医院以救济民疾，办理医校以培育医材"，定名为广东光华医社。医社实行"当年值理"和"总值理"制，自愿入社的社员都是"倡建值理"，从中推举40名"当年值理"；再从中推举10人为"总值理"，以资扩大对社会的影响。是年，绅商易兰池等10人担任了首届总值理，推举梁培基为医社的社长。

光华医社主办的医学堂和医院同时于1908年春开办，医社的总值理们推举郑豪博士任医学堂校长；同时聘请陈衍芬医生主持教务，并兼任医院院长。

此时，担任光华医社社长的梁培基医生，已是华南地区知名的制药专家。1897年，他毕业于博济医院所办西医校，留校任药物学教师，同时，自设医疗诊所，开始职业医生生涯，并从事药物研制，探寻中西医药结合治疗的道路。1902年，他筹办制药厂。他研制生产的"梁培基发冷丸"，有效医治了当年在华南地区大肆流行的疟疾，成为家喻户晓的抗疟疾名药，首先在广州制药界开创了中西药结合制药的先河。他以务实的态度和行动关注民众疾苦，解救大众病痛，深得大家敬重。接任后，他不负重望，推动了光华医学堂、医院的发展。

担任医学堂首任校长的郑豪博士，他的青少年时代在美国夏威夷的亲戚家度过，经半工半读完成了青少年时期的学业。他在美国获得西医执照后，次年即毅然回到贫弱的祖国，来到广州。他担任了清政府所办的广东陆军军医学堂的总教习，在西医教育领域实现他"科学救国"理想。1906年，他代表中国政府卫生界，出席在挪威召开的国际麻风病防治研究会，并发表演讲。1907年发生在广州的"佛山轮命案"，把他和广州医药界、工商界的民间爱国贤士联系在一起，为中国人夺回医权，积极倡办医社，并欣然接受了医社的推举，义务担任光华医学堂校长的职务。他任职23年间，主持校政，培育医材，却从未支取薪酬，直到1929年因患肝病才卸任。

陈衍芬医生是香港医学堂的首届毕业生。毕业后在香港那打素医院、何妙龄医院担任主任医生，收入丰厚。接到了光华医社董事会聘请后，他"应谋医学自立之旨，毅然辞职回粤就聘，以冀得其志耳"。他接任医学专门学校教务兼医院院长后，以光华作为终身奉事之地，在1908—1945年历经沧桑的38年里，他始终悉心管理学校与医院，尽心耕耘，从未言退。

4. 自主医权

光华医社的"兴神农之坠绪，光我华夏"的号召，立即得到社会广泛的响应，很快就有435人自愿参加医社。他们按照医社的规定，作为倡建值理，"每人均捐白银20元，作为开办费"。众人捐钱垫款，定购位于广州五仙门内关部前的麦氏的七间大屋，作办校建院之地。屋主麦楚珍原来以二万两白银出售，获知医社将用于施教济医，"特愿割价四千两银，以作为义捐"。

光华医学堂的教学，从开始的那天起，完全按照西医教学模式进行，学制4年，不同的是由中国教员采用中文课本授课。课本"由热心人士翻译。当时的外科由罗卡氏负责，内科由欧氏负责。翻译后自行编印"。课程也按西医教程设置，"基础课主要有解剖学、化学、生物学、生理学、细菌学、心理学、寄生虫学、物理学、神经学、药理学、全体学和国文等（后增设德文、法文）。实习课主要有内科、外科、儿科、妇产科、五官科等"。

由于民办的性质，教学与医疗设备的经费需自筹，医学堂的教学和医院的医诊工作，主要由医社倡办人和支持者中的医师、专门科学人材义务担任。他们都是中国早年的西学专才，掌握了近代专门知识的一代中国人，他们的名字是：郑豪、陈子光、左吉帆、叶芳圃、刘子威、刘东生、陈则参、池耀廷、梁晓初、梁培基、王泽民、雷休金、曾询、祢翮云、李次董、王泰民、李镇、刘禄衡、曾恩梅、李德如等。郑豪校长的夫人李丽洁女士在加州大学毕业回国后，也加入到为光华医学堂义务教授英文的行列。

1908年3月1日，中国第一间"民办自教"的西医学堂开学了。这一天，光华医校开始上第一课，首批学生59人。其中，有以陈垣为代表的2、3年级医学插班生17名。他们原是外国教会医学堂的医学生，为了支持光华医社维护民族尊严的创举，毅然退学，转读光华医学堂。

光华医院也同期向当地的民众赠诊赠医，服务社会，回报大众。

1908年7月23日，光华医学堂获得清政府两广总督部堂批准立案。同年11月15日，举行开幕典礼。"开幕之日，政绅商学报各界，士女云集，华人承应提倡新医学之呼声，高唱入云，声闻遐迩，识者韪之，顿令社会耳目，为之一新。"

这所医校有一件在当时很有影响的新鲜事物：男女同校同学。在当时中国国内，光华医学堂是实施男女同校很早。虽然博济医院所办西医校在1879年已招收女学生，但是在20世纪以前，中国的教育体制里从未包括对女子的教育。1907年，清政府学部奏定《女子师范学堂章程》和《女子小学堂章程》，正式将女子教育纳入新学制系统。这是废科举之后我国普通教育发展所取得的一项重大突破。光华医学堂在开办的第二年（1909年）正月，兼开女生班，地点先设在新城谢恩里，后迁往素波巷新街。1910年，女生班归并于医校内，实行男女同校。这在当时中国人主办的医学堂里出现的先进之风。

随着教务与医务的开展，所需仪器装备日增，建设新式外科手术室的款项尚无着落，医学堂员工和学生组成了话剧队，自编剧本，登场献演，筹款建设。根据陈衍芬的记述，"忆当时所编剧本，如'风流孽'，'钱为命'等剧，改良时俗，痛下针砭。而扮演之者，复惟妙惟肖，风靡一时。其时学生之表同情于本校之旨者，于此可见一斑"。1912年，购买麦氏大屋的垫购款和加建病房欠款到期需付，光华医社热心人士于工作之余，结队向广州城内的商铺沿户劝捐，得以筹足。为了回报民众，当发生灾情和流行病时，他们组成"广东光华医社救伤队"，主动承担社会上的疾病抢救工作，颇受社会好评。

光华医学堂的师生由于有争自主医权的共同目标，同心同德，释放出了巨大的热情与智慧。他们办学送医的同时，还通过讲座、办报、出刊的方式，向民众宣传新医与防病知识，探讨国医与西医的不同与相通之处。创办于1908年的《医学卫生报》，"由梁培基出资，潘达微绘画，陈垣撰文，介绍医学卫生常识，使民众能注意防患于未然"。又于1910年创办《光华医事卫生杂志》，刊登学术论文，交流医学经验，提高医学水平，办刊共约10期。"说诊脉"和"说肾"分别刊在《医学卫生报》的第一、第二期，文章介绍近代医学的生理理论，区别中医和西医对"脉""肾"的不同之说。在20世纪初，我国民众对西医尚不了解，这些对西医知识的介绍，无疑有着西医启蒙的意义。该报第九期发表的《告种痘者》一文还记述当时光华医院"每周礼拜日为群众接种牛痘，并详细记述了种痘适宜时间、种痘方法"等。

陈垣是光华医社出版的《光华医事卫生杂志》《医学卫生报》的主要撰文人。他出生在医药商家，曾就读于博济医院所办西医校。他不满外国人对中国师生的歧视，读三年级时，适逢光华医社创校办学，他愤然离开了博济医院所办医校，与几位意向相同的同学转读光华医校。他一来到光华，就既当学生，又兼任训育课教师，并在光华办学的第三年冬（即1910年）毕业，成为光华医学堂首批毕业生之一。同期毕业的同学还有梅湛、李博文、汪宗澡、李绳则、李明德。陈垣毕业后，留校任教"生理学、解剖学等课程，并继续研究医学史"。

民国元年 5 月，孙中山回到广州。以光华医社的倡办人为主组成的广东医学共进会，组织队伍迎接孙中山。他们是：郑豪、左吉帆、李树芳、何高俊、叶芳圃、池耀廷、高若汉、陈俊乾、曾询、余献之、杨香圃、廖德山、陈援庵（陈垣）、雷休金、李自重、梅湛、刘礼、何子衍、梁晓初、谭彬宜、李青茂、汪宗藻、洪显初、梁益、曾光宇、陈子光、陈衍芬、邓弁华、陈则参、李博文、祢翾云、王泽文。其中，至少有 11 位是光华医社的发起人。

于 20 世纪初由光华医社创办的光华医学堂，打破了外国教会在中国统领西医教育的格局，标志着中国人从此进入西医高等医学教育管理领域，彰显了中国民间办医学教育的巨大的热情与能量。光华医学堂高举起自主医权的旗帜，在中国医学史上掀开中国人办西医教育的新一页。

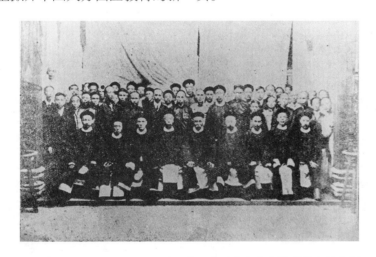

1908 年 11 月 15 日，光华医社正式开幕时广东省官绅莅临观礼留影

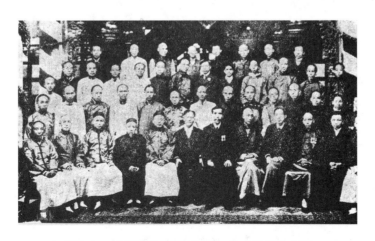

1908 年，光华医学堂开课后第一次全体员生合影

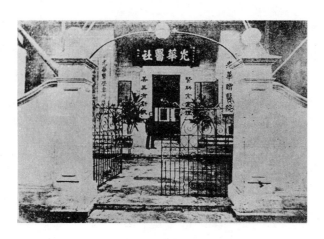

光华医社

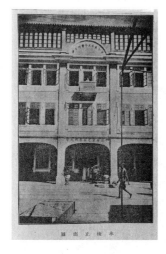

私立广东光华医科大学

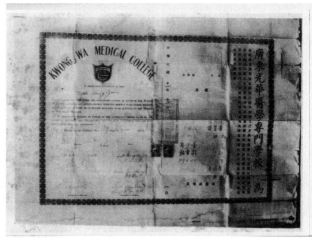

1922年广东光华医学专门学校的毕业证书

（二）光华医学院的建设与发展

辛亥革命后，光华医学专门学校步入了25年建设和发展时期。

1. 建设学校

实现光华医学专门学校的建设，首先得益于光华医社的改革。1912年，为了保证医校的办学经费和扩充发展，光华医社对组织体制进行了改革，将"当年值理制"改为"倡建值理制"，并以12人的董事会代替四人的"总值理会"。"举郑豪、陈子光、陈垣、刘子威、左吉帆、池濯庭、梁培基、梁晓初、陈则参、祢翱云、何高俊、梁庭益等人为董事。而正、副社长，为郑豪、陈子光两君"。1915年，在当年董事谢恩禄的建议下，经倡建值理会表决同意，又进行了两项改革：一是效仿青年会的办法，每年征招社员，募集的社员费作为医校日常经费，扩大组织和影响；二是按年由社员选举产生董事12人。同年，左吉帆、池耀廷分别任医社社长、副社长。这些制度一直坚持实行到1936年。

尽管医社的组织体制几经改革，但历届值理都始终坚守光我中华，服务社会大众的精神。他们不避艰辛，共谋医社的发展，甚至每月开会后的一顿晚餐，"均各解私囊，从不肯动支公款。其克己为公之处，诚为慈善界所罕见"。

在医社强有力支持下，广东光华医学专门学校显现逐年成长态势。1913年，遵照政府的教育法，重新修订了学校章程，办学宗旨重申为"合我华人之力，博束世界文明医学，发展办医学校，造就完备医材以利国利民"。1920年，该校修业年限由4年改为5年，增设课程，增加教学内容。同年还开办不收学费、学制3年的护士学校。护校的教学"分预科3个月，本科教学3年，另实习9个月"。

20世纪20年代的广州正处在新的开发时期，市区开始拆城开路。学校原址的大屋背贴城基，拆城扩路，使本来就显得拥挤的医校和医院，在面积上更显狭迫。1921年8月27日学校获得广东全省公路处第480号训令转达广东省长公署第11989号指令，"准获本省城大东门外造币厂路之和尚岗地，面积28亩余，……为扩校院之用"。这为光华医学校日后的建设与发展提供了极大的空间。

当时位于广州旧城外的和尚岗是一个乱葬岗，山丘上密密麻麻布满4000多个坟包。为了清理出建校场地，医社在东郊淘金坑找到马鞍岗作为迁葬地，支付费用，妥善迁葬。为了使新校的交通便利，又于同年11月，按市价在和尚岗的东、西、南三面购得金氏房屋及地段，共有7亩余。至此，和尚岗的35亩地段成为光华投入建设的新校用地。同年7月30日，光华医校在《国华报》上刊登招生启事，招收男女学生于8月25日入学。

1923年，光华医校完成了两方面的建设任务：一是在和尚岗建成起一系列教学用房，包括课室、解剖实习室、生理实习室以及宿舍等17座建筑。光华医校迁入和尚岗分校，扩大招生；二是在泰康路旧址上建成四层木砖结构楼宇，主要留作医院，增加病床，添置设备。这些建筑资金，依靠医社成员和社会友好人士的资助。当时，光华医社副社长熊长卿捐出1万元银圆；南洋兄弟烟草公司总经理简照南捐助2万元银圆；医社的董事祢翩云等，社员中阮镜波等，以及本校毕业生唐太平等也分别贷款；另外加上部分按揭贷款，终于备齐资金，开工兴建新校。

也在此年，光华医社兴办的修业3年的护士学校，也培养出第一届护士毕业生。她们是邓铭瑶、黄少毅、李惠慈、欧阳志英。

1913年至1926年，广东光华医校调整了修业年限；完成了扩大校园面积和校舍院舍的扩建改建工程；实现了增设课程，完善内容的教学目标；增办护校并培养出首届护士。据《广东高等教育发展史》公布的数字统计，这个时期，广东的高等西医院校（不含广东省公立医药专门学校）共培养了毕业生798人，其中，"夏葛医科大学112人，光华医学专门学校223人，公医医科大学237人"，广东大学医科学院、中国红十字会广东医学专门学校和广东中法医学专门学校各100人以内。可见，当时全省各类西医学校毕业生的总数中，光华医校的西医毕业生约占28%。这标志着，"民办自教"型的光华医校，此时与"外办外教""官办外教"型西医院校一起，担负着培养西医人才的责任，已成为广东有影响的医学院校之一。

这个时期光华医校的毕业生，大部分以挂牌开西医诊所或在大药房坐诊为主。

2. 教学制度和师资条件

1927年，北伐战争胜利后，南京成立了国民政府，在整个社会重视民族主义的形势下，1927—1937年，广东光华医学专门学校进入规模发展阶段。"光华医学院的教学水平及毕业生资格，均获全国承认"。

1928年，光华医学专门学校改名为私立光华医科大学；继而，于1929年更名为私立广东光华医学院（此名一直沿用至1954年）。

随着我国中等教育体制的建立与完善，1932年，光华医学院规定将高中毕业作为新生的入考资格。学校的招生简章写道："集合华人力量，博采世界医学以创办医学院，造就医材，利国福民为宗旨。"投考资格为"曾在公立或已立案之私立高中学校毕业领有证书者"

学制方面，在1928年由原来的5年改为6年，其中，预科2年，本科教学4年。1929年，6年学制的安排改为先修2年，本科教学4年，并且准予给毕业生授予学士学位。同年，光华医学院的6年学制里取消先修科，实行本科教学5年，实习1年的学制安排。

同时，光华医学院也有了一支比较稳定的高水平的教师队伍，使学院的教育质量有了稳固的师资保障。

20世纪30年代广东光华医学院教职员一览

职别	姓名	履历
院长	陈衍芬	香港医科大学堂医学士
教务长	苏言真	上海圣约翰大学医学博士
医务长	戴恩瑞	美国哈华活大学理科学士、美国嗜化臣医科大学医学博士
总务长	许迥凡	前任广东省议会秘书长
注册主任	麦少祺	毕业于本校
训育主任	倪世清	毕业于广东公立法政专门学校
图书馆主任	沈祯雯	毕业于广州统计学校
训育员	李心仪	毕业于广州女子师范学校
内科学	戴恩瑞	美国哈华话大学理科学士、美国嗜化臣医科大学医学博士
内科学	苏言真	上海圣约翰大学医学博士
外科学	曾恩涛	美国米西根大学文科学士、医科学士
外科总论 外科手术 耳鼻喉科	苏炳麟	毕业于日本九州帝国大学医科专业
产妇科	陈英德	美国欧伯林大学学士、芝加哥大学医学博士
儿科	欧阳慧愬	毕业于国立同济大学医预科、毕业于德国卫慈堡大学医正科博士医学专业
儿科	罗荣动	毕业于上海国立同济大学,为德国医学博士
神经学、精神病学 皮肤病学、眼科学	汤泽光	广州岭南大学文学士、北平协和医学院医学博士
细菌学、病理学 寄生虫学、肛科	戴翰芬	毕业于英国爱登堡医科大学哥顿痔漏肛门专科、圣马痔漏肛门专科
热带病学 卫生学	李焕燊	毕业于本校
药物学、处方学	梁 心	毕业于本校
调剂学	黄廷羡	美国米西根大学药物学学士、化学硕士
解剖学、 胚胎学、组织学	麦少祺	(同前)

（续上表）

职别	姓名	履历
生理学	杨国材	毕业于本校、在北平协和医学院生理学修业
生化学	周达仁	美国麻省理工大学学士
物理、化学、英文	朱耀芳	美国纽约省布鲁伦工业学校理科学士、哥伦比亚大学化学硕士
生物学	谢树邦	岭南大学农学士
法医学	陈安良	国立中山大学医学士，毕业于司法行政部法医研究所
党义	倪世清	（同前）
助教	黎德章	毕业于本校
助教	黄天权	毕业于本校

  课程设置方面也日趋完善。根据1935年的"光华医学院各级学科学分表"所示，依序开设的业务课程有：物理、化学、生物、英文、解剖、胚胎学、生理、组织学、药物学、处方学、调剂学、生理化学、细菌学、寄生虫学、外科总论、病理学、内科、外科、法医、皮肤花柳科、产科、妇科、耳鼻喉科、卫生学、儿科、外科手术、眼科、精神病学、热带病学等29门。29门业务课程分5年教授，共计有160.5个学分，其中，1年级26.5学分，2年级32学分，3年级25个学分，4年级38个学分，5年级39个学分。

1935年广东光华医学院各级学科学分表

级别	第一年级	第二年级	第三年级	第四年级	第五年级
物理	理论3 实习1.5	—	—	—	—
化学	理论4 实习2	—	—	—	—
生物	理论2 实习2	—	—	—	—
英文	4	—	—	—	—
解剖	理论3 实习1	理论4 实习3.5	—	—	—
胚胎学	理论1 实习1	—	—	—	—
生理	—	理论4 实习1.5	—	—	—
组织学	—	理论2 实习1	—	—	—
药物学	—	理论6 实习1	—	—	—
处方学	—	1	—	—	—

（续上表）

级别	第一年级	第二年级	第三年级	第四年级	第五年级
调剂学	—	理论1　实习1	—	—	—
生理化学	—	理论3　实习1	—	—	—
细菌学	—	—	理论4　实习2	—	—
寄生虫学	—	—	理论1　实习1	—	—
外科总论	—	—	4	—	—
病理学	—	—	理论4　实习2	—	—
内科	—	—	理论4　实习1	理论4　实习3	理论4　实习4
外科	—	—	—	理论4　实习3	理论4　实习4
法医	—	—	—	2	—
皮肤花柳科	—	—	—	理论4　实习1	—
产科	—	—	—	理论3　实习1.5	—
妇科	—	—	—	理论3　实习1.5	—
耳鼻喉科	—	—	—	理论2　实习1	—
卫生学	—	—	—	2	—
儿科	—	—	—	—	理论2　实习2
外科手术	—	—	—	—	理论2　实习1
眼科	—	—	—	—	理论2　实习1
精神病学	—	—	—	—	2
热带病学	—	—	—	1	—
党义	2	2	2	2	2
学分总数	26.5	32	25	38	39

这一期间，光华护校也迁至和尚岗，保持3年学制。护校的教师多由光华医校毕业的医生担任。

20世纪30年代私立广东光华医学附属护士学校教职员一览

职别	姓名	履历
校长	陈英德	美国欧伯林大学学士、芝加哥大学医学博士
教务长	陈婉芬	广东光华医学院医学士
内科教员	黎德章	广东光华医学院医学士

（续上表）

职别	姓名	履历
外科教员	黄天权	广东光华医学院医学士
药物学调剂学教员	李德镒	在广东光华医学院修业期满，现在附属医院实习
饮食学教员	关乐年	在广东光华医学院修业期满，现在附属医院实习
细菌学消毒学教员	潘劲夫	在广东光华医学院修业期满，现在附属医院实习兼任河南宏英中学生物科教员
护病学教员兼总护士长	黄兰珍	毕业于广东循道西医院护士学校
眼耳鼻喉科教员	梁槐和	广东光华医学院医学士
育学法儿科教员	陈杰卿	广东光华医学院医学士
产妇科教员	区昭祥	广东光华医学院医学士
药物学调剂学体学教员	于家鸿	广东光华医学院医学士
绷带学教员	黄国廉	在广东光华医学院修业期满，现在附属医院实习
伦理学教员	许迥凡	香港皇仁书院汉文师范专科学历，为前任广东省议会秘书长
生理学教员	苏自权	广东光华医学院医学士
卫生学英文教员	欧阳昌	在广东光华医学院修业期满，现在附属医院实习
消毒学教员	余泽民	广东光华医学院医学士
救急学教员	陈侠生	在广东光华医学院修业期满，现在附属医院实习
外科护士主任	魏玉贞	毕业于广东光华医学院附属医院附设护士学校
分院护士主任	李心壶	毕业于广东光华医学院附属医院附设护士学校

护校的课程设置完善，开设的19门业务课程包括：外国语、解剖学、护士伦理学、护病学、卫生学、生理学、救急学、消毒法、饮食学、调剂学、内科学、外科学、细菌学、育婴法、儿科学、眼耳鼻喉科、产妇科、绷带学。3年业务课教学时数为940学时，其中，第一年360学时，第二年300学时，第三年280学时。招生人数也逐年增加。

光华医社依然坚持每年征集社员的制度，社会贤达陆续入社，使光华的良好声誉深入人心。入社者有捐金逾万元的华侨（如第九届名誉社员黄容乐），亦有捐一元几毫的平民百姓。医社一一造册公布，精打细算，用于教务。

1930年10月1日，广州市社会局下发第10号指令，批准光华医社注册，并于同年11月21日发给慈字第26号执照。

1931年6月30日，泰康路的光华医院也获广州市卫生局批准，发给卫字第11号证书。作为教学实习基地的泰康路医院，设备规模与教学相长。医院内不但专科门诊、留医部、手术室、检查室俱全，还在1929年添置了大型X光机，这在当时尚属稀见。为了筹款17000元以购X光机，光华的教职员工发扬了团结、爱校、自力的传统，由大家"分认借款，至少每人一百元、月息八厘，不一月而集足"。使用的所有收入，抽签偿还。"翌年，即全数清偿。"

到1932年，光华医社所属的光华医学院、泰康路医院与护士学校均已具规模。为理顺关系，以符合高等医学教育的章制，从这一年秋季开始，医社将医院和护士学校附属于医学院，实行校院合并，统一为医学院。这次教、医、护资源整合，为光华医学院发挥医学教育、医疗服务的社会功能，提供了更大的空间。

20世纪30年代光华医学院附属护士学校教学课时表

课程	外国语	解剖学	护士伦理学	护病学	卫生学	生理学	救急学	消毒法	饮食学	药物学	调剂学	内科学	外科学	细菌学	育婴法	儿科学	眼耳鼻喉科	产妇科	绷带学	党义	全年时数
一年级	四十小时	四十小时	四十小时	四十小时	四十小时	四十小时	四十小时	—	—	—	—	—	—	—	—	—	—	—	—	四十小时	四十小时	四百小时
二年级			四十小时					二十小时	四十小时	二十小时	二十小时	四十小时	四十小时	四十小时	四十小时					四十小时	四十小时	三百四十小时
三年级									二十小时	二十小时	四十小时	四十小时	四十小时			四十小时	四十小时	八十小时	四十小时			三百二十小时

1931年，光华医社开始着手将和尚岗顶的3亩多地收归名下。原来，光华医社最初获拨和尚岗的28亩地作建校用地时，山顶的面积未在其中。当时的政府早已将这座山丘中央的3亩3分地划给了辛亥革命时期的第五护国军，留给他们在这里建造忠烈祠。为了使医学院能完整设计和全面发展。医社社长梁培基亲自与第五军负责此项目的代表魏邦平会商，最终用光华医社在驷马岗的地皮换回和

尚岗的岗顶。这样，包括原拨的28余亩、自购的7余亩在内，和尚岗的40余亩地完整地划入了光华医学院的建设版图。

1933年11月，光华医社董事会按照标准医学院的格局，请该社董事杨景真工程师重新实地测量和尚岗，做了一个为期10年的发展规划。这时，已接任医学院院长职务的陈衍芬医生尽最大努力逐一实现医学院的发展蓝图。

从1933年到1936年，和尚岗增建了生物馆、药物馆，扩建了解剖馆，实验设备与教学设施不断添置。物理学馆和化学馆也在筹建计划之中。1934年，南洋商人黄陆裕捐建的宿舍楼也坐落在和尚岗的西北侧，为纪念其母，取名"梁雪纪念堂"。它分上下两层，房间阳台宽阔，空气清新，阳光充足，为修学佳地，被用作男生第一宿舍。

学院的规模发展带动了医疗服务能力的提高。1927年，光华医学院在和尚岗北侧建起一座附属传染病院，共设有100张病床，在传染病流行季节收治隔离病人。根据1933年的医疗统计显示，该院当年收治传染病人384人次。1929年，广州流行天花，该院又在和尚岗南侧搭起简易病房，专门收治天花病人。这些治病救人的社会贡献，使光华医学院于1934年获得政府拨款8000元，用于购置结核病实验室设备。这也是光华医学院成立26年以来，首次从政府获得的拨款。

为了满足病人求诊需要，保证150名学生的见习教学场地，附属医院还在城区各处逐步增设赠医所。1933年4月，在河南的洪德四巷设第一赠医分所，第一年的门诊量达6321人次。同年8月，又于城内的正南路开设第二赠医分所，并且计划陆续在当时城区的东关、西关和沙河等处增设赠医分所。附属医院的门诊已分设内、外、妇、儿、五官和皮肤专科，均设有相应的留医病房。另外，还有胸科病房、X光室、配药室和外科手术室、妇产科手术室、小儿科手术室等配套设施。

光华医学院自成立以来一直没有停止发展。从1908年到1935年，已培养出25届462名毕业医生。这些同学毕业后大都成为中南地区医药卫生和医学教育的栋梁和骨干。他们有的在北京协和医院、博济医院、岭南大学医院工作（如第24届的欧阳静戈和李大卫、第22届的谭元昌等），有的在市政府卫生局、市公共卫生人员训练所工作（如第24届的连云阁、第25届的潘劲夫等），有的在市立或县立医院工作（如第13届的苏毅英和第14届的陈季植等），有的在两广浸信会医院工作（如第3届的叶培、第10届的王少浦等），有的在铁路医院或警察医院工作（如第3届的苏心愉和马觉凡、第14届的冼兆芝等）；也有的开设医院、诊所（如第3届的黎启康、第4届的邝磐石、第9届的陈砚波等）；还有一部分毕业同学留校担任了教学和医疗工作。

在这段时期，附属护校培养毕业了 10 届共 79 名护士，有力地支持了临床医疗和教学工作。

（三）光华医学院在抗战中停办与战后重建

1. 抗战时期被迫停办

抗日战争时期的 1938 年，广州城沦陷。由于财力所限，光华医学院无法在广州沦陷前完整地搬离战区。光华医学院成为日本军机轰炸的目标，学校和附属医院被迫停课，教师和学生四处离散。为了尽量让高年级学生不至于中途失学，光华医学院在香港设立临时授教处，安排教学；陈衍芬院长还利用自己在香港的人缘关系，取得香港数间医疗机构的特许，使这些学生到香港继续按期完成实习。

1941 年 12 月，日军偷袭美国珍珠港，战火燃烧到了太平洋沿岸英美殖民地，香港也被日军占领。陈衍芬院长又为同学辗转到非沦陷区的医校借读而奔忙。这种爱护学生与坚持教育的善举，使光华不少学生在抗战期间完成学业，成为合格的医学人才，获得毕业资格。

为了尽量保护学校的教学资源，光华人尽了最大努力。广州失陷前夕，医院总务长陈再生组织人力，将医学院重要仪器分装 22 只大木箱，寄存在位于广州市二沙岛的珠江颐养院内，委托当时受聘在颐养院工作的德国医生代为照管。

珠江颐养院是广东近代史上第一家医疗康复机构，它是由光华医社的倡办人梁培基、左吉帆等人，于 1920 年联合当时的社会名流所创办。它坐落在城郊的二沙岛上，三面环水，绿树成荫，空气清新，景色宜人，极宜康复养息。颐养院内并不设固定医生，进院疗养者可以直接聘请医护人员在院内完成康复治疗工作。广州被日军占领之后，颐养院停办，只留少数人留守。当时，日军因日本与德国的同盟关系，没有进驻和捣毁聘有德国医生的颐养院。光华医学院寄存在这里的重要仪器设备，因而得以幸存。1945 年，抗日战争结束时，这 22 箱物品就是光华医学院仅存的物质财产。

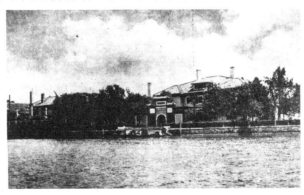

珠江颐养院是 20 年代由著名医生梁培基兴建，院址在二沙岛内。

2. 抗战胜利后复办

光华医学院在已成废墟的原校址上重建学校。

1945年11月30日，修复泰康路旧址的1、2楼。12月1日，正式恢复门诊，12月15日，收治病人。次年3月，修复泰康路旧址的3、4楼，暂作教学用房，招收新生。1946年3月20日，举行开学典礼。次日正式开学复课。1946年夏，开始重建和尚岗校园。1948年秋，护士学校也在和尚岗复办。

光华医学院历任主要负责人

(1908—1949)

姓名	任职时间/年
郑　豪	1908—
左达明	1931—
陈衍芬	1932—
张勇斌	1946—

光华医学院历年毕业学生人数

年份	毕业学生人数
1910	5
1911	12
1912	22
1913	14
1914	15
1915	12
1916	21
1917	19
1918	24
1919	17
1920	9
1921	9
1922	13
1923	18
1924	13
1925	5
1926	11

续上表

年 份	毕业学生人数
1927	1
1928	10
1929	19
1930	22
1931	44
1932	67
1933	3
1934	24
1935	30
1936	37
1937	11
1938	13
1939	2
1940	5
1941	10
1942	7
1943	3
1946	2
1948	12

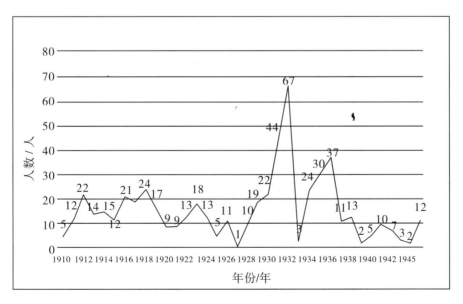

光华医学院历届毕业生人数

六、中山大学医学院

国立中山大学医学院的前身是广东公立医科大学。广东公立医科大学是由广东公医医学专门学校改名的医学校,广东公医医学专门学校原为广东公医学堂。

(一) 建校缘起与沿革

1909年春,由于当时美国教会开办的博济医院所办西医校的学生反对学堂不合理的措施,举行罢课。学堂的美籍负责人关约翰施以镇压手段,开除了学生冯膺汉、徐甘澍、方有遵等人。学生坚持不复课,他就将学堂停办。未毕业的在校学生面临失学,便组织起来,奔走呼吁请求广州绅商和各界人士相助,清末广东知名人士潘佩如、钟宰荃、李煜堂、黄砥江、李树芬、赵秀石等40余人,捐募资金,创办医校。

1909年2月15日,钟宰荃、区达坡、汪端甫、高少琴、廖竹笙、许序东、李璧瑜、陈宜禧、廖继培、刘儒廪、赵秀石、郑楚秀、卢森、李煜堂、易兰池、李若龙、余少常、伍耀廷、区祝韶、苏星渠、黄砥江、梁恪宸、高乐全、李子农、李超凡、李星卫、李子俊、岑伯著、潘佩如、李煦云、钟惺可、黄弼周、李梓峰、黄衍堂、彭少铿、叶颖楚、杨力磋、李惠东、杨梅宾、易尹堂、陈濂伯、关宾国、陈业棠、李庆春、刘英杰、徐甘澍、莫大一、高约翰等校董,于广州西关租借十三甫北约民居创办广东公医学堂。公医学堂的发起人为美国医学博士达保罗,他当时担任博济医院院长。他的学问、道德及办事成绩,久为中外人士所推重,而与吾国人士感情尤厚。常谓吾粤为开通省份。那时西医校院,大都为教会西人建设。而华人公立、私立之西医校院尚付阙如。他亟耸同人集资创办,以为之倡,以补政府之不逮,并愿舍弃权利。将个人私立原有之医院停办,投身华人校院,代为策划进行;务底于成,至一切主权,仍归之华董事局,达君始终但居于聘席地位,事事竭尽心力,担任义务,顾全大体,界限分明,成绩昭著,公医院以是日臻发达。更复减薪资,助巨款,广募中西义捐。同人等感动于达君之苦心孤诣,发起推广,募助巨款。1909年冬,公医学堂租借长堤自理会铺地以作为医校,购买紧邻天海楼以建医院。有课教室3间,可容学生百余人。还有理化学实习室、组织学病理学微生物学实习室。由于地方狭小无寄宿舍,于是分租附近各街,第一斋舍设仁济大街、第二斋舍设仁济横街、第三斋舍设潮音街。距离虽属不遥远,但觉管理不够方便。1910年,在长堤天海楼成立附属医院并开建,1911年落成。

"1912年6月,广东公医学堂呈请政府拨给百子岗之地。百子等岗之地之取得以在百子岗实施诊所为导线,先是同人设施诊所于东川马路之三巩门,赠医施药,以便东关之就近到诊者,同人觅地于此,乃发现百子等岗之地址,遂于呈请政府拨给,政府核准拨给蟾蜍、百子等岗。同人遂于1913年2月先用铁枝、铁丝将全岗圈围,以定界线,接着登报广告及派传单着各坟主领费迁坟,限至9月止如逾限不迁,则由本校院代迁等语,计补费自迁者几及3000穴,由本校院代迁者5000余穴,用款20000余元得公地64亩。此外,还购买毗连之土地。此后,新校址用地因社会形势变化经历了得、失、复得的经过。1916年11月25日,举行新校院建设奠基仪式。1918年,百子岗新校院之落成,面积约100亩。新校院分上下两岗,上岗高于下岗,下岗高于东川马路40余尺,距离长堤本院约6里,大东门约半里。上岗建校舍,下岗建医院。两岗之中,设花园及绒球场。学校之后,设足球排球等场。两岗均已开辟大路,旁植乔木。校舍能容学生300人,医院能容病者400人。竣工建筑4座:①学校1大座,楼高2层,用地9600丁方尺。内有合式之实习室6间、每间附设教员预备室、教室2间、礼堂1座、能容500余人,事务室4间、图书室1间、售书室1间、教员会议室1间、储藏室1间、工人住室1间、浴房厕所均备。②解剖室1座,楼高2层,用地1250丁方尺,离学校约400尺,能容学生实习80人,下层暂以为洗衣之用。③留医院1大座,楼高3层。前进另土库一层,用地15500丁方尺,房室98间,小房12间,系为看护住室及膳室、厨房之用。计开头等留医舍34间,并普通留医舍,能容病床86张,作临床讲义,为学生实习之用。特别手术室1间、普通手术室1间,能容学生80人。附设盥洗消毒器械、施麻蒙药裹扎各室,检验室1间、事务室1间、招待室1间。药物室在第1层之中央,储藏室又光镜室,在第2层之中央,东西医舍之边,每层另室存储医舍日用必需之物。院内冷热水喉均备,凡病人入院,均由土库。先行沐浴更衣,乃入医舍。④赠医院1座,楼高2层,用地1820丁方尺,建在东川马路之旁,离留医院约300尺。内分设内科、外科、妇科、眼耳鼻咽喉科等诊室。及手术、药物、电疗、候诊、阅书各室、浴室厕所均备。4座建筑,所钉楼板楼梯及天花板,均用三合上填成。以上建筑及家具合计费用共需银18万余元。

在广东各方的支持下,广东公医学堂的校舍以及各种基础建设施得以落成,学校校园及附属医院院区林荫秀丽,楼宇巍峨。建医校所需的各种设备得到设置。办医校相应所需的师资人员也配备齐全。广东公医学堂于是开办。

广东公医学堂学制4年,1、2学年学习拉丁语及医学知识,3、4学年学习医学课程，从1年级到4年级，都安排有实习。每学年分为3个学期，1月1日—3月31日为一学期、4月1日—7月31日为一学期、8月1日—12月31日为一学期。1909年，监督（相当于校长）为潘佩如、教务长为达保罗（美国人），教员9人；1911年，教务长改为雷休，1913年，潘佩如改称校长。1912—1917年在广州河南鳌洲分设了女医校院。1917年，学制改为5年。医校被称为广东公医学堂后，称广东公医医学专门学校渐多。医校于1924年8月，改称广东公立医科大学，学制改为6年。

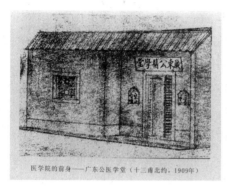

创办于西关十三甫广东公医学堂　　　广东公医医科大学

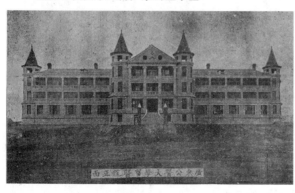

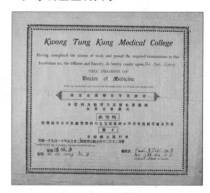

广东公医医科大学附属医院　　　1910年广东公医学堂的毕业证书

国立广东大学成立后，1925年7月，广东公立医科大学并入国立广东大学。当时，广东公立医科大学"经费益增，捐款无着"，拖欠教职员工资半年有余，负债十余万元，学校几乎破产，继而发生了密卖教育权之事，该校学生全体群起反对。1925年6月27日晚，校学生会执委会召开会议决定："（一）将公医归并广大。（二）组织公医归并广大运动委员会（即席举出何仿等14人为委员）。（三）自议决日起全体一致不承认李树芬为校长、陆镜辉为学监，于风潮未解决以前，学校一切报告及文件概无效力"。6月28日上午11时，学生会执委会在全体学生大会上提出上项决议案，结果全场通过。学生组成队伍向国民党中央和国立广东大学校长请愿，受到了中央党部陈公博、帅府代表李文范和国立广东大学校长邹鲁的接见，均"表示实行由广大接收该校"。至"该日下午4时胡代帅即批令国立广大校长即日派员接收，并声明不准将学校卖与外人"。1925年7月，校长邹鲁派徐甘澍医生前往接收公医，广东公立医科大学并入国立广东大学。1926年，广东大学改名为中山大学，广东大学医科改名为中山大学医学院。

国立中山大学医（科）学院的负责人为：褚民谊（兼）（1925—1926年9月）；温泰华（1926年9月）；许陈琦（1926年10月—1927年夏）；陈元喜（1927年夏—1928年2月）；古底克（1928年2月—1933年7月；）马丁（1933年7月—1934年7月）；刘璟（1934年7月—1935年1月）；左维明（1935年1月—1935年4月）；刘祖霞（1935年4月—1937年6月）；梁伯强（1937年7月—1938年1月）；张梦石（1938年1月—1940年3月）；李雨生（1940年3月—1945年4月）；罗潜（1945年4月—1945年12月）；黄榕增（1945年12月—1948年3月）；梁伯强（1948年3月—1949年7月）；刘璟（1949年7月—1949年10月）；刘璟（1949年10月—1951年1月）；柯麟（1951年2月—1952年全国院系调整）。

国立中山大学医（科）学院的内部机构为：1926年4月30日，医科办事处（医科教授会）下设解剖学、生理学、病理学、外科学、内科学、附设第一医院、附设第二医院、附设护士学校。1927年，医科教授会下设第一医院及护士学校、第二医院、细菌学研究所、生理学研究所、病理学研究所、解剖学研究所、药物学研究所。1932年，医学院院务会议下设第一医院、第二医院、护士学校、助产学校、细菌学研究所、生理学研究所、病理学研究所、解剖学研究所、药物学研究所。

（二）办学特色的形成与流变

中山大学医学院的医科教育，在初期传承了广东公医的美式特色，属于英美医学教育风格；1927年以后，医学教育仿照德国模式。

1. 师资与办学及其特色的更革与传承

1909年，广东公医创校时，只有苏道明、达保罗、陈则参、高若汉、徐甘澍、莫天一、刘英杰、黄绶诏、钟子晋等9名教员。1913年，教员25人；1916年，教员21人，其中，有达保罗、何辅民、嘉惠霖、麻义士、黎雅阁、何钟慕洁等美籍教员6人。国立广东大学医科较广东医科大学变化不大。1926年，国民党元老张静江提出"现在世界上医学最进步最发达的就是德国","主张全学德国"。1926年4月，同济大学学生转入了本校医科，要求增聘德国教授，下学期将医科医院仿照德国学制。国民政府同意国立中山大学医科增聘德国教授医生。这样，医学的"教师都是请德国的，学制仿德国的，各种制度设备、课程的编订和外国语，都是以德国的制度作标准"。据记载，医科"从委员会就职时起，始着手于建设""当时几乎只是几座空房子，经过几年的建设，已有相当的成绩""这种成绩固然不敢说比任何大学的医科办得好，但是实实在在本国人和外国人都认为""本校医科是中国人所办医科中最有成绩最有希望的"。

医科在1927年聘请了7位德国学者，有生理学教授巴斯勒博士、病理学教授道尔曼斯博士、内科教授兼医生柏尔诺阿博士、妇科教授兼医生伏洛牟特博士、解剖学教授安得莱荪博士、细菌学教授古底克博士和外科教授乌里士博士，医科用德语讲课，采用德国教材，医院设备多从德国购买，附属医院查病房用德语，写病历和开处方也都用德文，整个中山大学医科几乎是德国化了。医学科教授12人，讲师4人；学校从助教中挑选成绩优异的人派往外国留学，尤其是去德国留学，学成回校工作。本国教授多数是留德的博士。德国教授陆续离校后，在从其他大学或派到国外留学聘来的中国教授梁伯强、李挺等的努力下，联系华南地区的常见病及华南地区各民族的生理病理特点，做了大量教学研究与科学研究工作，做出了显著的成绩。尤其是梁伯强教授，长期在医学院从事教学和科学研究，成为全国著名的病理学家和医学教育家。在他们的共同努力下，培养出一大批医学专家，如杨简、王典羲、叶少芙、罗潜、张梦石、姚碧澄、朱师晦、罗耀明、曾宪文、李士梅等教授，成为后来华南医学界的教学和科学研究骨干。其中，姚碧澄教授是在本校农学院毕业后，留学时改学医科。杨简后来成为我国著名的病理及实验肿瘤学专家。1935年，医学院院长为刘祖霞。学院有教授16人：桂毓泰、柏尔诺阿、安得来荪、梁伯强、马丁、梁仲谋、李挺、傅韦尔、叶少芙、姚碧澄、刘祖霞、庄兆祥、曾志民、崔元恺，副叙授：朱裕璧，讲师：施来福、陈伊利沙伯。在德国教授辞职回国以后，其工作渐次由本国教授接任。1937年度，医学院院长梁伯强，代理院长张梦石，有教授16人、副教授1人和讲师1人。据1950年2月学校行政档案记载，医学院教员53人，其中，教授24人（兼任5人）、副教授5人、讲师5人、助教24人。刘璟院长兼寄生虫学教授及附设医院主任，梁伯强为病理学教授兼病理学研究所主任（曾任医学院院长、教育部医学教育委员会委员），梁仲谋为生理学教授兼生理学研究所主任，何凯宣为组织学教授兼解剖学研究所主任（曾任军医学校教官；广西医学院教授兼科主任），李挺为卫生学教授兼卫生学研究所主任，罗潜为药物学教授兼药物学研究所主任（曾任医学院院长），叶少芙为内科教授兼附设医院内科主任（曾任附设医院院长及护士学校主任），邝公道为外科学教授兼附设医院外科代主任（曾任德国柏林大学外科助教、柏林东北钢铁一厂联合医院主治医师及代院长；广州陆军总医院外科代主任），叶锡荣为妇产科教授兼附设医院妇产科主任，梁烺皓小儿科教授兼附设医院小儿科主任（曾任光华医学院教授兼医院院长、小儿科主任、广西省立柳州医院院长），黄明一为皮肤花柳科教授兼附设医院皮肤花柳科主任（曾任德国柏林大学助教、皮肤花柳科专门医师），沈毅为眼科学教授兼附设医院眼科主任（曾任广西省立医学院教授、福建省立医学院教授、广东省立第一医学院眼科主任），朱志和为耳鼻喉科教授兼附设医院耳鼻喉科主任（国立中正医学院教授、中国红十字会医疗队长），陈安良为公共卫生学法医学教授（曾任光华医学院教授、岭南大学医院教授、广州方便医院院长兼公共卫生科主任），杨简为病理学教授，曾宪文为内科教授，吴道钧为内科教授（曾任军医学校广州分校教官、内科主任），郑惠国（曾任国立河海大学教授、国立西北大学教授），曾立胜为小儿科教授（曾任瑞士苏黎世大学小儿科专科医师）。医科在办学上传承公医优良传统后的大力更革创新，为其后来的大发展打下坚实良好的基础。

2. 办学条件

医科学院的本部建筑物有3座：学院本部、解剖座、宿舍。另有小型建筑物6座：教员休息室1座，教授住室4间（后改为附属医院各科主任住室），洗衣房1座。学院本部有8间课室，1间实验室，1座容纳500多座位的礼堂。学院的通道两旁有院长室、教务室、文书室、庶务室、会客室、图书馆。解剖室设备供解剖科专用，"自有解剖科，社会人士观念为之一变，而本校之名誉为之大著"。学生宿舍4层楼，寝室共50余间，每室住4人，电灯、卫生设备齐全。另设医院两间。第一医院原为公医新院，在医科学院本部的东侧，内设药物室、内科诊室、外科诊室、外科产科手术室、妇科诊室、眼耳鼻喉科诊室及各种留医病室。第二医院原为公医旧院，位于西堤，内设各种诊室及手术室。医科图书"未至充溢，殊不足以餍读者之欲望"。

医学院的教学资源分布于附属医院及各研究所。解剖学研究所成立于1928年10月，是作为1、2年级学生前期基础医学主要科目解剖学课程的教学基地。除所主任以外，配有1名助教，协助教授上课及作解剖研究工作并指导学生，另配1名技术员，制组织标本模型及处置尸体及专绘彩图，以供教授、助教上课做指示用，并帮助制作显微组织片。该所设备有大课堂及显微镜实习室1间，作授课及显微镜实习用。有殓房 1 间，地下浸尸池 6 个。另有注射室 1 间，以保存尸体；尸体储藏室 1 间，尸骨浸渍室 1 间。课堂的南侧另开挂图室（内有大彩色图 460 余幅）和标本模型供览处，作为上课及课后指示说明用。解剖室在解剖研究所东侧，为 2 层楼房，内有解剖台 12 张，8 张置全尸，4 张专置尸体局部。在解剖室楼下设标本陈列室 1 间，室内有大量骨骼标本、各种脏器标本及模型，又从德国寄来模型及脏器标本 16 箱。在医学院大礼堂的东座楼上，有研究及制造室 1 间，内有教授及助教室各 1 间，研究室内自备制显微镜组织片机件，制有组织标本 4000 余件，另有绘图台、显微镜 25 架。

生理学研究所于 1927 年聘任巴斯勒教授来校任教时成立，在其任内 7 年间，所有仪器设备，大都偏重肌肉生理方面。1934 年春，巴斯勒教授回国，由梁仲谋教授接主任职，"梁氏求适合国情起见，改注重于物质代谢生理、消化生理、感觉生理之检验工作"。

病理学研究所提供研究用的标本材料十分充足，每年由各方医院送来检验病理组织材料的 400～500 例（不收费），向各方征集典型的人体肉眼病理标本达数千种，间有德国各大学寄赠的，浸于药液中，保存天然颜色。这种标本以脏器系统分为 12 类，以病症顺序分先后，陈列整齐，分装 33 大橱，分置于 4 间陈列室，均有中德文标记。研究所经过努力，获得英国庚子赔款委员会补助，添购各种重要仪器百余种。又经争取，新建研究所 1 座、动物饲养棚 1 座。新所为 2 层楼房，楼下东边为课室、实习室，课室可容纳学生 100 人左右，实习室可同时供 50 名学生实习。中间为培养基室、消毒室、办公室、更衣室、疫苗室、包装室、破伤风毒素室、冷藏室、毒室、制造室、孵卵室及血渍凝缩室等。西边为陈列室、血清过滤室、采血消毒室、全身采血室等。2 楼东边为寄生虫学部，有大小研究室四五间，中部为细菌学部、血清学部，共有大小实验室 10 余间，职员住室 5 间，集会室 1 间。西边为图书室、绘图室各 1 间，卫生学部的研究室 3～4 间，储藏室 1 间。

1932 年，33 岁的梁伯强被中山大学医学院聘为教授兼病理学研究所主任。他以病理学研究所为基地，积极从事教学和科学研究，几年时间就把中山大学医学院病理学研究所建设成为在国内有很大影响的学术单位。

药物学研究所。1929 年 2 月，聘请德国推平根大学教授范尔鲍来校任药物学教授，同年 8 月建新药物教室，并成立药物学研究所，以范尔鲍教授为主任。1936 年 2 月，范尔鲍教授辞职返国，由德国教授保路美继任。所内有助教林兆瑛、技助邹贵仁。研究所有特建房舍 1 座，内设化学实验室两间，课室、主任室、助教室、陈列室、平秤室、仪器室、化学药品及玻璃贮藏室、图书室各1间。另设有兽棚，畜养实验用的兽类。其他仪器，有蒸馏机、自由旋转离心力机、化学分析天秤、检验混合药粉用的矿石电分析灯、检验血压机、人工呼吸机、写弧线机及心脏分离机等各种设备。

1927年夏，聘德国教授古底克任医科教授后，成立了细菌学研究所。古底克于1933年7月离职返国后，由派往德国留学取得博士学位的助教李挺回国接任该所主任职。1934年春天，李挺回国被聘为教授。该所有助教黎希干医师和张锡奎医师，技助李淡生、周如瑾，技术员石镜瑾、魏颐元、叶景森，及工役3名。该所有实验室、主任室、洗涤室各1间，课室与各科共有，动物饲养室置于医学院地下室，学生实习则借用了病理研究所的实习室。

3. 附属医院的医疗及临床教学

医学院的医疗与临床教学及实习水平，是一所医学院校办学水平的重大标志。学院曾有附一、附二医院，后来合并。附属第一医院，初名为广东新公医院，建造于1916年，占地64亩，位于广州市东郊百子岗，全院格局宽宏、气象宏大，高3层共有房舍342间，医院在以前公医时代所有医务仅分内外两科主任医生，也仅两三人，后来逐渐扩充添设了家私器具医疗机械等物。至1935年，已扩充为7科即内科、外科、儿科、产科妇科、皮肤花柳科、眼科、耳鼻喉科。每科聘主任医生1人，由本校医学院教授兼任，处理该科医务，其下则设助教医生若干人，助理该科医务各科，除诊症室之外各设有研究室1所、赠医室1所、病房若干间。有研究室，备各科作学术上的研究与病人的一切检验，为本院医生及医学院学生实习之所。有诊症室，凡特别诊及门诊均在诊症室内由主任医生诊治。有赠医室，每日下午赠医，来就诊者完全不收诊金，给予贫苦病人便利。本校医学院的学生得受各科主任医生或助教医生的监督与指导，在该室实习诊病及进行一切学术上的研究，但不开处方。医院病房皆以科别划分，例如内科部则限住内科病人、外科部则限住外科病人，如有患传染病者则另有传染病室。统计全院病房，有头等病房10间、二等甲种病房44间、二等乙种病房4间、三等病床位136个，此外设有免费病床10个及免费留产房等，凡贫苦病人及孕妇来院留医者一切费用概不收取，全院可容纳病人达190人。医院为大学附属医院，一切设施除诊治外间病人外，还要顾及本校医科学生的实际练习是以医科学生每星期有一定的时间来医院实习，作临床上的教授并由各科主任医生加以指导，各科主任皆属大学教授，因而治疗成绩较其他医院为优。第一医院附设护士学校及助产士学校。在国民政府的大力扶持下，医院成为既代表广东乃至华南最前列的医疗水平，又是具有当地最高医疗临床教学力量的教学医院，促成中山大学医学院的医学教育水平居于全国高校前列。这种发展也体现在医院向德国模式靠拢。1925年，广东公立医科大学医学院及附属医院并入国立广东大学后，进入一段快速发展时期。

1926年，广东大学更名为中山大学后，广东大学医学院相应更名为中山大学医学院，更迎来了全面快速发展时期。在1926—1938年的12年间，其附属一院从普通的医院脱颖而出，成为当时中国医疗水平最高的西式医院之一。1927年起，医学院开始聘请德国教授任教并兼任附属一院的各科主任，甚至护士也聘请过德国人担任，使医学院及附属医院留下了深深的德国医学烙印。戴传贤和朱家骅任中山大学正、副校长时，医院大力提倡学习当时处于世界医学先进水平的德国医学及其医学教育制度，设备也多从德国购买，附属医院用德语查房，用德文写病历和开处方。

1928年春开始，德国人柏尔诺阿教授及以后的接任人都竭力制订出完善的医学院及医院的发展规划，锐意革新。这得到当时国立中山大学戴传贤校长全力支持。1928年起，附属一院在柏尔诺阿任院长后，增加设备，设施日臻完美，上下同心协力，各项院务的发展蒸蒸日上，医治的病人数量与医院收入，都比以前骤增数倍。医院此时实行分科诊治病人制度，初时分5科：内科儿科、外科、产科妇科、皮肤花柳科、眼科耳鼻喉科。此时，医院每科聘请主任医生1人，处理该科医务。下设一等助教1人，助教医师一两人，协助主任医生诊治病人及一切学术上的研究。其下设医生若干人，以病人多寡定人数。各科除诊症室外，皆设有研究室1所，赠医室1所，病房若干间。后分内科、儿科、外科、妇产科、皮肤花柳科、眼耳鼻喉科6科。各科聘主任医生1人，助教医生两三人。病人来医院就诊，都由各科主任诊治。

研究室供各科作学术上的研究，以及病人的一切检验，同时承担了本院医生及医科学生实习之用。诊症室供特别门诊使用，病人由主任医生在诊症室诊治。赠医室的用途在于，医院每日赠医1.5小时，对来就诊者，完全不收诊金，给予贫苦病人以便利。本校的医科学生必须在各科主任医生或者助教医生的监督与指导下，在该科室实习诊病，以及进行学术研究。

此时医院的病房，都以各科别来划分。例如，内科部限住内科病人，外科部则住外科病人，以此类推。全院病房，有头等病房8间，二等病房53间，三等病房16间（分男病室9间、女病室7间、4人一间的11间、10余人一间的5间）。头等病房每日收费6~8元，二等病房每日收费1.5~3元，三等病房每日收费3～5角。此外，设有免费病床10位，及免费留产房等。凡贫苦病人，及孕妇来院留医生育者，一切费用皆不收取。

全院可容纳病人150余人。每日来院门诊有50～60人。赠医者有100余人。当时拟建筑分科病院，就是每科一栋独立的病院，预计完成时可容留病者700～800人。但是因为经费的原因，最后并未完全实现。

医院的一切事务，都是由院主任主持，在主任之下，设总务员1人，管理全院事务。并设会计、庶务、书记各1人，药房设药剂师1人，管理药房事物，并设助手1人，练习生若干人。护士则由护士长督率，在护士长之下，有高级护士，其下又有学习护士若干人。

医院建立起健全的有鲜明德式医疗风格的各项规章制度。如1928年10月，制订《第一医院办事细则（续）》规定，护士长负责分派各护士的值日值夜工作，并对夜间服务的情形随时进行监察。病房间护士的调动，护士长需预先向相关科主任报告。凡护士对医院院章及护士服务条例，如有不遵守或不听告诫者，由护士长报告医院正副主任进行处罚。凡护士请假、任用或辞退，都需由护士长通知总务员。护士长还要"注意全院病人之待遇及看护，俾得良好舒适，至于病房与诊察室及治疗室之清洁与秩序，亦宜随时留心"。此外，本院病人的衣服食料与饮料等，都由护士长照章发给。各科与各病房的医学器具及材料等，护士长负有监督用途及保管职责，添置的仪器与药物材料，如注射器、棉花、纱布等，都由护士长先登记保管，再一一发出。全院护士由护士长督率，其服务时间与工作情形，详载于护士学校章程与服务条例。

医院的设备，除接收公医时代的房屋和少量家具外，医具及最新式的治疗器具很多都已残缺。至1927年起，才开始逐渐添置，初趋完备。主要包括：

X光室，于1928年夏建成，计有最新式X光镜1台，冲晒相片，及皮肤治疗各仪器均全。

电疗室，有电疗机2台，附件齐全。

消毒室，有德国最新式蒸汽消毒炉1座，专为病人衣被消毒所用。

人工日光室，有Bach及Sulox日光灯各1台，及电浴箱1台，附件若干。

割症室，在公医时，原有割症室，但器具设备多缺失。改组为中山大学医学院后，重新添置，因为病人人数增加，不敷使用，就再开无菌割症室1间，及小割症室1间，共有仪器用具700～800件。

割症教室，凡本校医科学生，遇有外科、妇科、举行割症时，在此听讲及实习。

生产室，前来此留产者甚少，于1928年开始逐渐增加，因此，在这一年新建生产室一大间，并重新购置生产及婴儿用具数百件。凡本院免费留产者，医科5年级学生需在教授指导之下，借以实习。

临床教室，凡医科学生，对于内科，皮肤花柳科的课程，须病人证明者，皆在此教室听讲。因为此教室在医院内，病人易于往来，而且仪器完备，无须搬运。

研究室，为各该科医生研究学术，及医科学生实习场所。有各研究室名称为：内科研究室、外科研究室、产妇科研究室、皮肤花柳科研究室、眼科耳鼻喉科研究室。

在政府的大力扶持下，中山大学医学院的附属一院经过一段时间的发展，到中日战争爆发战火延至广东前，成为一间医疗与临床教学及实习水平在华南地区乃至中国国内一流的教学医院。

4. 课程设置及教学实践

广东公医没有预科；国立中山大学预科为学年制，凡学生修业满两学年，成绩及格者，准予毕业。预科分为甲乙两部，在甲部毕业者，直接升入文科或法科。在乙部毕业者，直接升入理科农科或医科。但升入医科者，在预科须以德文为第一外国语。预科乙部医科，及自然科的生物系等预科学生，其必修科目在第1学年，增植物1科。第2年，增动物1科。

广东公医时期学制4年，每学年3学期，1年级每周期授课总时数27～29小时不等，2年级每周期授课总时数34小时，3年级每周期授课总时数30～31小时不等，4年级每周期授课总时数36～38小时不等，每个学年都有实习。中山大学医科学院于1926年改称医科，1931年秋，学校实行学院制时改称医学院。医学院不分系，采用学年制，学制6年，其中修业5年，实习1年。学习科目分前期和后期，前期为基础科目解剖学、生理学、动物学、植物学、物理、化学及德文（工具书），规定在1～2年级内修完，考试及格以后才能升上3年级学习。后期科目即临床医学各科目，后期科目在第3～5年级学完。第5学年末举行毕业考试。医学院课程分为学理与临床两部分。学理部于1927年至1929年陆续成立解剖学、生理学、病理学、细菌学、药物学5个研究所，进行教学和科研活动。临床部分内科、外科、儿科、妇产科、眼耳鼻喉科等，设于附属第一、二医院内。学理部的解剖学为医学院各科的基础学识，因此是医学院前期1～2年级学生的主要课目，教授上以挂图、幻灯、标本、模型，作讲演之助，另注重尸体解剖及显微镜之下组织实习。平均每星期实习10小时，授课6～8小时，包括人体正常解剖学组织及发生学。此外又于每学年的下学期（即每年的上半年）授局部解剖学，专为2、3、4、5年级所设，为临床上应用解剖学，亦可同时使学生温习医学院前期的系统解剖学。1937年度，学生135人。

病理脏器多数从Muencken大学病理研究所等德国机构寄来。外国人的尸体，没有反映出中国特别是广东人的常见病、多发病。为了研究本国、尤其本地人的病理，布置学生到社会上收集尸体。同时，在公安局及方便医院等单位的支持下，解决了尸体的来源问题。于是，病理研究所每年能解剖大量的尸体，如1935年为74具，1936年为216具，到1937年制成了几千个病理标本，建成完整的病理学教学科研基地。该所经多年教学实践，结合华南实际情况，于1937年形成了自己的一套教学体系，规定：医学院3年级学生授病理学总论50小时，各论110小时，标本实习160小时，共计320小时。教材特别重视华南常见病。在3年级这一学年中，展览肉眼病理标本1500余例，显微镜病理标本1200例，并附以简图及说明，以帮助学生课余实习。另每周尚有病理尸体解剖数次，利用中午及黄昏休息时间进行，全年约百次，3年级学生都参加过观察。对于4年级的学生，每周特设1小时讲授内分泌腺、神经系、运动器和生殖器等主要的病症，尤其注意标本的指示。并设病理尸体解剖实习（从1935年度起已实行），每具尸体由两名学生合作解剖，1人解剖胸部，1人解剖腹部。每位学生必须参加病理尸体解剖实习两次，并作记录及显微镜检查，安排在周日或其他假日进行，由杨简助教指导。5年级学生除平时参加观察尸体解剖以外，每周必须有2小时（全年30次）为临床病理实习，用以联系临床经验与病理解剖学识。教授每次先指定讨论题目，由学生叙述各种重要病症的临床征候，并引用肉眼标本及显微镜标本加以证明，教授仅作指导。

药物学这门课的动物实验仅由教授作指导，为使学生对于药性功能有更加深切的了解，从1937年度起，增设动物实习课程。

赠医室每日下午赠医，不收费为贫苦人治病，学生可到此实习诊病，必须受主任医生或助教医生监督指导，不能开处方；各科均设病房若干间，各安排所属科的病人住，如患传染病者，另有传染病室。医学院学生每周有一定时间到医院实习，并由主任医生作临床指导。

根据《中山大学奖学章程》，医学院王慕祥、杨简、吴坤平、李士梅等13人获免交1年学费的奖励。而获毕业奖的，如1933年7月，医学院第七届毕业生石寿馥，1934年7月，医学院第八届毕业生杨简，都获金质奖章一枚的奖励。杨简"总平均分为91.1分，为全班成绩之冠"。

医学院应对抗日战争所设的课程有：战争外科学、防毒学、毒气病理学、车队卫生学、战时救护学。

医学院在澄江小西城乡关圣宫、三教寺，县城南门外火龙庙，县城南门楼，小里村下寺，城内玉光楼，城西土主庙。医学院1939年度6年级学生，分别由学校派赴昆明陆军医院和红十字会医院进行毕业实习。

1940年，医学院迁到粤北后，院址在乐昌县城。为了实习和服务社会的方便，学院院址选在乐昌县城郊，与县城隔河相望。房屋是改造当地的万寿宫庙而成。医学院不分系，设有生理学、药物学、病理学、解剖学、细菌学5个研究所。另外，在乐昌新建了1家附属医院。学院在艰难条件下办学。

医学院仍采用年级制，修业期限5年，实习1年，按规定完成学业，始准毕业。学科仍分为前期与后期，前期3年修完，后期2年修完。

前期学科主要包括国文、德文、拉丁文、无机分析、有机化学、物理、数学、生物学、解剖学等。解剖学是医学各科的基本知识，为医学院前期1、2年级的主要科目。授课时辅以挂图、幻灯、标本模型，并注重尸体解剖及显微镜下的组织实习。每星期平均授课6～8小时，实习10小时。

后期学科主要是病理学、药物学、诊断学、细菌免疫学、寄生虫学、外科总论、小儿科、内科、外科、妇产科（临床）、处方学、卫生学、眼耳鼻喉科和临床病理等。

6年级时没有医院实习时间，实习科目有：内科，包括传染病科、精神病和神经病科；外科，包括整形外科、泌尿器科；产妇科；眼耳鼻喉科；小儿科；皮肤花柳科等。

学校附设医室，为了方便分散各地师生员工诊病，根据需要安装了电话，便于预约就诊。又由于牙科向来由内科或外科兼理，有时解决不了，学生必须自赴曲江医院治疗。学校因而在校医室设特约牙科医生诊病，聘周左泉医生每星期一下午为师生诊病。又因时间不够，后改为星期二、星期日的上下午。又因附属医院院址不敷应用，特在该院门诊部附近择地建留医院一所，并向各方募款，与承建商签约动工兴建，于1943年11月12日落成。

医学院注意预防各种流行病。1942年夏天，粤北霍乱流行，仅曲江日死数十人。医学院康乐会鉴于这种危急情况，特请细菌学研究所主任黎希干教授于6月14日向附属医院医务人员和全学院学生讲演《霍乱预防接种及防疫问题》。接着，组织该院学生参加乐昌防疫队工作。校医院同时购进了大批伤寒霍乱预防疫针，5月24日—6月23日，为本校师生员工和乐昌县民众进行霍乱预防免费注射。1944年4月初，医学院院长兼附属医院主任李雨生教授，"以儿童体格强弱，关系民族盛衰"，特举办儿童免费健康检查，于4月2日至4日，每天上午9—12时，由该院的小儿科主任郑迈群教授及讲师、助教多人，为当地儿童检查身体。并于4月16—18日，免费为当地儿童种痘。同时，开展流行病研究。

医学院每届毕业生均安排毕业实习。

（三）学术活动

国立中山大学医学院学术活动在国内外产生广泛影响，教师发表了数量可观的论文、论著。

1. 研究成果

梁伯强：《动物实验中生活素甲对于脂肪质代谢之影响》（德文，1925年）、《稀有之胸腺瘤》（1927年）、《在中国血型之研究》（1928年）、《原发性肝癌肿与瓜仁虫症》（与腊黑氏合著，德文，1928年）、《由寄生虫而惹起之鼠类肝脏内瘤》（1931年）、《上海最近发生之血蛭病》（1931年）、《无白血球症一例》（1931年）、《中国人白血球血象之研究》（1931年）、《中国黄帝内经研究之概要》（1933年）、《广西瑶山履行报告》（1933年）、《西南民族（广州人、客家人、潮州人以及其他苗瑶等）之血型研究》（1933年暑期，梁伯强教授曾赴广西瑶山，试验瑶族及附近汉人的血型500例）、《病理解剖上麻风症的概要》（1937年）、《病理解剖上疟疾的概要》（1937年）、《病理解剖上痢疾的概要》（1937年）、《广州中国瓜仁虫疾的病理解剖研究》（与杨简合作，1937年）。

杨简：《203例尸体解剖的死亡原因及其与气候的关系》（1937年）、《广州的气候对死亡原因的影响》（1937年）、《人鱼畸形的检验》（1940年）、《在粤北日本住血吸虫之传染》（与梁伯强合作，1943年）、《以蟾蜍做迅速早期妊娠诊断法之原理及其操作方法》（与郭鹍合作）。

梁仲谋：《华南人士动脉性血压研究》《中西文字生理学上的比较》《生理学大纲》《生体之化合物》《中国之营养物》《精神病学概要》《新体德文读本》（与梁伯强合作）、《冷血动物呼吸代谢研究》（1933年）、《冷血动物基础代谢研究》（1934年）。

罗潜：《结核病之化学疗法》《红血球阳向游子交换速度之研究》（1936年）、《定氧血色素形之研究》（第10次报告，1938年）、《定氧血色素形之研究》（第11次报告，1938年）、《药理学》（1950年）。

何凯宣：《医用组织学》《病理学大要》《军用毒气病之病理与治疗》《肺结核病在人体之过程》《中风性脑出血之原因》《骨瘤》《视网膜神经胶质瘤》《小

脑瘤肿与脊髓转移》《桂林地方甲状腺肿之研究》。

王典羲：《尸体解剖的方法和检验程序》（1937年）、《华南人阑尾炎症之研究》（1937年）。

李瑛：《阑尾炎症在我国之研究》（1943年）。

梁次涛：《胎儿软骨营养异常症之检讨》（1943年）。

王仲乔：《人体解剖内脏学》《脏器面积之研究面积测量第一次报告、面积测量第二次报告、面积测量第三次报告》（与姜同喻合作）、《解剖学实习法》《最新人体解剖学》（1946年）。

黎希干：《牛痘接种后免痘力之实施观察》（与张菁合作）、《应用抗痘牛血清在天花治疗及预防上之观察》（与张菁合作）、《粤北侨肥血型之检验报告》（与张菁合作）、《粤北瑶山卫生考察报告》（与张菁合作）、《贵阳人及鼠血对于各种变形杆菌之血清反应研究（有关于斑疹伤寒问题）》（英译汉文）。

叶少芙：《我国人体新生赤血球之研究》（与李士梅合作）。

梁次涛：《胎儿软骨营养异常症之研究》。

高远：《血管扩张性肉芽肿的检讨》。

钟文珍：《南华肝硬化症研究之初步报告》。

王增悦、冯汉辉合译日本药学博士绪万章著《内分泌素化学实验》。

钟盛标的《医用紫外光灯之制造》，获教育部1946—1947年度应用科学类三等奖。

各学院的教授结合教学进行学术研究，出版了为数不少的专著、教材和论文。其中4部著作获奖。

2. 学术讲坛

1931年3月27日，南中国博医会就在中山大学医学院附属第一医院举行，会上宣读的10篇论文，本校医科就有6篇，占60%。其中，有医科陈翼平教授的《左肺气管内异物采出术及其诊断》《最近欧洲医学之进步及其研究之机会》；第一医院院长翁之龙教授的《戴利氏病（Dermatose de Darier）增殖性毛囊角化症》《红斑性狼疮之X光疗法》；医科巴斯勒教授的《人体重心之测定法》；医科主任古底克的《南非洲昏睡症及其疗法》。

教育部于1935年春，委托中山大学病理学研究所代办培养全国病理学人员师资进修班。

行政院卫生署尤其注意发挥梁伯强教授在医学方面的作用，1936年12月，聘梁伯强教授为全国医师甄别考试委员会委员（该委员会由国内著名医学家9人组成），1937年1月，又聘请梁伯强教授为热带病讲习班特别讲座。1937年2月13日在南京卫生署热带病学医师训练班上梁伯强作了《病理解剖上麻风症的概要》《病理解剖上疟疾的概要》《病理解剖上痢疾的概要》等3次演讲。

梁伯强教授在病理学方面所取得的成就，受到了有关部门的关注和重视，多次被委以重任。教育部在1935年春委托梁伯强领导的中山大病理学研究所代办培养全国病理学人员师资进修班。1934年，成立了中国病理学微生物学会。于1935年11月在国立中山大学医学院病理学研究所举行第二届年会时，梁伯强教授被推举为大会主席，主持年会工作，并被选为下一届两名执行委员之一。

1937年4月1日至8日，在上海举行了中华医学会第四届全国大会，中山大学医学院病理学研究所派助教杨简前往参加，杨简先后3次上台作了学术讲演，其内容是：①梁伯强、杨简作《广州中国瓜仁虫疾的病理解剖研究》。②杨简作《广州的气候对死亡原因的影响》。③王典羲作《尸体解剖方面阑尾炎的研究》。

1940年4月，在昆明第五届中华医学会全国大会上，杨简演讲《人鱼畸形的检验》。

1943年5月，在重庆中华医学会第六届年会本校医科宣读的三篇文章是：杨简、梁伯强作《在粤北日本住血吸虫之传染》、李瑛作《阑尾炎症在我国之研究》、梁次涛作《胎儿软骨营养异常症之检讨》。国立编译馆同时开会审查了医学名词，梁伯强教授以往曾多次应邀出席，又是编译馆委员，当然前往参加。

何凯宣在广西医学院做了"视网膜神经胶质瘤""小脑瘤肿与脊髓转移""桂林地方甲状腺肿之研究"3次演讲。

医学院于1947年2月至1948年4月派黎希干教授赴美国，到哈佛大学细菌免疫学系研究细菌学，并考察公共卫生事业。同年3月，派杨简教授赴美宾省大学进修病理学，后来获得了多诺基金会奖学金，继续研究病理学专题。11月，派李挺教授赴加拿大多伦多大学卫生学研究所参观，并赴美国考察医学。1948年6月，医学院内科李士梅副教授赴南京出席"美国医药助华会之血液学研究会"，顺道参观考察了南京、上海等地的医学院。医学院院长兼病理学研究所主任梁伯强教授，应美国医药助华会邀请，于1949年1月至7月前往考察医学教育。同时，还应美国约翰霍金氏大学病理学主任力克徐氏邀请，到该校考察病理学的最新发展，同时遍游各地，参观檀香山岛美国军医院及菲律宾大学医学院，所到之处，受到了有关学者欢迎。

3. 医院的学术活动

该校附属医院多年以来，在同行中有很大影响。尤其是成为中山大学医学院附属第一医院，受到了国内外医学界的重视。其医疗水平在国内居最先进行列。学术活动相当活跃。第一附属医院还常受到来院参观者称赞，如1931年4月3日，云南东陆大学考察团一行10人，到这间医院参观时称赞不已，说"由昆明出发所至各地参观，以此次为最有意义"。同年4月4日，香港大学的医内科教授张惠霖偕医生多人到第一医院参观，"对该院内科检验室之设备，极为赞许"。同年6月24日，德国医学博士希士菲教授参观该院，"所至各部，均极满意，叹为中国不可多得之医院"。所以，南中国博医会也选在该院举行。

4. 公共卫生

1934年春天，李挺回国，被聘为教授。其间，赴南京参加远东热带病卫生大会后，顺便前往南京、上海一带考察卫生建设事业，并与各方接洽补助建筑该研究所事宜。

医学院卫生学部研究室三四间，储藏室1间。此外，在附近乡村设卫生事务所，供学生实习公共卫生所用，还为农民治病，并于每周为农民举办一次卫生常识展览及通俗讲解卫生常识等。

医学院尤为注意将流行病的防治与教学相结合。1942年夏天，粤北霍乱流行。医学院康乐会，请细菌研究所主任黎希干教授向附属医院医务人员和全学院学生讲演《霍乱预防接种及防疫问题》。接着，组织学院学生参加乐昌防疫队工作。校医院购进伤寒霍乱预防疫针，为本校师生员工和乐昌县民众进行免费注射，同时开展公共卫生工作。1944年4月初，医学院院长兼附属医院主任李雨生教授，"以儿童体格强弱，关系民族盛衰"为专题开展儿童免费健康检查。4月2日至4日的每天上午9时至12时，由小儿科主任郑迈群教授及讲师、助教多人，为当地儿童检查身体。4月16日至18日，免费为当地儿童种痘，将公共卫生防治工作与公共卫生教学科研紧密结合在一起。

（四）中山大学医学教育制度

广东公医及国立中山大学各时期都曾经对医学教育建章立制，建立了以教学目标责任制为内容和形式的教学管理制度。这对提高教学质量，加强监控力度，发挥舆论导向和完善奖惩机制起到了很大的促进作用。在此选取《国立中山大学法规集》等教育法规，对医科教育制度予以说明。

1. 考试制度

（1）初级考试。

医科举行初级考试时，必须组织考试委员会，以各教授为各该主教科目的考试委员外，还要由医科主任，函请校长指聘别科教授为考试委员，以医科正副主任为主席。考试委员会负责监督考试进行，核定考试成绩分数，考试时出席旁听，派定记录。在本校医科修学满4学期者，或在本校认为有同等程度的大学医科，或医学专门学校听讲两学期后，转至本校医科继续修学两学期者，具有应考资格。同时交验解剖学听讲成绩证（4学期）、生理学听讲成绩证（4学期）、化学物理学动物学植物学听讲证书（各两学期）、生理学实习证书1份、解剖学实习证书两份、组织学实习证书1份、化学实习证书1份、德文修业及格证书（德文考试，必须在未入医科之前举行，但经本医科的认可，可以移至第二学期结束时举行。别的大学医科，或医科专门学校转入本校医科的学生，其德文考试，要在初级考试之前举行，此项德文考试，如不及格，不得进入医科初级考试）。各项证书，经本校审查，认为完备时，由本校发给允考证。学生接到该项允考证后，须到医科考试委员会呈报，由委员会通知考期。解剖学、生理学为考试主要科目；物理学、化学学、动物学、植物学为考试辅助科目。考试时，主要科目每科以1日考完试，辅助科目，4科得并为1日考完。医科初级试，应于每学年终时举行，但必要时，可变更考试时间。医科初级考试，采用口试制，经考试委员会主席许可，可改为笔试。考试时间，口试不得超过半小时，笔试不得超过两小时。考试成绩的判定及计算，甲90分以上、乙75～89分、丙60至74分、丁40～59分、戊40分以下。每次考试成绩，由各该考试委员，填入甲种表格后，送交考试委员会主席。考试委员会主席将上项表格内所填的成绩，汇制总表两份，一份存医科，另一份送校长审阅后，转存注册部。总成绩分数的计算，解剖学、理学的分数各以3倍之。化学、物理学、动物学、植物学的分数，各以1倍之。以该项倍数相加，复以10除之，即为总成绩分数。医科初试各科目的成绩分数，均在丙等以上，则为初试及格。凡主要科目，有一种以上成绩列入丁等者，须于3个月后补考全部科目。列入戊等者，必须重修全部科目。凡辅助科门成绩有一种以上列入丁等者，则各该项科目，须于3个月后补考。该项科目列入戊等者，须于一年后补考。凡全部科目成绩均列入丁等，或主要科目成绩均列入戊等，而辅助科目成绩复有二种以上列入丁等者，应取消学籍，不得补考。补考最早期间，必须在3个月以后举行。但须补考的科目为两门，其中1门系主要科目时，则其补考，须在6个月以后。补考以1次为限。凡初级考试，未能全部及格的学生，如其解剖学、生理学、化学的成绩分数，均在丙等以上，则其继续在医科听讲的学期，得入学年算。凡已经允准参加医科初级考试的学生，自呈报日期起，逾6个月未能将各科目全部考试及格时，则其最后听讲的一学期，不得计入学年计算。

（2）学年考试。

在第一、第三及第四学年终结时举行。学年考试目的，在于使学生对学科加较深注意，并能及时发现其知识欠缺之点而进行补修，而且是初级及毕业考试的基础。学年考试的成绩优劣，与初级考试及毕业考试的成绩，毫不相涉。各科目教授讲师，为各该科目的考试委员。凡在该学年内所授科目，均须考试。该学年的学生，除旁听生外，必须一律参加考试，考期由医科主任临时公布。每种科目，至少出题3道，在教员监督之下笔试。经医科主任许可，在相当的科目中，作假期论文，以代学年考试，在第1、第3和第4学年结束时举行的考试办法，其题目可自由择定，由教员监考下笔试，全体学生在每学年的一定时间同时举行，其每科目考试时间，不得过两小时。考试成绩的评定，按照医科初级及医科毕业考试规则办理。各考试委员，将考试成绩评定后，由医科主任汇抄制成表格两份，一份送大学注册部，另一份存医科。不及格的科目必须补考，其考试日期，由医科主任确定。凡应补考学生，不来补考或补考仍不能及格，由医科呈准校长将其留级。如所考科目，过半数为不及格时，则直接由医科将其留级。

（3）毕业考试。

医科举行毕业考试时，必须组织考试委员会，以各科目主任教授，及校长所指派的副教授，为各该科目的考试委员，以医科正副主任为主席。考试委员会负责监督考试进行，核定考试成绩分数，考试时出席旁听。经本科初级考试及格的学生，在高级班修满6学期者在本校认为有同等程度的大学医科，或医学专门学校，修业3年以上，继续在本校医科修业满两年者，分10种情况交验各项证书：①普通的交验医科初级考试及格证书、德文考试及格证书；②病理学的交验病理学概论听讲证（一学期）、病理学各论听讲证（二学期）、病理组织学实习证、病理尸体解剖实习证；③卫生的交验细菌学及寄生物学听讲证（二学期）、卫生学听讲证（二学期）、细菌学实习证、种痘实习证；④药物的交验药物听讲证（二学期）；⑤内科的交验临床学初步听讲证（一学期）、内科（四学期内二学期为实习）、小儿科（一学期）、内科临症（一学期实习）、内科诊察法；⑥外科的交验部位解剖学、割症实习、外科学（两学期内一学期系实习）、外科临症（一学期实习）；⑦产妇科的交验妇科产科学（两学期）、生产模型实习、生产见习两次；⑧眼耳鼻科的交验眼科（两学期）、耳鼻咽喉科（两学期）；⑨皮肤花柳科的交验皮肤花柳科听讲证（两学期）；⑩精神病的交验精神病科听讲证（两学期）。学生毕业考试时，要由学生向大学直接请求。前面所规定的各种凭证，均须在此时交齐。此项请求，至迟必须在修业完毕后1年内举行。请求时所交验各种修业证书,如经本校认为完备时,就由本校发给准考证,准其考试。应考学生,接到允考证后,向医科考试委员会主席处,报请考试。医科毕业考试,每年于10月1日起,至11月30日止,及3月1日至4月30日,分两期举行。考试日期,由考试委员会指定后,由主席在开考前8日,在医科公布。如有补考机会,则要提早举行,报考者在考试日期缺席两次以上,而无充分理由,必须在下届考试时重行考试全部科目。补考考试科目:病理概论及病理解剖各论、细菌学、寄生物学及卫生学、药物学、内科学(包括热带病,及小儿科在内)、外科学概论及各论(包括部位解剖学、绷带学、折骨及脱臼学、割症实习在内)、妇科产科、皮肤及花柳病科、眼耳鼻咽喉科、精神病科,以上各项科目,由各考试委员分任考试。考试分重要相等的理论考试和实验考试两部分,如无特别规定,每种考试各以1日考完。考试以口试进行,但必要时,得参用笔试。

考试时间,如无特别规定,理论口试,每人不得超过半小时;笔试不得过2小时;实验考试,每人不得过半小时。受考人数,每次笔试,同时不得超过12人,口试不得超过4人。各科目考试的特别规定,病理学及病理解剖学的实验考试由考试委员,陈列人体标本,及显微镜标本各四份,由受考人下一诊断,并述明其理由。作尸体剖验实习时,受考人要用习用的剖验方法,实施剖验,指出其病的变态所在,并说明其由来。受考人对所陈列的人体标本,及显微镜标本,能指出每种的两份,或两份以上的病理所在者,则此种实验考试被认为及格。细菌学、寄生物学及卫生学的实验考试作一习用的病原细菌显微镜检查法,制作一个显微镜标本,判断其为何种细菌,并说明其判断的根据。叙述重要病原细菌若干种,并说明其媒介物,将陈列的显微镜标本3种,要判断其为何种细菌,并说明其判断的根据。如所设问题,至少有两种能正确答复者,此种实验考试,认为合格。药物实验考试由考试委员设处方问题6个,由受考人写出来。内科(包括热带病,及小儿科在内)考试,当连考4日,如无特别情形,不得间断。受考人当在最初三两日内,由考试委员,指派一个内科病人,由其诊察,并将诊察所得,填入病历,病历内须将病前历诊察结果、诊断病状、经过预后及治疗法,一一填明,并在终结作一鉴别诊断,陈述其诊断的根据。此项病历,最迟必须在内科考试第3日的下午4时以前,交到该考试委员处。在考试的第4日,当由考试委员指定时间,举行口试。此项口试,得由考试委员导临病床举行,并作简单的化学及显微镜检查。外科实验考试实行诊察一位外科病人,并填写病历,其条目与内科同,实行两种包扎法。妇科产科实验考试实行诊察1位妇科病人,并填写病历,其条目与内科相同,受考人当于生产模型作两种不同的胎儿位置,并演作诊断，及合法的施治。皮肤及花柳病的实验考试实行诊察一位皮肤病或花柳病病人，填写病历，其条目与内科诊察考试相同。眼科及耳鼻咽喉科的实验考试实行诊察眼科及耳鼻咽喉病人各一人，确定其诊断以及治疗方法。

考试成绩，用下列评语，及分数等差。甲90分以上。乙70～89分。丙60～74分。丁40～59分。戊40分以下。各科目的理论及实验两部分，考试成绩分数相加，即得该科目的总成绩分数。部分成绩分数，及各科目的总成绩分数，当由各考试委员，填入表格，随即送至考试委员会。考试委员会主席应将各考试委员送来的成绩，填制总表两份，一份存医科，另一份送校长审阅后，交注册部存案。总成绩分数的计算法，内科分数以5倍之、外科分数以5倍之、妇科及产科分数以5倍之、病理学及病理解剖学分数以5倍之、细菌学寄生物学及卫生学分数以5倍之、药物学分数以5倍之、皮肤及花柳病科分数以5倍之、眼科分数以2倍之、耳鼻咽喉科分数以2倍之、以上各项倍数相加，以30除之，即为总成绩分数。受考人如有1门或1门以上科目不能及格时，则其总成绩分数表，暂不送交校长。受考人的各科目成绩分数，均在及格以上，则由校长给授文凭为医生，部分的成绩证书，概不发给。不及格者及不能完全及格者的办法：理论实验两部份的考试成绩评语，均在丙等以下者，则该项科目考试成绩，为不及格。不及格科目必须补考，其办法如下：理论实验两部分成绩均属丁等者，补考期间，最早须过2个月；理论实验成绩，任何一部分为戊等者，补考期间，最早须过4个月；理论实验成绩两部分，均为戊等者，补考期间，最早须过6个月。一种科目考试成绩，理论实验两部分，有一部分为丙等以下者，则该种科目，认为不能完全及格。不及格部分必须补考，其办法如下：其成绩为丁等者，补考期间，最早须过6星期；其成绩为戊等者，补考期间，最早须过8星期。该项补考，仍不及格时，依照上列条件，作第二次的补考。如第2次的补考仍不及格时，则不得再考。

2. 医学学位授予

（1）医学士学位。

凡在本校医科毕业者，被授予医学士学位。

（2）医学硕士学位。

该校医学士，由该校授予医学硕士学位，须具有下列各项的规定：①曾在本校医院内科实习满6个月以上，而且继续在医院实习其他各科中的2科，或医科研究所中的2科，或医院、研究所各1科，每科实习满3个月以上，而得有该医院分科及研究所主任发给的证明书。②实习期满，必须经口试及格，此项口试，注意于各种重要的实际问题，由各该实习科目主任教授举行，考试时间，以1.5

小时为限。

凡有该校认为有同等程度的大学医科，或医学专门学校的毕业生，或曾得有学士学位者，本校亦得授予医学硕士学位。但亦必须适用上面①、②两项的规定。

凡在该校医科任助教，曾在该校或该校认为有同等程度的大学医科，或医学专门学校毕业，或曾得有医学学士学位者，本校亦得授予医学硕士学位，但必须符合下列各项规定：①曾在该校医院各分科，或各研究所，实习工作满2年或以上者。②研究论文，须确有学术上的价值者。（该项论文的题目，必须由本校医院各分科或研究所主任规定。）③经医科3位分科主任教授的考试，其中的1科，必须是上项规定出题的主任教授。其他两科可自由选定。

（3）医学博士学位。

凡在本校取得医学硕士学位者，得由本校给予医学博士学位，但必须符合下列各项规定：①在本校取得医学硕士学位后，必须在本校医科任一研究所，或病院分科，作学术研究满两年以上，得有该病院分科，或研究所主任，所发给的证明书。②必须精熟1种以上外国语（德语英语法语），要有本校医科，或文科外国语教授的证明书。③应试者，必须提出论文。此项论文，必须确有学术上的价值，确能证明在医学上有独自作学术研究的能力。④该项论文，经医科接受，认为合格后，必须再经医科3位主任教授口试及格，该项口试，即注重与论文有关系的各种根据，时间以1.5小时为限。

凡在本校认可有同等程度的各大学医科，或医学专门学校，所考得的硕士，或具有同等程度者，本校亦要给予医学博士学位，但亦适用上面①至④项规定。

凡志愿参与本校医科硕士学位考试时，得以书面请求本校举行。请求者，必须交验详细履历及下列各项证书：

凡本校医学学士、硕士交验取得学士学位，或大学医科，医学专门学校毕业以前各种证书（中小毕业证书等）；医学士学位文凭，或大学医科，医学专门学校毕业文凭；曾在本校医院内科实习满6个月以上外，继续在医院实习其他各科中的两科，或医科研究所中的两科，或医院、研究所各一科，每科实习满3个月以上，并必须有该医院分科及研究所主任发给的证明书。

凡本校医科助教交验所得医学士学位，或大学医科，医学专门学校毕业以前的各种证书（中小学毕业证书等）；医学士学位文凭，或大学医科，医学专门学校毕业文凭；曾在本校医院各分科，或各研究所，实习工作满两年以上的实习证书，该项证书，由医院各分科或研究所的主任教授发给；研究论文（必须确有学术上的价值者，该项论文的题目，必须由本校医院各分科或研究所主任规定。）的审查及格证明书，该项证明书，由医科主任发给。审查之法，由医科主任教授3人组织委员会，其中1人，必须是本校医院各分科，或各研究所主任，或医院分科主任；经医科3分科主任教授的考试（其中的1科，必须是上项规定出题的主任教授，其他两科可自由选定。）的自选考试科目志愿书。

以上各项证书，经本校校长交医科审查合格具复后，即由校长通知医科，准其考试，考期由医科决定。考试时，各考试委员，须同时出席，其年长者为主席，监督考试及规程的履行。考试成绩，由考试委员各下评语，填入共同签字的表格，送交医科。医科承认该项考试程序为完备及被考者程度及格时，须将前条所规定表格，函请校长核准，发给硕士文凭。考试者，领取该项文凭时，须交费10元。

凡志愿参与本校医科博士学位考试时，要以书面请求本校参与考试。请求者，必须交验下列各项证书：医学学士学位文凭，或同等程度的证书；医学硕士学位文凭，或同等程度的证书；在本校取得医学硕士学位后，必须在本校医科任一研究所，或病院分科，作学术研究满两年以上，得有该病院分科，或研究所主任，所发给的证明书；熟习1种外国语（德语、英语、法语）的证明书（本校）。

以上各项证书，经校长交医科审查合格具复后，由校长通知医科，准其考试，考期由医科确定。医科接到校长通知后，即令应试者提交须提交的论文，此项论文，必须确有学术上的价值，确能证明在医学上有独自作学术研究的能力，论文题由医科教授定（应考者亦可以自由选题，但事前必须与该论文题目所属的主任教授商得同意。若该主任教授不在校时，与该科目最相近的主任教授商酌，并得到其同意），论文须用国文及德英法文中的任一种书写（该项论文交到医科后，由医科指定主任教授2人审查，其中的1人，必须是该论文题目所属科目的主任教授。若该教授不在校时，则以科目最近的主任教授代审，审查结果，制成报告书，送由医科核定合格与否）。该项论文，认为合格时，即由医科组织考试委员会，定期考试。凡经博士考试及格者，由校长授予博士学位文凭。

中山大学医学院历任主要负责人（1909—1949）

姓名	任职时间
潘佩如	1909—？
褚民谊（兼）	1925—1926.9
温泰华	1926.9—？
许陈琦	1926.10—1927.夏

（续上表）

姓名	任职时间
陈元喜	1927.夏—1928.2
古底克	1928.2—1933.7
马　丁	1933.7—1934.7
刘　景	1934.7—1935.1
左维明	1935.1—1935.4
刘祖霞	1935.4—1937.6
梁伯强	1937.7—1938.1
张梦石	1938.1—1940.3
李雨生	1940.3—1945.4
罗　潜	1945.4—1945.12
黄榕增	1945.12—1948.3
梁伯强	1948.3—1949.7
刘　璟	1949.7

中山大学医学院1909—1949年毕业生人数

名称	年份	毕业学生人数
广东公医医学专门学校	1909	7
	1910	6
	1911	5
	1912	15
	1913	22
	1914	20
	1915	28
	1916	36
	1917	26
	1918	15
	1919	24
	1920	12
	1922	9
	1923	13
	1924	16
广东大学医科	1925	47
	1926	15

(续上表)

名称	年份	毕业学生人数
中山大学医学院	1927	21
	1928	12
	1929	30
	1930	18
	1931	18
	1932	6
	1933	16
	1934	18
	1935	41
	1936	26
	1937	30
	1938	27
	1939	24
	1940	15
	1941	31
	1942	37
	1943	21
中山大学医学院	1944	49
	1945	41
	1946	69
	1947	52
	1948	50
	1949	57

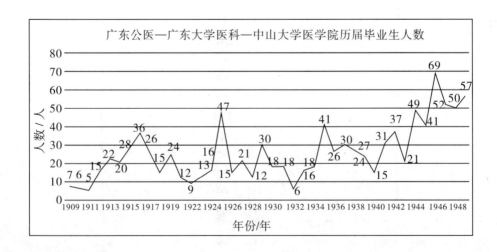

广东公医—广东大学医科—中山大学医学院历届毕业生人数

七、三所院校发展的一些特征

岭南大学医学院、光华医学院和中山大学医学院三所院校在发展过程中呈现出一些共同的特征。

(一) 历史大背景与社会政治形态对三所院校的建立与发展的影响

历史大背景与社会政治形态对这些医校,对岭南大学医学院、光华医学院和中山大学医学院三所院校的建立与发展的影响都较大。

岭南大学医学院的前身博济医院所办西医校的创办,正是在主张开放引进了西方先进的科学技术的洋务运动兴起之时。岭南大学医学院的前身另一端广东女医学堂,诞生在清代的最后一次改革运动清末新政兴起的1901年左右。光华医学院和中山大学医学院的前身光华医学堂和广东公医学堂的建立,正逢主张开放改革的清末新政如火如荼并取得阶段性成果之时的1908年与1909年。从三校兴办的时间上,可以看出它们都诞生于对外开放之风大盛的时代大背景中。

社会政治形态对这岭南大学医学院、光华医学院和中山大学医学院3所院校的产生与发展影响较大,岭南大学医学院的创建与发展与中山大学医学院的发展,都得到当时政府的大力支持,光华医学院的发展也得到当地政府的支持。

(二) 社会大环境对三所院校发展的影响

社会大环境的稳定发展与否,对岭南大学医学院、光华医学院和中山大学医学院三所院校的发展影响很大。从这三所医学院创校到20世纪40年代末的毕业生折线图比对中可发现,在20世纪20年代后期到30年代后期,毕业人数虽有升降反复但总体呈增长趋势,结合这三所学院当时的发展情况,可以看到它们都处于平稳上升的发展状态中。这是由于当时中国中心城市处于相对稳定与快速的发展之中,广东此时经济及科学与教育也有较快的发展,也就是所谓的黄金10年的发展时期。所以,就有了岭南大学医学院、光华医学院和中山大学医学院这三所学院的稳定上升的发展。到了30年代后期全面抗日战争爆发,学生人数一下跌落谷底,光华医学院甚至一度中断,从中可以看到这三所学院都遭遇到发展上的最困难时期。在抗日战争结束后的40年代中后期,毕业生数又逐步有所回升,结合当时这三家学院的情况,岭南大学医学院和中山大学医学院回迁广州恢复发展,光华医学院在广州复办后也恢复发展,看得出这三所院校呈现渐渐回复发展势头。其实,这也是中国国内其他医科院校发展的缩影。

八、三所院校的教学方式方法的模式及其对中国近现代医学教学模式的开创

由岭南大学医学院、光华医学院、中山大学医学院开始的对西方医学教育模式的移植、开拓和创新，形成了影响深远的医学教育模式，带动了广东医学教育的发展，也为中国医学教育的形成与发展做出了不可替代的贡献。

（一）对外国医学教育模式的吸纳与创新

岭南大学医学院、光华医学院、中山大学医学院和后来并入岭南大学的夏葛医学院，有着不同的建校传统与办学模式，加上在同时期其他在广州创办的西医学校的建校与办校的特点，形成从清晚期到20世纪30年代的广东医学教育方式众彩纷呈的局面，这些不同的医学教育模式、方式方法和建校原则，互相比较、竞争和融合，推进了中国医学教育的发展。

岭南大学医学院的前身博济医院所办西医校，是中国最早的一所西医校，由美国人嘉约翰创办，他学成于美国费城杰弗逊医学院，他所办学校基本是美式医校，属于英美医学教育体系，继任的医校负责人多是美国医科院校培养出来的医学专家如关约翰等，也有英国爱丁堡大学医学培养出来的黄萱宽这样的英式医学专家。这所医校于1914年正式停办后又以岭南大学医学院的名义复办，院长是学成于英国的黄雯。经过岭南大学医学院的长期实践与推行，英美医学学派成为当地一个主要医学教育流派。中山大学医学院的前身广东公医学堂原由美国人达保罗管理，属于英美医学教育流派，后来成为中山大学医学院后，由于国民政府"主张全学德国"，"教师都是请德国的，学制仿德国的，各种制度设备、课程的编订和外国语，都是以德国的制度作标准"，形成了该院的完全的德国高等医学教育模式。光华医学院的前身是在自主医权的旗帜下中国人自办的第一所西医学校，所以光华医学堂的教学，从开始的那天起，完全按照西医教学模式进行，学制4年，不同的是由中国教员采用中文课本授课。课本"由热心人士翻译"，带有一定程度的中国自创性。这三所院校最终在20世纪的二三十年代形成由它们代表的广东医学教育的英美、德式和中式三大医学教育流派。除了这3所医学院所代表的广东医学教育主流，与这三所学院同时期出现在广东的西医学校的各种医学教育模式，也补充和丰富了广东医学教育的内容与成果。由美国女传教士医师富马利创立的夏葛医学院也是采用英美医学教育模式，这所特色明显的女子医学院，并入岭南大学医学院后丰富了该学院的英美医学教育模式。

清政府于1905年在广州开办的随军医学堂，由日本人教授，参用日式模式。1917年，法国政府以在广州设立的中法韬美医院为依托，开办了中法医科学校，学制五年，由3名法国医生执教，用法语讲课，然后向学生翻译。1920年，改名为广东中法医学专门学校，于1927年停办，为法式医学教育模式。日式与法式医学教育模式，丰富了近代广东西医教育的方式，但对广东医学教育的总体发展模式影响不大。

（二）医学教育方式方法的确立

博济医院开办的西医校从创校开始，移植了近代英美医校办学模式的教学形式与教育方法，逐步形成了与欧美近现代医校教育相似的一套教学形式与教育方法，教学方法上形成以教师、课堂、教材为中心的模式；采用基础、专业和实习三段式教学模式；教学与科研并重，医教研一体；为不断强化师资力量与提升学校综合水平，逐步建立住院医师制度、进修制度、出国留学制度、客座教授制度。这一系列教学方式方法的模式，被在广东开办的广东女医学堂、广东光华医学堂、广东公医学堂及后来的岭南大学医学院、夏葛医学院、中山大学医学院、广东光华医学院所采用，亦被国内在鸦片战争后建立起来的医科院校所采用，是近现代中国所有西医校的教学模式的方式方法。不管这些中国医校的办学层次与学制长短，无论是中国人所办还是外国人所办的医校，不论医校是公立、私立还是宗教团体开办，都采用了这套医学的教育方式、教学方法、学校管理模式。这套医学教育方式方法，一直为中国各医校所沿用，影响直至当代。

九、 医校名称的问题

中国近代早期的西医校诞生时，适逢中国由传统走向现代的激荡剧变年代，政治、文化、经济及社会各方面都在急剧变化中，它们是在近代西方医学传入中国与中国医学从传统走向现代的历史条件下产生的新生事物，自身也经历了从初始简陋到成熟规范的发展变化，办学的主体及办学资金来源、教育模式、教学形式发生着急速变化，这些变化也体现在这些医校的校名变异上。中国近代早期的西医校，不少都有过不同校名重叠、校名多变的状况。

譬如，不同的中国医学史专著及各种有关1866年在博济医院设立的医校的记述中，对嘉约翰于1866年在博济医院设立的医校的具体名称有异，有称博济医校、博济医学校、博济医学堂、南华医学校、南华医学堂、博济医院南华医学堂、博济医院医科班等。乃至同时期的人，甚至同一人同时使用以上对这所医校的不同名称。在目前能找到的关于 1866 年创建的医校的最初记述，都是外国教会人士的英文记述，指称都用类似中文"学校"的 school，后来使用类似中文"学院"的 college。对博济医校的中文记述是在这所医校创建后一段时间才出现。值得注意的是，直到清代光绪二十年（1894）发给医校毕业生的相当于毕业证的中文医照的发证者仍署博济医局（博济医院），医学校刊行的教材也署名"博济医局"。医校创建初期的各种名称，应非法定名称，医校并无规范名称，各种名称杂陈。这影响到后来记述建于 1866 年的医校的各种文献中，对这所医校有着各种指称。事实上，博济医校创建时的中国，习惯上多称学校为"学堂"，称医校也就多为"医学堂"，如清代光绪二十四年（1898），光绪皇帝下谕旨建医校的决策："又谕，孙家鼐奏，请设医学堂等语，医学一门，关系重大，亟应另设医学堂，考求中西医理，归大学堂兼辖，以期医学精进，即着孙家鼐详拟办法具奏"。又如在 1881 年建立了中国第一所官办医学校——北洋医学堂的李鸿章，在 1894 年呈光绪皇帝的奏章中写道："臣查西洋各国行军，以医官为最要，而救治伤科，直起沉疴，西医尤独擅专长，……非专门名家，历经考试，该国家未能给凭诊治。北洋创办海军之初，雇募洋医分派各舰，为费不赀，是兴建西医学堂，造就人才实为当务之急。"① 因而，中外人士以中文称呼医校时，称其医学堂较多，因医校在博济医院内开办，称该医校为博济医学堂的可能性也就大一些。进入民国后，社会上逐渐把原称"学堂"的教育机构改称"学校"，称 1866 年在博济医院设立的医校为"博济医校"也渐多。在当今中文的医史中，对这所医校使用较多的指称是"博济医校"，但至今对这一医校仍有不同的指称。最近医学史界，以"博济医院"指称设于这间医院内的医校渐多起来。由于现在所见的史证中的证照教材等只见署名"博济医局"和"博济医院"，如我们现有掌握的医校发给毕业生的相当于毕业证的中文医照、医学校刊行的教材都署名"博济医局"，医局与医院的词义相同，因而以"博济医院"指称设于这间医院内的医校有合理成分。但是，如果以一间医院指称一所医校会产生很大歧义与很大混乱。事实上，博济医院及其所办医校是两个性质不同的实体，各自成系统，实际运作上是不能混杂一起，其正式的中英文文件及内部的中英文年报、刊物及文字资料，述及学校时明确以学堂、学校、school、college 来指称，从不与医院混称，述及医校有关事务，都明确指明是校务，从不与医务相混。故而，在本书中称博济医院设立的医校为博济医院所办西医校，然而这并不是说对这所西医校的其他

---

① 李鸿章：《奏稿》，载《李文忠公全集》，上海古籍出版社 1996 年版，第 491－654 页。

指称就是错的，因为对该校建校以后很长一段时间里的不同称谓是一种历史存在，包括这所医校的学生、老师和管理者在内的不同的人在不同时期或同一时期对该校都有不同的称谓，不同医学史著述也对该校使用不同的称谓，至于媒体刊物宣传品上对该校有过的称谓更是不可胜数。

还有于1879年博济医院所办西医校命名为南华医学堂，进入民国后又称南华医学校。

校名重叠也见于国立中山大学医学院的前身——广东公医学堂。国立中山大学医学院的源头，可追溯到1909年春创办于广州西关十三甫北约民居的广东公医学堂，1910年该校的毕业证即写明是"广东公医学堂卒业证书"。这所医校也被称为广东公医医学专门学校，校名正式以"广东公医医学专门学校"取代"广东公医学堂"的时间似应在进入民国后。医校于1924年，改称广东公立医科大学。1925年6月，广东公立医科大学学生向当时的广东国民政府请愿，要求将学校归并广东国民政府领导的广东大学。1925年7月，广东公立医科大学并入国立广东大学。1926年，广东大学改名为中山大学，后来改名为中山大学医学院。

1908年，光华医社创办光华医学堂，1912年，改名光华医学专门学校，1928年，光华医学专门学校改名为私立光华医科大学，1929年，更名为私立广东光华医学院。

1899年，富马利在广州西关逢源西街尾的长老会一支会礼拜堂创办女子医学堂及附属赠医所。当时，富马利在博济医院所办西医校的余美德、施梅卿两位医生的协助下开办了女医学校，以富马利的赠医所为实习场地，开设于逢源中约，取名"广东女医学堂"，同时亦称"广东女子医学校"。初称"女医学堂"较多，后称"女子医学校"较多。1900年，长老会一支会礼拜堂在西关多宝大街尾落成，便借用该堂首层作校舍，广东女子医学校正式挂牌。1902年，美国人士夏葛先生捐款兴建新校舍，女子西医学校以夏葛命名，称广东夏葛女医学校。1921年，改名为夏葛医科大学。1932年，定名为私立夏葛医学院。

第四节　西方医学传入广东后的延续特征

近代西方医学于传入广东后，出现了中国大陆内地最早的现代西医院，诞生了中国最早的西医校，编译出版近代中国最早的西医书籍、教材、期刊，出现中国最早的药房，从多方面开拓中国西医的先河。这里还是各种西医流派与引进外国医学教育模式的试验场，除了属于主流的英美德三家及中国式的外国医学流派外，还出过日法等西医模式与医学教育模式。在鸦片战争后中国门户大开的时代背景下，近代西方医学由广州辐射式传播内地，呈现向北，向西，由城市到乡村的大规模传播形态。在中国经过鸦片战争进入近代后的一段时期内，广东在传播西医上仍发挥最重要的不可替代的作用。在南粤这方土地上从鸦片战争至晚清还有过医学科学发展的辉煌繁荣时期。

随着中国的全面开放，西方国家及其教会更多将资金、人力及其他资源抽到广东以外的地区。中国近代西医的重心，渐移中国新兴与传统的中心地域上海、北京等地。广东进入近代后，失去中国独口外贸港地位，经济地位下降，更屡屡成为国家政治斗争中心、中外冲突前沿，一直是各种改革与革命的策源地，风潮迭起，政争激烈，动荡频生，战乱时有，加上其他各种复杂原因，医学及其教育发展很不稳定。博济医院南华医学校停办，博济医院也一度停办。广东公医也曾因资金短缺及政治上的原因爆发风潮。某种意义上，这也是中国近代医学发展的缩影。但是，广州的西医发展水平始终处于中国西医发展的前沿。当地继续有医院建立，尤其在国民政府及广东各界全力支持下，20世纪20年代，在广东公医基础上重新整合改组而成的中山大学医学院及其附属医院；30年代，于博济医院内重组建立的岭南大学医学院，位居国内先进医科院校行列加上光华医学院；联同广东各医院、医校以及整个医学界，推动广东医学有新发展。在20年代后期到30年代后期这被称为黄金十年的发展时期，广东的医疗水平与医学教育水平呈现快速提高之势。然而，当抗日战争的战火延至广东后，广东的医疗事业与医学教育事业遭受浩劫。广东的医疗与医事管理机构在随政府撤至广东内陆山区后在战火中仍坚持运转，但行政效能与管理范围则远不如战前；不少医院先后停办，但还有医院建于广东未沦陷的中小城市及乡村；几间医校也在本省未沦陷区或港澳或大后方艰难地辗转办学，有的医校为继续开办下去苦斗到最后还是在抗战期间停办；广东的西医医疗及西医教育水平出现前所未有的大倒退。在抗战后至20世纪40年代末，广东的西医医疗及西医教育才有相当程度的恢复，接近40年代末还呈现发展之势，从本章第三节中可看到的岭南大学医学院、光华医学院和中山大学医学院的毕业生数在40年代末有增长之势。但是，总体而言，40年代后期的西医医疗及西医教育已不复抗战前的水平。

第四章

西方公共卫生服务方式传入南粤及广东近现代公共卫生事业的开端与发展

第一节　传统欧式公共卫生事业方式传入广东

第二节　以种牛痘为发端的广东近代公共卫生事业

第三节　在广东地区开展的最早公共卫生学的科学研究

第四节　博济医院及广东医科院校推动了公共卫生事业发展

第五节　将公共卫生管理纳入近现代政府职能

第六节　近现代以省城广州为中心开展的广东公共卫生事业

第七节　引进现代公共卫生管理模式以防治传染病

第八节　出入境卫生检疫

第九节　民国广东公共卫生事业机构

第十节　以广州为中心的西医医疗卫生机构在广东的建设发展

第十一节　各类专科公共卫生福利事业机构

第十二节　近代广东西医卫生技术人员职称（职务）的评定制度

第十三节　近现代志愿性社会服务团体对广东公共卫生事业的影响

公共卫生是指关系到一国或一地大众健康的公共事业。公共卫生的具体内容包括对重大疾病尤其是传染病的预防、监控和医治；对食品、药品、公共环境卫生的监督管制，以及相关的卫生宣传、健康教育、免疫接种等。宽泛而言，它还包括公共卫生机构及网络、公共卫生管理制度及公共卫生福利事业方式。西洋公共卫生事业方式引入广东的历史悠长，其源头可追溯到葡萄牙人于16世纪在澳门建立的收容医疗机构，但其对广东的传统公共卫生管理方式没有带来任何改变。从传统西方医学到近代西方医学传入广东的明清时期，中国已经形成一套与农耕文明相适应的传统公共卫生事业机制，广东地区也与中国其他地方一样，州县有医官、药局。朝廷对医官定期进行考核，决定他们的职务升降任免。地方上如发生疾病，尤其是爆发大规模传播的流行病，朝廷与各级地方政府会派出人员，进行救灾防疫。这一套公共卫生制度，在16世纪的明代到19世纪中叶的清代这一时期的传统中央集权制制度下的中国社会还是行之有效。这一时期的西方公共卫生服务方式及其制度，对中国社会影响甚微。直到进入19世纪，西方医学由传统医学发展为近代医学后，此时的西方医学已实现了近代化与科学化成为西方医学科学。随着西方医学科学渐渐传入广东，以近代西方医学科学为基础的西方公共卫生服务也传入广东，以医学科学为基础的广东近现代公共卫生事业悄悄发端，慢慢发展。最终根本改变了广东的传统公共卫生管理方式。中国近现代公共卫生事业在广东首先起步。以广州为中心，中国的近现代公共卫生事业在广东发端，并对广东及中国其他地区的近现代公共卫生事业的建立产生奠基性影响。西方的公共卫生事业模式与实施办法、现代公共卫生管理方式和现代卫生机构也慢慢引入广东，继而引向全国。广东近代公共卫生事业滥觞于种牛痘的开展，奠定发展基础于广州的博济医院。西方近现代公共卫生事业模式、制度及防治管控方式引入中国，卫生公益团体的出现，对中国的公共卫生事业制度体系及防治管控方式带来根本性变化。下面各节中，先介绍从澳门发端的传统欧式公共卫生服务，再重点介绍广东近现代公共卫生事业各方面的概况。

第一节　传统欧式公共卫生事业方式传入广东

西洋公共卫生事业方式引入广东乃至中国之滥觞可追溯至16世纪的中国明代时期。最早传入广东的西洋公共卫生的公共事业管理机构及其管理方式，应是葡萄牙人卡内罗于1569年在广东澳门建成的麻风院，这也是最早引入中国的西方公共事业管理机构及其管理方式，但这仅是欧式传统的基督教收容传染病患者机构，并非后来在西方医学科学与近现代社会基础上建立起来公共卫生事业的开端。此后，在澳门也有过一些主要是提供给当地葡萄牙人及西洋人士的简单的传统西式公共卫生服务。澳门的公共卫生事业机构包括领导澳门葡萄牙人社会公共卫生事业的是创办于1569年的仁慈堂，及其管理的同年创办的贫民医院和麻风院。贫民医院只为葡萄牙人及西洋人士服务，麻风院则也为华人服务。主要是欧式的收容为主，兼有治疗——包括身体与心灵救治的基督教公共福利服务机构，澳门自治机构议事会则为公共卫生制定政策，建立制度，形成其近似欧式的相对简单的公共卫生机制。澳门尤其注重对烈性传染病的防治。在瘟疫流行波及澳门一带时，澳门的医院及药房有提供医药治疫防疫。此类仿建欧洲传统基督教社会的公共卫生服务，是欧洲基督教社会公共服务机制与功能的再现，体现基督教人道主义与救世理念，当然有天主教海外传教的目的，但对广东社会影响甚微，更无触及中国的传统公共卫生体系，并没有改变中国传统防治传染病与流行病的方式，也没有改变中国社会对诸如患精神病、聋哑病等特殊病人的管理与治疗的方式。这是由于中国当时已有一套运转数千年的传统公共卫生与防治疫病的方式和机制，这套公共卫生的方式和机制与中国存在数千年的传统中央集权制体制与农耕文明社会相适应，在中国传统社会有效运行，并在数千年的运作中不断积累经验，吸取教训，得到丰富。当时葡萄牙人在澳门建立的那套传统欧式公共卫生方式及机制，并没有比当时中国采用的那套传统公共卫生的方式与机制有优越性，所以，它不可能对广东社会采用的那套中国传统公共卫生的方式与机制有所影响。

在本书第二章第三节提到过，葡萄牙人有在海外建立仁慈堂的传统，他们于 1569 年也在澳门建立了这一机构，主要是协调社会各阶层，兴建医院、孤儿院、老人院，关怀贫困人士，为病弱者提供住宿。其管理的贫民医院和麻风病院也于同期在澳门正式开办。由于当时葡萄牙人留驻的澳门的主权与最终治权在中国政府手里，澳门贫民医院为避免医疗纠纷，一般不收治当地的中国人，况且当地中国人基本是异教徒，因而仁慈堂管理的贫民医院不收治中国人，除非其为基督徒，才酌情收治。麻风病院则可以收治中国人，但凡涉及中国人的事务都相当谨慎。而且，当时这些以收容为主兼具治疗功能的机构所代表的传统西医治疗水平，虽有其独特及优于传统中医之处，但其并不具有后来近代西方医学科学那种水平，整体上并无超出中国传统医学之处，中医还有优于其时西医之处。所以，这些欧式的公共卫生服务方式，对当时生活于广东社会的中国人影响极微，对广东的传统公共卫生管理方式也没有带来任何改变。

在澳门提供欧式基督教公共医疗卫生服务的还有圣保罗学院药房。

澳门的这些基督教与世俗的公共医疗卫生服务事业，都没有带给广东的传统中国公共医疗卫生服务任何改变。

方济各会传教士于 1678 年在广州创办的前后存在了 50 多年广州医院，这也是一种欧式基督教公共医疗服务形式。该医院全面收治中国人，在服务形式上超越只收治葡萄牙人及西洋人的澳门贫民医院的局限，其医疗水平也较贫民医院为高，但其医疗服务方式也还是传统的基督教公共服务方式，对广东传统公共卫生服务方式也没带来任何改变。

到了 18 世纪，澳门的卫生管理也有了社会化与世俗化的改革。1723 年起，澳门聘用"政府医生"的制度正式确立，但一般只服务于葡萄牙人及在澳门的西洋人，对广东传统公共卫生服务方式没带来任何影响。

在即将进入近代的鸦片战争前夜，澳门和广州还短暂出现过的新教医学传教士建立的诊所医馆，如马礼逊医馆、郭雷枢医院和美国医院等，为当地的西洋人与华人提供医疗服务，它们也属于基督教公共卫生事业性质。

总括而言，从 16 世纪葡萄牙人在澳门开办贫民医院，到 19 世纪鸦片战争前夜新豆栏医局创办之前，随着传统西方医学成体系的完整的传入以澳门广州两地为主的广东地区，在澳门及广州有过的传统基督教公共卫生服务方式，后来还有世俗性公共卫生服务，但对中国人影响甚微，没有为广东传统公共卫生服务方式带来任何改变。

第二节 以种牛痘为发端的广东近代公共卫生事业

在中国数千年文明史中，形成一套公共卫生事业如防疫上的传统机制，积累了丰富经验，为维系数千年中华文明社会连绵不间断的发展做出独有的贡献。但进入近代后，随着西方医学科学的传入，西方近代公共卫生与预防医学展现了强于中国传统公共卫生方式与体系的巨大科学优势，中国传统的公共卫生与预防机制也远远不适应已进入近代的中国社会的需要，建立在西方公共卫生科学与预防医学科学基础上的西方近代公共卫生服务方式及制度，从根本上改变中国传统的公共卫生体系。这一改变是从种牛痘开始。

1803年，通过英国东印度公司由印度孟买向广州寄来牛痘疫苗样本，疫苗运到黄埔以后却因为路途远时间长失去了功效。1805年，葡萄牙商人许威特把牛痘"活苗"带至澳门进行接种。英国东印度公司医生皮尔逊在澳门接种成功，并编印介绍牛痘接种术《牛痘奇法》。这是中国预防医学的发端，也是中国公共卫生事业的滥觞。同年，驻华的俄国大使馆医生雷曼（Rehmann）也曾为一些蒙古儿童接种过牛痘[①]，但对中国影响极小，远比不上种牛疫术引广东对中国影响之大之深远。1805年冬至1806年春，广东天花大流行，许多人向皮尔逊要求种牛痘。1806年，他雇用广东当地青年番禺人梁辉，香山人张尧，南海人邱熺、谭国充当助手，并把种痘术传授给他们。南海人邱熺很快便出色地掌握了牛痘术，洋行的商人便让他在洋行会馆专门施种牛痘。十三行商出重金邀请皮尔逊至广州，在十三行商馆内设立牛痘局宣传推广牛痘术，共捐银3000两，当年就有数千儿童接种。皮尔逊在澳门、广州两地试种牛痘。十三行商为推广牛痘法，提供条件培养出梁辉、张尧、邱熺、谭国等一批种痘骨干，治愈了大批病童。推广牛痘术方面发挥最大作用的邱熺，被十三行商聘用为牛痘局首任专司，大力推广牛

[①] Wong Chimin K, Wu Lien-Ten. History of Chinese Medicine, 2nd ed. Shanghai: National quarantine service, 1936, PP. 276–277.

痘术几十年，并总结多年行医经验，著《引痘略》。1817年，《种痘奇法》被十三行商郑崇谦译成中文，书名《引痘略》，将种牛痘技术编成小册子印行流传。西方的医学及公共卫生方法悄然渗传中国广州，西式的公共卫生服务方式悄悄地被中国人所接受。

为在全国推广牛痘术，在道光八年（1828），行商潘仕成出资购置大批牛痘疫苗运抵京师，并于宣武门外南海邑公馆设立种痘局，任命邱熺弟子广州余心谷医师主理种痘和推广，中国北方大批人士前来学习，在广东各方努力下，尤其是十三行商的力推，使牛痘术很快在中国普及开来，西方的医学及公共卫生方法也从广东推广到全国。由中国外贸业商人推动，在中国外贸机构开展了以种牛痘为发端的广东近代公共卫生事业。最早在广东发端的中国近代公共卫生事业，有着中外贸易商人及机构的影响。广东的近代公共卫生事业发端，有着特有的中国独口外贸港相对开放的背景影响与雄厚的经济基础支持。

第三节 在广东地区开展的最早公共卫生学的科学研究

西方来华的医学传教士与医生在19世纪初开始了对广东的公共卫生学方面的科学研究。在本书第三章第二节，从近代西医在广东发端传播的角度，叙述了在19世纪初，在东印度公司工作的马礼逊调查了中国百姓的生活习惯、疾病分类和医疗方法。他与公司的外科医生李文斯敦合作，由李文斯敦调查广东地区疾病分布和分类状况，多方面、多学科地分析中国人，尤其是广东人疾病与治疗状况。李文斯敦通过对广东地区疾病分类状况的调查，认为穷人疾患有两类：①洁净类，包括盲、跛、聋哑等项；②不洁净类，包括麻风病等项。各种病中以眼疾发病率最高。这是广东地区也是中国最早的公共卫生学及流行病学方面的系统的科学研究与理论总结。

1883年，嘉约翰编译出版了《卫生要旨》，这是介绍近代西方卫生学知识的重要著作。

第四节 博济医院及广东医科院校推动了公共卫生事业发展

在博济医院即将建立前,已经出现了新教医学传教士开办的马礼逊医馆、郭雷枢医馆等有基督教公共医疗服务事业色彩的机构,影响有限,但为博济医院的诞生做了准备。随着博济医院及其所办西医校的创建,后来加上其他西医院与西医校的创立,由博济医院启动及其后广东医科医院医校的推动,推进了广东公共卫生事业的发展。广东公共卫生事业的发展由此得到医院及医科院校在人才、科研及实际工作的支撑,广东的公共卫生事业的体系逐渐形成,也为国内的公共卫生事业的发展提供了宝贵的经验。

一、博济医院全面开启广东近代化公共卫生事业的发展

创立于1835年的博济医院,是最早把近现代西方医学科学中的公共卫生的学术理论和实际方法引入广州并在当地实施的机构,它奠定了广东现代公共卫生事业发展的基础,全面开启了广东现代公共卫生事的发展。

(一)开设痘科,提供种痘服务

1859年,博济医院开业不久,嘉约翰即于院内开设痘科,为周边儿童种痘,1860年,接种了700人[①],1863年,接种了1494人[②]。当时,博济医院还是为华南各地供应痘苗的机构。嘉约翰还在广州城内散发如何在温暖气候下保存痘痂的小册子。[③] 由于博济医院在种痘方面成绩斐然,许多当地痘师来医院寻求鲜活痘苗并在医院接受培训。鉴于种痘是预防天花的最有效办法,嘉约翰希望政府予以

---

① Kerr J G. Report of the Medical Missionary Society in China for the year 1863(Hong Kong:A. Shortrede & Co.,1864),pp. 10.
② 嘉约翰:《卫生要旨》,羊城博济医局1883年版,第41页。
③ Kerr J G. Report of the Medical Missionary Society in China for the year 1860(Hong Kong. A. Shortrede & Co.,1861),pp. 7 – 8.

重视，因此，他呼吁"国家设立医痘局，兼种洋痘，每年按期施赠，大乡大埠人烟稠集之处，多设分局，以拯济斯民"①。

（二）以近代医学科学的公共卫生理论指导防疫防传染病实践

1894 年和 1896 年，广州两次发生鼠疫大流行。1894 年，因疫症死亡的人众多。博济医院决然担负起科学抗疫重任，雇一条大船停泊珠江河中，先后收容鼠疫病人 24 名，10 名痊愈。但医院一名工人殉职。博济医院在医院所在地出现公共卫生灾难时，总是走在抗疫的最前面，也为当时先进的西式公共服务方式在当地推广发挥了至关重要的作用。

（三）针对当地公共卫生情况开展科学调查研究及服务

民国时期，博济医院与政府和社会组织广泛合作，举办学校卫生、妇幼保健、传染病防治和流行病调查等活动，主动服务社会人群。特别是在 20 世纪 30 年代，将公共卫生活动扩展到广州周边农村地区，促进了乡村与城市医疗卫生服务的对接，改善了当地的公共卫生状况。博济医院下大力气拓展广州乡村卫生的工作，岭南大学医学院建立后，其进行的乡村卫生工作有了更大发展。

博济医院在所办西医校内开展公共卫生教育，再通过学生去教育民众，影响社会。1883 年，嘉约翰编写了《卫生要旨》一书作为博济医校的教材，该书着重介绍了日常起居卫生、种痘、防疫等内容，并强调国家卫生行政的重要性，希望借此引起当局的注意。1902 年，博济医院筹备建立南华医学堂，在讨论课程设置时，医院董事决议必须教授"治疗、卫生、看护等科"②。医学校开办后，于 1909 年开设公共卫生课程，这是中国学校里最早开设的公共卫生课程。

（四）开展学校健康卫生状况调查，通过体检改善青少年学生健康状况

学校卫生是博济医院注重开展的一项工作，早期主要在培英、培道、培正 3 所小学和岭南大学、真光女中及协和女子师范等教会学校内开展，后来拓展到岭南大学周边的乡村学校。服务内容包含体格检查、门诊治疗、预防接种、卫生教育、环境卫生等项目。起初是在学生中开展消灭沙眼的工作。1922 年，对培英、培道及培正 3 所小学进行沙眼检查，结果发现大约 5% 的学生感染沙眼③。医院

---

① 嘉约翰：《卫生要旨》，羊城博济医局 1883 年版。
② 孙逸仙博士医院筹备委员会：《广州博济医院创立百周年纪念》，岭南大学，1935 年，第 35 页。
③ Canton Hospital. *Anual Report for the year* 1935. (Canton：Canton Hospital)，p. 1936：38.

为患沙眼的学生治疗时，采用了当时美国公共卫生署麦克穆伦（McMullen）医生的最新方法——外翻眼睑进行刷除，经该法治疗的患者经过细心照料可痊愈，基本没有后遗症，此法后来还推广至江门、石岐等地。① 后来博济医院得到中华卫生教育会及广州医学会的支持，1923 年对培英男校、协和中学、昌岗中学、米勒中学、小榄同寅小学、河南培英小学共 1200 名学生进行全面体格检查，专门派遣了一个由 4～5 名医生和 2 名护士组成的医疗队前往各校，② 检查项目包括胸部、皮肤、脾、眼睛、牙齿、耳鼻喉、身高体重等。检测结果被制成身高体重表和健康评分表张贴在教室里，借此使教师、医生、护士在看表格时可以及时了解每个学生的健康状况，以便帮助他们尽快改正缺点。1935 年，岭南分院为周边乡村学校的学生进行体检，共检查学生 630 人，有缺点的 599 人，缺点总数为 1584 人，有 346 人缺点被矫正。③

对于体格营养不良的学生，先检查其粪便，看其是否患有各种寄生虫病，结果发现 98% 的学生患有虫病，其中尤其以蛔虫、钩虫多见，然后给这些学生服用杀虫药，若经相当时间仍能改善者，即加入医院在学校开设的营养班，每天按时服"比目鱼油"④。博济医院在每校均举办门诊，学生患病可到门诊治疗，如有重病者即送入医院医治。医院每年为学生接种牛痘，注射伤寒疫苗、白喉毒素抗毒素混合液等，以防疫症发生。医生常在校内作卫生演讲、卫生谈话、教授急救法、绘画卫生照片等，灌输各种卫生常识。卫生护士偕同各校教员每星期视察校内环境 1 次，包括学生宿舍、厨房、厕所、运动场等，以视其是否清洁及空气流通，光线充足。此外，博济医院还派遣医生每周在博济医院的护士学校、夏葛医学院和公医学校为学生讲授卫生课程。

（五）博济医院创办的社会福利事业对广州近代慈善事业的影响

博济医院开办之初，实行免费治疗，救治了许多穷苦病人，并产生了很大的社会影响。博济医院创办的近现代化的社会福利事业在当地产生巨大社会效应，于是广州"则有善堂之继起，其受本院之影响也明矣"⑤，办现代慈善事业之风大兴，当地不少商人、绅士及社会名流受其影响，纷纷募捐集资，兴办善堂、善院和善社，1854 年创建广州最早善社润身社，1871 年，创建广州最早善堂爱育

---

① Canton Hospital. Anual Report for the year 1923（Canton：Canton Hospital，1924），p. 67 - 68.
② Canton Hospital. Anual Report for the year 1935（Canton：Canton Hospital，1936），p. 38.
③ Canton Hospital. Anual Report for the year 1922（Canton：Canton Hospital，1923）.
④ 广东家庭卫生促进会：《广东家庭卫生促进会工作年报（1932—1933 年）》. 广东家庭卫生促进会 1934 年版。
⑤ 广州市地方志编纂委员会：《民政志》，载《广州市志》卷十，广州出版社 2000 年版，第 489 页。

善堂①。

二、医科院校推动了广东公共卫生事业的发展

在广东的高等医科院校,通过科学研究、具体实施和向社会广为宣传教育,推进了广东公共卫生事业的发展。

(一)岭南大学医学院公共卫生科的教学科研及社会服务

岭南大学医学院在1936年,就设有公共卫生学科。此外,学院特别注重公共卫生、乡村卫生及热带病学,更增加医学伦理及医学史科,心理学科等科目。学院公共卫生学科部管理得到加强,使学生毕业后,能在改进各地公共卫生方面发挥作用;至于乡村卫生事业之创办,新村之敦和、从化县和睦两所均有医师驻所主持,并有公共卫生护士、助产士、护士等工作。其他乡村卫生事业,如岭南大学博济分院,及岭南大学内之乡村卫生部则增设牙科。同时,学院附属之博济医院内,亦新设城市卫生部,由卫生医师两名及卫生护士两名主理,专为学校卫生、妇婴卫生及传染病探访工作。

医学院在教学上,开设公共卫生科学。该课的教授,在于求得如何保障与增进民众健康;学生应具有的医学的基础及临床学科的知识,进而系统地研习公共卫生组织及设施。这门课的主旨,在于扩大及完整学生对于现代医学的观念与目标。同时,训练对民众健康保障的组织与实施方法,了解医学与社会的关系。在讲授时,特别注重我国现代医事的状况,及公共卫生行政组织。如时间许可,让学生去考察并作社会医事调查报告一份,还必须参加各种卫生医期,及乡村医院服务。在第六学年驻医院实习时,学生俱有一个月在本院的乡村公共卫生机关实习。

(二)光华医学院在广东公共卫生事业上的影响

光华医学专门学校于1927年在和尚岗北面建了一座附属传染病院(现广州市传染病院址),共设有100张病床,在传染病流行季节收治各种传染病患者,平时则以收治肺结核病人为主。光华传染病院的建成,增加了广州市传染病人的收治容量。1929年,广州流行天花病,光华附属传染病院搭棚收治天花病人,以当时较为先进的医疗技术治疗患者,得到社会各界的好评。

光华医学院毕业的医生,有的在市政府卫生局工作。该学院也重视参与当地

---

① 甄人:《广州之最》,广东人民出版社1993年版,第463页。

公共卫生事务。

（三）中山大学医学院公共卫生科的教学科研及社会服务

中山大学医学院的李挺为卫生学教授兼卫生学研究所主任，陈安良为公共卫生学法医学教授。

1934年春天，李挺回国，被聘为教授，10月间，赴南京参加远东热带病卫生大会后，顺便前往南京、上海一带考察卫生建设事业，并与各方接洽补助建筑该研究所事宜。

医学院卫生学部研究室三四间，储藏室1间。此外，在附近乡村设卫生事务所，供学生实习公共卫生，并为农民治病，并于每周为农民举办一次卫生常识展览及通俗讲解卫生常识等。

医学院尤为注意对流行病的防治与教学相结合。1942年夏天，粤北霍乱流行，仅曲江日死数十人。医学院康乐会，请细菌学研究所主任黎希干教授向附属医院医务人员和全学院学生讲演《霍乱预防接种及防疫问题》。接着，组织学院学生参加乐昌防疫队工作。校医院同时购进大批伤寒霍乱预防疫针，为本校师生员工和乐昌县民众进行霍乱预防免费注射。1944年4月初，医学院院长兼附属医院主任李雨生教授，以"儿童体格强弱，关系民族盛衰"为题，举办儿童免费健康检查，于4月2日至4日，每天上午9时至12时，由该院小儿科主任郑迈群教授及讲师、助教多人，为当地儿童检查身体。并于4月16日至18日，免费为当地儿童种痘。

第五节　将公共卫生管理纳入近现代政府职能

在近代西方公共卫生管理科学传入广东的大势推动下，在中国社会体制变革之风兴起的大背景中，广东地方政府逐渐将公共卫生管理纳入政府职能。20世纪初，清政府实行"新政"，参考西方国家制度改革旧官制，建立警察制度，并涵括卫生行政制度。

在中国这个有数千年帝制传统与专制制度存在久远的国家，要迈入近代文明门槛，借用警察体制推进有其特殊功效。

在新的现代型警察制度建立前，受西风东渐之先与新政改革之风影响的广州，已有类似警察的传统警务机构开始参与到城市的公共卫生管理上来。据1901年《申报》报道，粤垣时疫流行，原因是街道上堆积的垃圾秽气熏蒸所致，当时广东省城还由南海番禺共管，于是南番两县主一方面着令签差随同地保到各街进行宣讲之外，还特别示谕各街铺户居民设法筹款雇请清洁工将垃圾清运干净，不得相互推诿，否则严惩不贷。这虽是临时性管理，但此为类似近代市政公共卫生管理的开端。

清代广东设置警察后，受督抚直接节制的警察成为政府治理公共卫生的主要执行者，公共卫生管理的范围也越来越广，清理垃圾、修浚渠道、改良厕所、戒烟卫生、施医卫生、饮食卫生、海港检疫、死亡统计等均属卫生行政的范围。近现代公共卫生管理制度与近现代行政管理体系结合一体，是现代化社会公共卫生管理方式的发端。

1903年，广东政府遵照中央指令将保甲总局改组为巡警总局，负责执行广州省城警务，并兼管包括城市卫生的市政事务。

1904年，广州巡警总局专门制定了街道卫生管理条款7条，内容简括为：①垃圾须倒置各街较宽处或厕所旁。②修房所剩泥土破砖须雇人挑运出城。③严禁当街焚烧死者病时衣物。④菜市果皮、菜叶、鱼鳞、秽水一律弃置摊旁木桶。⑤厕所须三日一清。⑥不准在街旁随意大小便。⑦各街太平桶水间十日一行领换。条款规定违者一律究罪。① 通过近现代法规将城市卫生管理列入政府行政管理职能，已然是近现代公共卫生行政管理方式。后来，警局考虑到春季到来雨水渐多，各街的瓦渣垃圾堆积了不少，当夏天来到，暑湿蒸熏，又会带来流行疫病，强制推行卫生管理条例：禁止乱倒垃圾，督促各家的泥土垃圾要自行雇人挑运出城，严禁居丧之家在街上焚烧死者遗物，监督人们将果菜肉鱼残物秽水倒在指定的木桶之中，检查厕所定时清扫，制止在街边大小便，查看各街的太平桶水有否专人定期换领。对违反规定者，不论公馆、街铺或是居民，一律究罪。

1907年，广东巡警总局开始实行分科治事，设置总务、警政、警法、卫生4科。② 卫生科下设清洁、医务和医学3课，这是目前所见资料中广州或广东最早出现的卫生行政部门。

这时已有清道夫清扫街道，并按巡警道署进行管理。城市公共卫生得到了重视，广州在清末的最后几年初步形成环境卫生管理的制度化。这时在广州从事公共卫生工作的清洁夫，负责清运垃圾，疏浚沟渠，改良厕所，以及处理其他公共卫生事项。

1908年，广东设巡警道，将巡警总局改设为警务公所，下设总务、行政、司法、卫生四科。卫生科下设保健、医务和清洁三股，在职责上彼此分工明确③。保健股负责关于饮食物、饮食器、割烹具及其他物品的检查；各种病情的发生及霉菌检索；屠兽场、畜舍的规划取缔；幼童买吸纸烟的检查；烟馆、茶楼、酒馆、娼寮、船艇等开灯的查禁；吸烟人数、售烟营业、戒烟所事务的调查；工场、剧场及其他公众卫生的稽查；戒烟丸药及其他有碍卫生的各种物品的化验等。医务股负责关于公私医院的检查；医生、稳婆及其他医疗营业的取缔；娼妓病院的设立检查；药肆品以及着色料的检查；巡警体格的检查；拘留、待质、暂候、习艺等所人犯的治疗；途上急病及罹灾难者的救护；检查种痘事宜；麻风病人的检查；各种传染病的预防；火车、船舶的检疫；死生人数的调查统计等。清洁股负责关于扫除道路、修浚沟渠及改良厕所、便所的调查考核；清道夫的雇用支配；倾泼秽物污水、埋瘗等的取缔；店户、家店及稠人聚集场所的清洁执行事宜等。

警务机关管理公共卫生事业，标志近代化公共卫生管理体系之滥觞，广东的

---

① 黄季陆：《"中华民国"史料丛编〈中国日报〉第一册》，中国国民党委员会党史史料编纂委员会，1969年，第187页。
② 广东巡警总局署理布政使惠潮嘉道吴煦、署理按察使存记道龚心湛谨禀．《巡警章程汇编》第一册．
③ 《广东警务公所更订分科办事细则》．《巡警章程汇编》第三册．

传统公共卫生管理形式正朝向近现代公共卫生管理形式转变。

进入民国之初，广州由警察承担城市卫生管理制度，承袭清末体制，由警察厅的卫生课负责。

1912年，广东都督府设卫生司，李树芬任司长。同年，体制调整，撤销卫生司，在广东警察厅内设卫生科，掌理全省卫生行政事宜。从事公共卫生管理：规定开业医生在发现传染病如鼠疫、霍乱、天花、麻风、伤寒、白喉、产褥热和狂犬病等后必须立即报告；成立隔离医院，建立清洁消毒队；收集和检验死鼠，开展预防鼠疫宣传工作，免费施行预防接种；预防天花；隔离麻风病人；开展死亡登记。

在街道的清扫方面，政府将全市划分为6个卫生区，每个区配备职员管理全区卫生工作。清洁队长期雇佣近千名洁净夫，负责每天清扫全市街道，这样形成的一套公共卫生清洁工作常规制度，使城市主要街道的公共卫生有了较大改善。这一时期广州的马路都是砂石路面，下雨时道路泥泞，天晴刮风时尘土滚滚，卫生条件极差。为此，市政公所专门从德国买回两台洒水车交由警察局分段淋洒马路，减少尘土污染。

1921年2月广州市政府成立，将原来隶属于警察厅的卫生课独立出来，升格为市政府的一个独立行政机构——卫生局，下设洁净、防疫、统计与教育等四课，专管环境治理、防疫及相关的疫情统计与卫生教育事宜。

广州市政府又于1927年10月议决将原卫生局洁净课所管的关于清除垃圾、掩埋死婴死鼠、当街便溺及不卫生行为的处置及其他洁净事项划归公安局管理，而淋洒马路、厕所建设及取缔事项和旅馆、民房、商店、猪牛栏不合卫生须取缔等事项仍由卫生局管理。

现代城市的公共卫生管理经常通过法规推行，而这种公共卫生管理法规的推行者由警察充任也适当。在民国时期，广州通过警务机关实行公共卫生管理总体上成功。

1946年，市警察局训令在全市推行"一保两箱"运动，以保为单位，每保必须在内街适宜地点按统一规定的图式尺寸，建造两个水泥垃圾箱，供全保店户使用。

1947年3月，广州市政府发布《广州市清洁暂行规则》和《广州市清洁队服务规则》，对全市清洁队设置、道路清扫、垃圾清运、马路洒水以及清洁夫应遵守的规章制度作了规定。同年5月，警察局增设洁净科，专门负责全市清洁卫生事项。当时广州全市的24个警察分局中，每一分局设一个洁净队，与警察岗段相同，分为若干段，每段设一个清洁组，每组有清洁工 10～12 人，每天分上午、下午按地段清扫马路，收集垃圾。

1948 年，警察局加强洁净夫的管理：查考核各夫队夫役工作勤惰，前经本局印制洁净考勤簿，分发使用，于每日上下午洁夫清扫后，由该段岗警查明确实，即予盖章证明。公共卫生管理得到细化落实。

1949 年 9 月成立广州市民众清洁委员会，各区设立分会，由警察分局、区公所或区民代表会领导。

广州从清末开始到民国，公共卫生管理已经近代化、制度化和职能化，对防控传染病、预防疫病暴发和提高居民的健康水平都有积极意义。

第六节 近现代以省城广州为中心开展的广东公共卫生事业

现代的公共卫生管理是建立在现代科学管理和现代公共卫生学与预防医学科学理论的基础上的管理形式。随着鸦片战争后广州进入近代，近代西方医学科学与近代西方行政管理也传入中国，现代的公共卫生管理也在首先是在上海广州等地滥觞。

在广州，沙面租界首先在公共卫生管理上展现示范性影响，尤其是在法制化管理、环卫制度实施和环境整治方面，显现了现代化公共卫生管理上的优越性。

1921年，广州在全国最先立市，广州市政厅成立。为了配合市政建设，同年3月，广州市成立了民国以来全国首个市级卫生行政机构——广州市卫生局。在国内率先实现了国外先进国家早已实行的由市政专职卫生管理机构领导一市的公共卫生事业，包括市政卫生管理、市政公共卫生设施建设、医事医疗管理、防治传染病及控防疫病暴发、卫生教育宣传、药物药事管理及其他公共卫生事务，从而使广东的公共卫生事业从此正式引至现代化发展道路上来，广东的公共卫生事业管理逐渐初步体系化。当时卫生局的工作主要是卫生行政管理和公共卫生管理两大方面。随着时间推移，卫生局的组织结构日趋完善，分工逐渐明确。其职权涵盖洁净、卫生防疫、卫生教育、卫生统计等项工作。广东的公共卫生事业从此翻开新的一页。

一、卫生行政管理

卫生局对自身及所属机构不断改进，积极管理，对医事医疗、医院及卫生机构进行现代规范管理，做好卫生统计工作，掌握本市卫生情况。

二、公共卫生管理

卫生局建立之初，就开展了建立在现代市政管理思想和现代公共卫生与预防医学科学理论的基础上的城市公共卫生管理，在城市公共卫生领域开始了多项变革，通过宣传与强制性执法推行公共卫生管理。公共卫生管理主要体现在制定规章制度和执法两项工作。卫生局成立后制定了各种卫生管理条例与章程，涉及医政、药政、食品卫生等；在执法方面主要有如下举措：颁布章程、条例；张贴布告晓谕市民；派卫生稽查员巡视各摊贩、小店、茶楼、戏院、药店、理发店等公共场所，保障全市的公共卫生。卫生局还在广州建设了一批公共卫生设施。最终，卫生局在省城广州成功开展的这套公共卫生管理推向全省。

（一）卫生教育

卫生局主要是通过报纸，编撰书籍、刊物，散发传单，政府布告，开演讲会，放映电影等手段进行宣传卫生教育。广州市卫生局甫立之初就设有卫生教育课，负责编撰宣传资料、著作以及卫生演讲等相关的卫生宣传和教育工作。而卫生局编订的书籍中，向市民群众宣传相关的法规、大众化的卫生知识、预防传染病、提倡大众注重健康。

（二）开展卫生运动

卫生局号召市民进行清洁大运动，呼吁民众注意清洁，实施清除污秽。卫生局在疾病流行后或垃圾堆积甚多之时，会号召进行全市清洁运动。市厅接到通告后饬令卫生、公安两局会同办理此事。广州多次举行该运动。抗日战争胜利后，广州卫生管理部门发起的卫生清洁运动更是频繁举行。

卫生局一方面通过广泛宣传，动员讲求卫生，另一方面频频颁布规章，禁止市民在新修的马路上"圈地"养鸡养鸭，禁止随地倒马桶，纠正老百姓的种种不良积习。以现代公共卫生生活方式为标志之一的现代都市文明建立起来。

（三）移风易俗，改良葬礼

卫生局还着手处理广州古老"庄房"的不卫生习俗。停柩是中国人的丧葬风俗，风行于全国各地，亦称殡，即谓停放灵柩或灵柩在埋葬前暂时停放。大多停柩于家中中堂，设孝堂日夜守灵，在三日内殡葬，有的隔旬安葬，也有移棺于宗祠或寺院的空屋，"所谓头七、三七、五七、出山是也"。经营此类业务的庄房和义庄能满足市民的传统风俗习惯。卫生局认为，停柩过久会使尸体受温度的影响发生腐坏，细菌滋生，疾病易发，对周围空气大有妨碍，不符公共卫生，所以一再强调要求取缔这一陋习。然而传统习惯根深蒂固，并且重孝是中国人传统的礼仪观念，棺椁停放时间越久，示孝之意就越大，尤其是富裕人家，停放棺椁时间长达数年之久也是屡见不鲜。

散布于广州郊区的庄房，停放了大量等待返乡安葬的棺木。虽说其本意是为了尊重孝道，但多数"庄房"老板几乎没有消毒防疫知识，庄房严重威胁公共卫生，成为卫生局必须解决的问题。

1929年三四月间，《广州民国日报》刊登了《卫生局厉行取缔停柩陋习》《卫生局一再取缔庄房停柩》等文章，1933年第426期的《市政公报》又刊登了《卫生局严厉取缔庄房按月报告》按照"市卫生局"的规定，各"庄房"老板应该定期进场巡视，检查卫生。

对于停柩这一不卫生的习俗，卫生局在处理时，往往会采取折中的方案，既不能逼迫市民完全清除这种陋习，也不能不顾公共卫生的建设与管理。卫生局为清除陋习采取颁布法规，布告市民，教育与管理并行，又以强制庄房实行迁棺出葬，派员调查，出具死亡证书等方法和手段来打击停柩陋习。

虽然卫生局制定了稍具宽容的清除停柩陋习规章条例，但是许多市民还是抗拒执行。卫生局缺少人力挨家挨户检查是否遵照此令执行。即便是义庄和庄房这些卫生局可以强制其执行章程的营业单位，也对卫生局的法规亦往往视而不见或阳奉阴违。法规颁布之初，各庄房义庄还能按规章制度执行，但是经数月后，各庄房义庄开始懈怠玩忽。义庄平常打扫清洁的事务全部委托雇工——俗称"庄丁"。这些"庄丁"身处社会最底层，没有受过现代的公共卫生训练，连消毒防疫的基本常识都没有，难以执行有关丧葬卫生管理的规章条例。

尽管卫生局推行的改良葬礼举措，受到传统习惯的抵制，受到种种抵触乃至反对，但对社会丧葬风气的现代化改进还是有很大作用，影响深远。

（四）征收洁净费

卫生局由于经费紧张，要开财源以维持现代卫生管理与公共卫生服务，因此有必要征收洁净费以维持广州的公共卫生。洁净费不是作为卫生局的经费使用，而是专门用于办理洁净事宜的费用。广州市卫生局开始征收洁净费应该在1923年，这项收费是经过市行政会议的批准和省署核。但是，征缴洁净费的政策出台后受到了居民的抵制，实行时有困难。

（五）卫生观念和习惯上的移变

卫生局的卫生行政管理与宣传，推动了市民公共卫生观念和习惯的形成。

卫生局颁布了《公共场所禁吐口水之条例》，公安局也颁布了《维护马路洁净禁诫条例》，规定禁止在道路上随地大小便和乱倒垃圾等行为。在公共场所中，均须设置痰盂，供人使用。各取缔条例皆明确规定不许随地吐痰和丢弃垃圾废物,违者依法论处,通过法规推动人们形成现代卫生习惯。

当然,千百年形成的不良卫生习惯不可能很快转变,然而通过各种方式各种渠道的反复宣传教育,采取相应的行政措施,实行带有一定强制性的法制管理,以现代化科学文明为基础的良好卫生习惯及风气渐渐形成。

(六)防疫

卫生局首先在政府可管控的公务员、企事业单位职员、从事卫生行业的员工、学生等群体中实行强制种痘,为全社会作示范。对市民,则不断出示布告、通知等,通过各种媒体加强宣传,以其中的利害关系,晓谕市民。随着卫生局对广东各种流行性疾病的介绍和开展各种防治宣传及已接种疫苗人员身上显现的防疫效果,人们对卫生局防治疠疫的方法逐渐信任,配合卫生局做好传染病的防治工作。卫生局采取了科学的手段对疠疫进行预防。

(七)建设公共卫生设施

由政府机关组织实施建设公共卫生设施,如建公厕、收集粪水和改造排水排污系统等。推进了广州市卫生建设,促进市民的卫生健康的保障工作。广州的城市生活已步入现代文明时代。

(1)建公厕。1921年,广州市政府成立后决定由卫生局、工务局负责,以投标形式招商承建公厕。1928年9月,市卫生局提出《改良厕所办法》,对私厕进行强行改建,出现了第一批公厕,全部是男厕。1931年,广州全市建成的"新式卫生的厕所"15间。① 广州这次厕所变革对预防疾病,提高民众讲卫生习惯,尤其是防疫和防控传染病都有重要意义。

(2)收集粪水。1930年,市政府将7个边沿区的尿水划给农民清理,民国24年又增划2个区,共9个警区,即东山、前鉴、大东、小北、德宣、西山、西禅、逢源、黄沙,并规定以肩挑自用为限。②

(3)改造排水排污系统。广州历史上有一套传统的因势利导的排水沟渠系统,并一直运作良好,但其相对现代城市的排水系统就落后了,尤其广州进入近代并成为与国际接轨的现代都市后,其排水系统就远不适应城市的需要,特别不利于公共卫生和防止传染病。于是,1903年始,清政府开始对广州城部分地区淤塞的排水系统进行改造,至1905年取得了初步成效。但到1921年,在没有改良的大部分地区,排水系统仍然不畅。1921年4月至7月,政府"用了4个月的

---

① 《近代广州口岸经济社会概况———粤海关报告汇集》,第1046-1118页。
② 《广州市志》卷2,第246页。

时间对126条旧式阴沟（全长共55 121英尺）进行了清理和整治，有些地段还进行了重建"①。到1931年，通过将"旧式阴沟改为混凝土水管""并利用城市道路重建的机会铺设了下水道"②。市政府拨专款对淤塞的渠道进行清理与改建，基本上完成了对广州城市排水工程的改造，排污问题得到解决。这对广州地区一带防疫和防控传染病都有重要意义。

（4）1930年，市政厅拨款设置水泥垃圾箱100个，分置于东山口各街繁华地点收集垃圾。

---

① 《近代广州口岸经济社会概况———粤海关报告汇集》，第1046－1118页。
② 同上书。

第七节　引进现代公共卫生管理模式以防治传染病

　　近代西方医学传入广东后，当地开始缓慢地采用科学的方法防治传染病。尤其注重防治麻风病、瘟疫、肺结核和梅毒等烈性传染病。并且，建立防治传染病的医疗与收容机构，逐步形成初具规模防治烈性传染病的社会性服务。

一、建麻风病院以近现代方式收养医治麻风病人

　　广东更是麻风病的高发地区。因麻风病严重摧残患者身体，并具有传染性。麻风病人受歧视，被家庭及社会遗弃，流离失所。清代广东政府设有麻风院对麻风病人进行收养隔离，广州城北原有的麻风院历久颓毁。① 后来迁至东门外（东郊）②，基督教教会与当地政府合作建立麻风病院，采用科学的方法管理和治疗麻风病人。政府在东郊麻风院旁新建了3座房子，共70个房间，可容纳200名麻风病人，供收容病人、治疗患者和外国专家进行防治实验。基督教会在广东先后建立了北海麻风院、东莞稍潭麻风院和石龙麻风院，以现代公共卫生事业开展模式管理和治疗麻风病人。公立的麻风病院包括广州市市立东郊麻风院、汕头市立麻风院。

　　光绪十二年（1886），英国教会在北海创办普仁麻风院。③ 这是现有可见资料中广东近代最早创立的一间麻风病院，也有认为是"中国近代首家麻风院"④。在中国麻风病的防治上具有开创性意义。

　　1902年，在教会的引荐下，奥地利维也纳的拉茨拉格（Adolph Rezlag）医生来到广州，在当地政府和博济医院的资助下，进行麻风病研究和实验，研究和实

---

① 屈大均：《广东新语》，中华书局1997年版，第245页。
② William C M. Lin China［M］. London：G. Rout ledge & CO. Farring don Street，1857：66.
③ 广东省地方史志编纂委员会：《广东省志·卫生志》，广东人民出版社2003年版，第6-15页。
④ 刘喜松：《中国近代首家麻风院—北海普仁麻风院史实录考》，载《中华医史杂志》，2014年1月44卷第1期，第48-54页。

验的对象就是广州东郊麻风院的病人。① 通过当时美国驻广州领事默为德（Robert M. McWade）的协商，时任两广总督的陶模在东郊麻风院旁新建了上面提到的可容 200 名麻风病人的有 70 个房间的 3 幢房屋，让拉茨拉格进行实验研究。②

1905 年，东莞稍潭疯院竣工开业，遭到当地村民反对，后来经两广总督岑春煊调解，并捐巨款作为麻风院经费，村民的反对风潮才渐渐平息。③

民国初年，广东警察厅厅长陈景华在东郊设立麻风病收容所。1921 年，改为广州市市立东郊麻风院，设址于东沙马路。

在近代广东乃至在中国近代所建麻风病院中，石龙麻风病院有样板性意义。1912 年，教会与广东都督胡汉民磋商后签订协议，由政府"在广东东莞石龙毗连的海岛两座岛建立麻风院，男女病人各居一岛，中隔一海，意欲使麻毒种无由孳生，待百年后，能风清弊绝"④。教会则负责收养管理麻风患者，政府每天供给每名患者银洋一角。聘孔如古司铎（Louis Lambert Conrarh）为院长，予以管理全权。孔司铎看到省政府所拨经费不敷支出，便以法国传教会名义，从欧美募捐白银 2 万两，到 1912 年年底，建新院屋 15 座、小堂 1 所，以及教士修女住院每岛 1 所。麻风院最初仅收养麻风病人 10 余名，到 1913 年 9 月，"收得男女疯人 700 名左右"⑤。1913 年，除了孔司铎（院长）外，男疯院有司铎 3 人，女疯院有加拿大籍修女 5 人⑥。从欧美募捐来的钱渐少以后，孔司铎又多次去广州市恳求官吏、商家和慈善家资助，而得慷慨解囊。⑦ 海外华侨也积极捐款，"尤以檀香山、美洲等处之华侨为最踊跃焉"⑧。孔司铎为医学博士，他带领其他教会人员运用当时最先进的药品和治疗理念，给患者医治、调护和饮食，为患者注射治疗，裹创敷药，洗濯脓液。该院还通过对患者灌输宗教思想，进行道德感化，麻风病院极有利于传教，不过据载"无一出自强逼者"⑨。麻风院借鉴美国摩罗该麻风院的做法，将麻风院患者分若干人为一组，每组以选举法选举领袖一人，由司铎加以委任，赞襄教士或修女管理麻风院。⑩ 孔司铎对麻风患者采用职业治

---

① Robert M M. Treatment and Cure of Leprosy in South China by Dr. Adolph Rezlag. Public Health Report, 1903：142 – 143.

② 同上书。

③ 罗彦彬：《稍潭麻风院史略》，载钟剑辉：《东莞文史》，政协东莞市文史资料委员会，1999 年，112 页。

④ 泰东：《广东石龙麻风院记》，载《圣教杂志》，1918 年第 7 期，第 291 – 487 页。

⑤ 同上。

⑥ 泰东：《广东石龙麻风院记（续）》，载《圣教杂志》，1918 年第 9 期，第 392 – 395 页。

⑦ 同上。

⑧ 泰东：《广东石龙麻风院记（完）》，载《圣教杂志》，1918 年第 11 期，第 486 – 496 页。

⑨ 泰东：《广东石龙麻风院记（续）》，载《圣教杂志》，1918 年第 9 期，第 392 – 395 页。

⑩ 泰东：《广东石龙麻风院记》，载《圣教杂志》，1918 年第 7 期，第 291 – 487 页。

疗法，他亲自带头，司铎们和修女们带领患者开荒，组织患者从事劳动，发展农业和畜牧业，可以增强患者体质，还可生产粮食、鱼肉、蔬菜和水果等，使麻风院能自足或补贴生活。将麻风病院塑造成"遂成疯人之福地桃源"①。1914年8月24日，孔司铎病逝于麻风病院中，按照其遗愿，为了节约，尸体不置于棺材中，仅裹以草席埋葬②。他创建的石龙麻风院在其逝世后继续存在了相当长一段时间，成为中国近代麻风病院的样板之一。

1924年1月，汕头市立麻风院终落成，规划建筑有病室20间，每室可容纳4名患者。"市内麻风病人，由警区强制收容，送入院内，按病状轻重，及性别分别住居。"③"院中聘有专医，施用大枫子油"④ 是广东重要的公立麻风病院。

1931年至1936年，广东省民政厅拨款扩充琼山、石龙、汕头麻风院，增建高明麻风院，补给团体私人办麻风院，推动全省防治麻风病的工作。

外国教会在广东开办了不少麻风病的防治收容机构，从清代的1886年到1949年前，外国教会陆续在广东开办麻风院大约9所，麻风治疗所1间。为广东防治麻风病，开展对麻风病科学研究，收容照料麻风病人的生活做出了一定的贡献。推动了当地防治恶性传染病与流行病的公共卫生事业机制的建立。

广东医学界还通过加强国际学术交流，吸取国际防治麻风病的先进技术、方法和经验，以防治麻风病。如1909年5月，光华医社的郑豪就赴挪威"第二次万国消除麻风会议"。

外国教会在粤开办麻风病院（所）

地点	医院名称	成立年份	病床数	外津国别
北海市	普仁麻风院	1886	148	英
东莞县	稍潭麻风院	1905	264	德
东莞县	若瑟洲麻风院	1907	524	法
罗定县	博爱麻风院	1924	25	美
赤溪县	大衾麻风院	1924	15	美
新会县	天门麻风院	1933	240	德
海口市	琼崖麻风院	1933	160	美

---

① 泰东：《广东石龙麻风院记（续）》，载《圣教杂志》，1918年第9期，第392-395页。
② 泰东：《广东石龙麻风院记》，载《圣教杂志》，1918年第7期，第291-487页。
③ 《汕头麻风院》，载《麻风季刊》第1卷第1期，第35页。
④ Wong & Wu, *op. cit.*, p.423；《麻风季刊》第1卷第1期，第10页；第1卷第4期，第14页。

（续上表）

地点	医院名称	成立年份	病床数	外津国别
湛江市	西营麻风院	1940	65	法
连县	卫华麻风院	—	60	美
海丰县	麻风治疗所	—	—	—

注：此表参照《广东省市·卫生志》制作。①

二、以现代科学管理方式防治烈性传染病

随着西方近现代医学科学传入广东，在以广州为中心的广东地区开始以现代科学管理方式防治烈性传染病的传播，包括在政府领导下以科学方法防控治疗传染病，建立治疗传染病机构。

1902年春夏，广州爆发霍乱和鼠疫，当时的地方政府在美国驻广州领事的协助下，制定了一套系统的预防方法，并命令番禺和南海的官府张贴告示宣传，要求必须用河水彻底冲刷所有街道以及所有的沟渠；在街道、动物生活和垃圾收集场所沟渠喷洒大量石灰；所有腐烂和未成熟的水果和蔬菜立即销毁，如有出售予以严惩；所有的蔬菜只有在煮熟后才能吃；水必须在煮沸半个小时后才能饮用；保持个人清洁，衣物炊具和室内一切用具要保持清洁卫生；为了预防霍乱，每人每天吃两次酸性芳香酊。这是在近代西方防疫和处理流行病方式的影响下，广东地区较早开展的现代化防疫工作，树立了由政府出面领导督促公共卫生事业的开展的范例。广东社会进入了近代化的防控疫病及烈性传染病的新时代。

建立各类治疗传染病机构，如在广东省省会广州建立了传染病医院。1913年，警察医院院长陈俊乾在小北门外飞来庙设立传染病收容所。1921年，改为广州市市立传染病院，迁至小北门外象岗两王庙旧址。这是广东最早的传染病医院。

1938年，时逢抗日战争期间，为推行战时防疫等上作，广东省卫生处同国联防疫委员会第三组及卫生署华南防疫人员共商后，经省政府批准，将全省划分为中、东、西、北四大区，各置战时卫生防疫区署一所，分驻曲江、高要、茂名和龙川老隆，后又增设南区署一所，辖区为海南岛各县。各战时卫生防疫区署直接受省卫生处管辖，是本省中级卫生行政及技术实施机关。

---

① 广东省地方史志编纂委员会：《广东省志·卫生志》，广东人民出版社2003年版，第157页。

三、建立传染病医院

由于传染病院在防治传染病上的重要性，在此专门介绍传染病院的建立。

1921年11月，市立传染病医院在小北象岗顶前清两王庙故址成立，此后历尽变迁，对在广州防治传染病起了重要作用。1935年，建新院于盘福路，并于1936年1月1日改名为市立隔离医院。1945年10月1日，恢复市立传染病院。1949年，传染病院并入方便医院。1951年12月市政府接管华英医院后，将方便医院等医院的传染科划入，组建成广州市立传染病医院。

1927年，光华医学院在和尚岗北侧建起一座附属传染病院，共设有100张病床，在传染病流行季节收治隔离病人。1929年，广州流行天花，该院又在和尚岗南侧搭建简易病房，专门收治天花病人。对当地预防治天花传播与治疗天花病患起到很大作用。1934年，在医院内开设结核病检验所，对广州乃至全省防治结核病发挥重大作用（详见本书第三章第三节，此处从略）。

1949年前，广东省还有广州方便医院和汕头石益世医院设有肺科，病床分别有22张、20张。

也在1949年前，华侨伍德元和李仕政在广州开办的联合胸科医院，病床有17张，医院有工作人员17人。

四、成立专业防治团体

为防治传染病，在广东相继成立了相关的专业防治团体，推动了当地对传染病的防治。如1921年，广州市政厅批准李奉藻等建立中华防痨专会。

第八节 出入境卫生检疫

随着近代西方医学科学及公共卫生管理模式传入中国，国家与地区的现代卫生检疫制度开始缓慢地建立起来，海关出入境卫生检疫工作开展起来。

1882年夏天，马尼拉等地霍乱流行。当年9月，汕头海关税务司决定，对来自厦门的船舶到达后实施检疫48小时，来自琼州、马尼拉等霍乱疫区的船舶到达后实施检疫10天。检疫锚地设在妈屿岛内，受检疫船舶进港，由海关检查站官员指定停泊地点，派海关医官进行检疫。1894年，香港、广州等地鼠疫流行，汕头海关税务司又制定了隔离传染病人和对疫船及旅客行李进行杀虫的规定，并规定凡载客出洋的船舶，必须经检疫后给予健康证书方得出口。

1911年，为防止船舶将鼠疫传入广州，各国驻广州领事馆要求粤海关筹办检疫工作。同年3月，经清朝廷督部堂核准，公布了《广州口防卫船只染症永远章程》，正式开始办理广州港船舶检疫事务，业务主要由粤海关医务所的一名外籍医官办理。1912年，国民政府指示粤海关对《广州口防卫船只染症永远章程》加以修订，公布了《广州口防卫船只染疫章程》，将鼠疫、霍乱、黄热病、天花痘、赤痢、猩红热以及其他急性传染病例列为检疫的传染病，并对疫船的判定和处理、病人的处置以及禁止容易携带传播媒介的物品进出口作了规定。这个章程一直延用到1926年9月广州海港检疫所的成立，对当时的检疫起到一定的作用。

1921年5月，汕头市政府从汕头海关收回检疫主权，设立汕头市检疫所。1925年，海口市对进口船舶实施卫生检疫，但此项工作至1946年前都因没有设卫生检疫机构，由琼州海关派医生登船舶兼办检疫业务。1926年，广州成立广州市海港检疫所，隶属于市卫生局，由卫生局长兼任所长，同时宣布不承认外籍医官签发的检疫入口准单。经过广州市政府与外方的一番博弈交涉，粤海关正式承认广州市海港检疫所的检疫权，通告进出当地口岸的船只一律遵守检疫条例，广州市政府收回了检疫权。同年，广州海港检疫所得到新加坡国际海港检疫东方部署的承认，并建立疫情传送联系，为广东省检疫工作与国际卫生团体联系的开始。

1927年，根据一些国家对出洋者的要求，汕头市成立出洋种痘处，并规定凡由该市出洋者，下船前均须到该处种痘，领得证书方准予出洋。

1929年9月，广州海港开始办理船舶熏蒸除鼠、消毒工作。据记载1933年的广州港为75艘船舶熏蒸，总吨位为84118吨。

1936年冬，香港被宣布为天花疫埠，为防止疫病传入，广州海港检疫所在大沙头设立广九铁路检疫站和预防接种站，对来自广九铁路上旅客进行检疫以及预防接种。这是广东省列车陆路检疫的起点。

1940年，检疫的主权掌握在日本人手中，在实施检疫中强行采取高强制性政策，规定进口船舶，不管染疫与否，均需在检疫锚地停泊48小时；船上的货物要用瓦斯消毒后才能卸下；船员及旅客48小时内直接肛检两次，逐一检查后方可准许上岸。

1945年7月和10月，汕头和广州海港检疫所先后恢复了检疫业务。

1946年7月，广州海港检疫所开始实施航空检疫；11月，国民政府省卫生处公布了《广州海港检疫所飞机检疫实施办法》。1947年4月，汕头海港检疫所也开展了飞机检疫业务，并于1949年3月起对航空检疫实施征费。

第九节 民国广东公共卫生事业机构

随着西方医学全面传入，广东在进入民国后，政府部门及社会组织参照西方国家公共卫生机构模式陆续建置了一些现代公共卫生事业机构，并逐步建成各专科公共卫生机构配套的公共卫生体系雏形。广东的现代公共卫生事业机构在20世纪的30年代后期与40年代末发展渐趋成熟。

一、省级公共卫生事业机构

1938—1949年，省卫生处先后建立了一批省级公共卫生事业机构，主要有：综合医院4家，即省立第一（原称省立医院）、二、三、四医院；专科医院5家，即省立传染病医院、省妇婴保健院、救济医院、防疫医院、海南热带病防治院（其中救济医院、防疫医院于抗日战争胜利后被裁撤）；医疗门诊5家，即省立第一、二、三、四、五医疗诊所，其中，第一诊所于1944年1月扩充为省第一临时医院，1945年，改为省立第二医院，第三、五诊所改为省第二临时医院，1946年，改为省立第三医院，第二、四诊所于1946年并入省立第一医院；妇婴实验室4个，即连县、高要、茂名、龙川妇婴实验室；此外，还设立医疗防疫队、巡回医疗队、公共卫生人员训练所、护士学校、卫生试验所、南路鼠疫防治所等。

1946年省属公共卫生机构及人员状况表

名称	成立时间	工作人员	床位	备注
省立第一医院	1940年1月	74	80张	1946年，被派驻汕头
省立第二医院	1943年1月（其前身第一诊所成立的时间）	29	50张	1946年，被派驻肇庆

（续上表）

名称	成立时间	工作人员	床位	备注
省立第三医院	1943年1月（其前身第三、五诊所成立的时间）	29	50张	1946年，被派驻佛山
省立第四医院	1945年5月	23	38张	1946年，被派驻江门
第二卫生诊疗所	1939年	4	—	1946年，被并入省立第一医院
第四卫生诊疗所	1939年	4	—	
省立公共卫生人员训练所	1942年9月	26		与省高级护士助产职业学校统一编制。1949年7月，被撤销
省立高级护士助产职业学校	1942年9月	—	—	—
省立妇婴实验医院	1943年12月	9	—	—
连县妇婴实验室	1941年	5	—	—
高要妇婴实验室	1941年9月	5	—	—
茂名妇婴实验室	1941年9月	5	—	—
龙川妇婴实验室	1941年9月	5	—	—
巡回防疫队	1939年1月	40	—	—

注：此表参照《广东省市·卫生志》修改而成①。

二、县级公共卫生事业机构

1940年6月28号，国民广东省政府颁布了《广东省各级卫生组织大纲实施计划》，要求每个县设卫生院、区设卫生分院，乡、镇设卫生所，保设卫生员。全省卫生院分为甲、乙、丙三等，甲等设院长1人，医师、公共卫生护士、护士各两名，卫生稽查、助产士、助产护理各3人，化验员、药剂师各1人，事务员两人；乙等设院长、医师、公共卫生护士、护士、药剂师、办事员、事务员各1人，助理护士、助产士、卫生稽查各两人；丙等设院长、医师、公共卫生护士、护士助产士、药剂员、卫生稽查、办事员、事务员各1人。但是，多数卫生院没有按此编制施行。至次年底，全省有甲级卫生院23家，乙级卫生院20家，丙级

---

① 广东省地方史志编纂委员会：《广东省志·卫生志》，广东人民出版社，2003年版，第84页。

卫生院31家。1944年，全省县卫生院发展到80家，区卫生分院99家，乡镇卫生所450家，1946年发展到高峰，县卫生院100家，区卫生分院105家，乡卫生所348家；县卫生院病床1077张，县卫生院卫生人员744人。随后，县各级卫生机构逐渐减少。

1946年县级卫生事业机构状况表

名称	成立年月	人数	床位	卫生分院数	卫生所数
合计	—	744	1077	88	416
番禺县卫生院	1946年1月	27	101	1	—
中山县卫生所	1946年1月	16	—	—	—
南海县卫生院	—	—	—	—	—
顺德县卫生院	1946年3月	—	—	—	—
东莞县卫生院	1941年3月	20	—	2	—
从化县卫生院	1941年7月	8	—	—	—
龙门县卫生院	1940年10月	5	6	1	9
台山县卫生院	1940年10月	17	—	8	—
增城县卫生院	1940年8月	—	—	1	—
新会县卫生院	1941年11月	—	—	—	—
三水县卫生院	1941年3月	10	16	—	—
清远县卫生院	1941年1月	10	15	3	12
宝安县卫生院	1940年8月	12	—	—	—
花县卫生院	1946年10月	5	—	—	—
佛岗县卫生院	—	4	—	—	—
赤溪县卫生院	—	5	—	—	—
高要县卫生院	1940年11月	16	72	1	—
四会县卫生院	1941年1月	8	2	1	—
新兴县卫生院	1940年11月	7	8	—	10
高明县卫生院	1940年11月	4	3	—	4
广宁县卫生院	1940年12月	10	25	—	—
开平县卫生院	1938年9月	7	10	1	5
鹤山县卫生院	1941年8月	6	—	—	—
德庆县卫生院	1940年9月	4	1	—	2
封川县卫生院	1940年12月	11	40	—	—

（续上表）

名称	成立年月	人数	床位	卫生分院数	卫生所数
开建县卫生院	1940年12月	—	—	—	11
恩平县卫生院	1940年11月	9	15	1	2
罗定县卫生院	1941年1月	7	—	—	—
云浮县卫生院	1940年9月	5	29	—	—
郁南县卫生院	1940年12月	11	24	—	1
曲江县卫生院	1940年8月	23	5	3	4
南雄县卫生院	1940年9月	16	20	—	12
始兴县卫生院	1940年9月	7	—	—	—
乐昌县卫生院	1940年12月	9	—	—	4
仁化县卫生院	1941年1月	4	2	1	4
乳源县卫生院		—	—	—	1
英德县卫生院	1944年8月	25	24	1	—
翁源县卫生院	1941年8月	8	25	2	3
连县卫生院	1940年9月	14	70	2	4
阳山县卫生院	1941年1月	7	16	3	20
连山县卫生院	1941年8月	3	—	—	—
澄海县卫生院	1940年9月	—	—	—	—
惠阳县卫生院	1941年1月	13	—	—	—
博罗县卫生院	1940年11月	8	—	—	—
新丰县卫生院	1940年11月	3	20	—	—
紫金县卫生院	1940年8月	8	5	—	—
海丰县卫生院	1940年9月	10	—	—	—
陆丰县卫生院	1942年2月	6	—	—	—
龙川县卫生院	1940年7月	26	42	4	42
河源县卫生院	1940年8月	7	—	—	—
和平县卫生院	1940年8月	6	11	—	4
连平县卫生院	1940年8月	7	10	2	3
潮安县卫生院	1941年1月	10	41	1	—
丰顺县卫生院	1940年9月	7	—	2	23
潮阳县卫生院	1941年1月	10	41	1	—
揭阳县卫生院	1940年11月	10	7	5	42

（续上表）

名称	成立年月	人数	床位	卫生分院数	卫生所数
饶平县卫生院	1940年9月	8	16	4	19
惠来县卫生院	1940年9月	—	20	4	—
大埔县卫生院	1941年1月	7	3	1	12
普宁县卫生院	1941年1月	10	—	3	30
南澳县卫生院	1945年12月	6	2	—	—
梅县卫生院	1940年9月	11	17	1	41
五华县卫生院	1941年5月	5	5	1	—
兴宁县卫生院	1940年10月	22	84	5	15
平远县卫生院	1941年1月	5	—	—	3
蕉岭县卫生院	1940年8月	5	20	—	11
茂名县卫生院	1940年8月	16	30	5	6
电白县卫生院	1940年9月	11	11	2	5
信宜县卫生院	1940年10月	—	—	4	27
化县卫生院	1940年11月	11	16	—	—
吴川县卫生院	1941年1月	5	—	—	—
廉江县卫生院	1940年11月	8	—	1	—
海康县卫生院	1941年1月	7	5	—	—
遂溪县卫生院	1940年8月	—	—	—	—
徐闻县卫生院	1940年8月	25	96	5	5
阳江县卫生院	1940年8月	—	—	—	16
阳春县卫生院	1940年10月	—	—	—	—
琼山县卫生院	1945年12月	24	—	—	—
澄迈县卫生院	1946年	—	—	—	—
安定县卫生院	1946年	—	—	—	—
文昌县卫生院	1946年	—	—	—	—
琼东县卫生院	1946年	—	—	—	—
乐会县卫生院	1946年	—	—	—	—
临高县卫生院	1946年	10	5	—	—
儋县卫生院	1946年	—	—	—	—
崖县卫生院	1946年	—	—	—	—
万宁县卫生院	1946年	—	—	—	—

(续上表)

名称	成立年月	人数	床位	卫生分院数	卫生所数
陵水县卫生院	1946 年	—	—	—	—
感恩县卫生院	1946 年	—	—	—	—
昌江县卫生院	1946 年	—	—	—	—
乐东县卫生院	1946 年	—	—	—	—
保亭县卫生院	1946 年	—	—	—	—
白沙县卫生院	1946 年	—	—	—	—
钦县卫生院	1941 年 4 月	13	8	—	3
防城县卫生院	1941 年 4 月	—	—	—	—
合浦县卫生院	1941 年 2 月	11	30	1	—
灵山县卫生院	1940 年 8 月	12	32	3	1
南山局卫生院	1944 年	4	2	—	—
梅菉局卫生院	1941 年 12 月	8	10	—	—
连南县卫生院	1946 年 5 月	5	—	—	—

注：此表参照《广东省市·卫生志》修改而成①。

---

① 广东省地方史志编纂委员会：《广东省志·卫生志》，广东人民出版社 2003 年版，第 86 页。

第十节　以广州为中心的西医医疗卫生机构在广东的建设发展

由于前面各章阐述过的广州特有的地理原因，广州一直是除澳门之外西方医学最早完整传入中国之地。从1678年到1732年的50多年间，方济各会传教士曾在广州扬仁里建立过传统欧式西医院。

广州在乾隆二十二年后成为鸦片战争前中国唯一的对外开放口岸，近代西方医学首先由这里传入中国，成为近代西医在中国的发端地。广州长期是广东治所在地，是为广东省省城，西医在广东的传播与发展长期是以广州为中心。近现代的广东公共卫生机构的建设发展与公共卫生设施的增设，主要集中在广州进行。这些各类公共卫生机构，有公营私营教会办的机构，包括各类综合型和专科型的卫生诊疗机构、社会福利事业或半福利营业的机构。

道光八年，英国东印度公司传教医生郭雷枢到广州开设赠医所，是广州维持了较长一段时间的西医医疗机构。近代西医医院的建立之始，是道光十五年美国长老会传教医生伯驾创办的新豆栏医局，后来易名博济医院。以后，惠爱、柔济、两广、韬美等外国教会医院陆续开设。光绪三十一年十二月（1906年1月），在广州北较场创立的（广东）军医学堂，曾附设疗养院1间，是广州最早的军队医院（辛亥革命后停办）。宣统元年（1909），光华、公医两院相继建立，开始有中国人自办的大型西医综合医院。民国元年（1912），广东省警察厅创办警察医院，是为全省首间公立医院；其后，公立与私立的医院逐渐增多。据民国十八年《广州市政府统计年鉴》所附的《广州留医病院调查表》记载，当年广州市内有陆军总医院及指挥部后方医院等两间军队医院。其医院均借用公共建筑物建院，陆军总医院在四牌楼学宫街内的南海学宫，总指挥部后方医院在文明路原清代贡院，共设病床1300张，均收容军队伤病员。民国十八年，陆军总医院选定西村大韬山筹建新院，民国二十五年，新院建成，改名第一集团军总医院，除士兵病室可容伤病员300人外，并附设有可容300张病床的民众医院1幢。同年7月，原第一集团军总司令陈济棠下野后，改名广州绥靖公署广东陆军总医院。抗日战争胜利后，改名国防部军医署海陆空联勤总医院。

民国十八年12月，《广州市政府统计年鉴》所载《广州市留医院病院调查表》中，全市共有公私立医院57间（未包括博济医院）。其中：公立医院10间，共设床位1064张（综合病床331张、精神病人病床645张、传染病人病床50张、麻风病床34张、产床4张）、医生43人，护士90人。外国人或教会办的医院4间，共有病床332张，医生46人．护士59人；军医医院2间陆军总医病床500张、医生28人、护士19人。总指挥部后方医院病床800张，医护人员数未详；集体或团体办的医院10间，病床共1362张，医生58人，护士54人；其余31间均为私人医院，每院有病床10张左右，最少的两三张，最多的是邝磐石医院，有42张。

1938年10月日军进占广州后，当地大部分公立和私立医院均停办或内迁。当时广州还有博济、柔济、中法韬美、两广、广东卫生疗养院等5间外国教会医院和红十字会医院、方便医院以及达保罗、福宁、妇孺、保生4家私立医院仍继续开办；公立医院仅有在太平南路设立的传染病院。日本博爱会医院分别在光孝路、丰宁路增设第一、第二分院，并于1942年占有博济医院，博济医院被迫迁至文德路博爱会医院旧址；另有日本医生设立的私人医院9间。原市立精神病院委托广州石室天主教会代管，继续收治精神病人。中山大学医学院被日军波字第8604部队占据，成为进行细菌实验的细菌战活动大本营。在这一时期，以广州为中心的广东医疗卫生机构大量停办，公共卫生事业全面倒退。

抗日战争结束后，原在战争期间停办的广东医疗卫生机构不少陆续复办。

至1949年10月，广州全市有中央医院、中山大学附属医院、市立医院、市立精神病院、市立肺痨防治院、市立公安医院、方便医院、红十字会医院、陆军医院、同寅卫生中心等10间公立医院，柔济、博济、韬美、两广、华英、伯多禄等6间教会医院和光华、邝磐石、黎铎、周活民、达保罗、粤东等21间私立医院，共有病床3641张，医务人员1375人。

晚清至民国的广州西医医疗卫生机构

名　　称	地　址	成立时间/年	备　注
公安医院中国红十字会广州分会附属医院	同福中路	1904	原名中国红十字会番禺分会福民医院

（续上表）

名　称	地址	成立时间/年	备　注
警察医院	南堤	1912	广东警察厅创办，1917年，改为省立广东医院
广东医院（省立）	九曜坊旧提学司署	1917	1912年，划归广州市政厅，改为广州市市立医院
广州市市立医院	九曜坊旧提学司署 1931年迁盘福路金字湾	1921	—
市立东郊麻风院	东沙马路	1921	由原东郊麻风收容所改名
市立传染病院	小北象岗两王庙旧址	1921	—
贫民生产医院	永汉北路	1924	由何香凝发起创办并任院长，收容贫苦产妇
市立神经病院	东川路	1926	原名复性医院，1927年，改名为市立第一神经病院
市立第二神经病院	芳村	1926	原名惠爱医院，1926年，由市卫生局接办，1935年，与市立第一神经病院合并，改名市立精神病疗养院
市立育婴院			见于1929年《广州市政府统计年鉴》，地址及成立日期均未详，院长伍智梅
市立公安医院	珠玑路	1946	原址在丰宁路西瓜园
广州中央医院	惠福西路	1946	院长李廷安
市立肺痨防治院	盘福路7号	1948	院长李仕政
教会医院博济医院	仁济路	1835	—
柔济医院	逢源中约	1899	由美国长老会委派女医生富马利创办
惠爱医院	芳村	1898	由博济医院院长嘉约翰创办，专门收容精神病人。1926年，由市卫生局接办，改名市立第二神经病院
中法韬美医院	长堤224号	1903	由法国天主教会创办

（续上表）

名　　称	地址	成立时间/年	备　　注
两广浸信会医院	原在南关东石角二马路后迁东山	1901	原名宏济医院，迁东山后改名两广浸信会医院
广东卫生疗养院	东山三育路12号	1930	—
博爱会医院	南堤二马路，后迁文德路，1942年12月迁仁济路原博济医院	1916	由日本博爱会创办，1945年停办
伯多禄医院	同福中路宝岗宝玉新巷2号	1946	由加拿大天主教修女戈是玲创办
华英医院	先烈南路1号	1947	由基督教华南教区中华圣公会与华南万国医药救济会合办
教学医院广东光华医院	五仙门关部前	1909	由广东光华医社创办，是广东光华医学专门学校附属医院
光华分院	大东门外造币厂路和尚岗	1925	由广东光华医社创办，是广东光华医学专门学校附属医院。
广东公医院	长堤天海楼	1909	由广东公医医学专门学校创办
新公医院	百子路	1918	由广东公医医学专门学校创办
国立中山大学第一医院	百子路	1926	由中山大学接办公医学校后改名（原新公医院）。
国立中山大学第二医院	长堤	1926	由中山大学接办公医学校后改名为（原广东公医院）
善堂（院、社）广州方便医院	城西高岗	1899	原名城西方便医院，由广州绅商及港澳商人、各界同胞集资和募捐创办。
爱育善堂	十七甫	1871	由钟觐平、陈次壬等创办，赠医赠药，施种牛痘
润身社	大东门外线香街	1880	崔心如、董昆明等发起创办，赠医赠药
广济医院	迎祥街	1895	吴昌元等倡建，赠医（包括留医）赠药

(续上表)

名　称	地址	成立时间/年	备　注
崇正善堂	十一甫	1896	由朱其英、陈启源等倡建，赠医、赠药。
惠行善院	晏公街	1899	由朱沛文、冯彭龄等倡建，赠医赠药
志德婴孩医院	第一津	1921	陈廉伯等创办，主要收容弃婴及贫病婴孩
广东仁爱医院	应元路三元宫内	1935	由陈济棠创办的广东仁爱善堂建立，1936年，改为市立医院第一分院
军医院陆军总医院	学宫街	不详	见1929年《广州市政府统计年鉴》，成立日期未详，院长温泰华
总指挥部后方医院	文明路	不详	1929年的《广州市政府统计年鉴》，院长朱兆槐
第一集团军总医院	西村大韬山	1936	—
私立、医院邝磐石医院	东山梳头岗（今中山	1917	由邝磐石医师创办
珠江颐养院	二沙头	1922	由梁培基医师创办，于1938年停办
大同医院	初在维新路177号，后迁西瓜园	不详	由谭大同医师创办，见1929年《广州市政府统计年鉴》，成立日期未详
妇孺医院	惠福西路，分院在十六甫	1908	谢爱琼医师创办
黎铎医院	初在一德路，1934年迁荔湾东路	1924	由黎铎医师创办，中华人民共和国成立后改为广州市商业员工医院
达保罗医院	官禄路30号	1929	由美国医师达保罗创办
仁济医院	高第街新巷	不详	见1929年《广州市政府统计年鉴》，院长蔡惠芬

（续上表）

名　称	地　址	成立时间/年	备　注
仁济留医院	河南龙尾导	不详	见 1929 年《广州市政府统计年鉴》，院长潘贻戡
保生医院	长寿西路	不详	见 1929 年《广州市政府统计年鉴》，院长王德馨
互助医院	府学西街	不详	见 1929 年《广州市政府统计年鉴》，院长梁焕仪
公济医院	河南鳌洲正街	不详	见 1929 年《广州市政府统计年鉴》，院长李富庄
生生医舍	河南栖栅南街	不详	见 1929 年《广州市政府统计年鉴》，院长梁憬然
太平医院	太平沙	不详	见 1929 年《广州市政府统计年鉴》，院长余世武
平民医院	惠爱东路 34 号	不详	见 1929 年《广州市政府统计年鉴》，院长罗道生
仲圣医院	龙藏街	不详	见 1929 年《广州市政府统计年鉴》，院长伍狱
同寅留产医院	河南洲头咀	不详	见 1929 年《广州市政府统计年鉴》，院长碧基能
何旭初医院	太平南路	不详	见 1929 年《广州市政府统计年鉴》，院长何旭初
李彦医院	广大路 17 号	不详	见 1929 年《广州市政府统计年鉴》，院长李彦
东堤医院	东沙角 40 号	不详	见 1929 年《广州市政府统计年鉴》，院长张慕德
青春医院	广大路 40 号	不详	见 1929 年《广州市政府统计年鉴》，院长黄孟
保生分院	芳草街 30 号	不详	见 1929 年《广州市政府统计年鉴》，院长徐甘树
保生医院一分院	第三甫高第街	不详	见 1929 年《广州市政府统计年鉴》，院长林德全

（续上表）

名　称	地址	成立时间/年	备注
针射医院	大南路3号	不详	见1929年《广州市政府统计年鉴》，院长蔡庭桂
陈伯赐医院	惠福中路	不详	见1929年《广州市政府统计年鉴》，院长陈伯赐
冯小璞医院	河南后乐新街10号	不详	见1929年《广州市政府统计年鉴》，院长冯小璞
张楷医院	惠福中路8号	不详	见1929年《广州市政府统计年鉴》，院长张楷
梁少波医院	小北丹桂里8号	不详	见1929年《广州市政府统计年鉴》，院长梁少波
康民留产所	河南溪峡大街	不详	见1929年《广州市政府统计年鉴》，院长何伟卿
广东广护医院	广卫路	不详	见1929年《广州市政府统计年鉴》，院长冯世英
广东眼科医院	大南路1号	不详	见1929年《广州市政府统计年鉴》，院长李振强
广华救伤队留医院	惠爱东路	不详	见1929年《广州市政府统计年鉴》，院长陈国魂
广慈医院	河南同福西路	不详	见1929年《广州市政府统计年鉴》，院长陆如磋
赞育医社	河南歧兴振德直街	不详	见1929年《广州市政府统计年鉴》，院长黄鸾笙
图强产科医院	中山四路旧仓巷39号	1904	院长伍佰良
图强分院	大东门外荣华南9号	不详	见1929年《广州市政府统计年鉴》，院长伍佰良
膺伯医院	昌兴街38号	不详	见1929年《广州市政府统计年鉴》，院长李膺伯
泽民医院	靖海路	不详	见1929年《广州市政府统计年鉴》，院长侯泽民
纪劬劳医院	盘福北路102号	1933	由周贯明医师创办
伍汉持医院	仓边路35号	1918	院长伍伯良（1929—1934年）

（续上表）

名　　称	地址	成立时间/年	备　　注
德光医院	光孝路	不详	院长王德光创办
福宁医院	丰宁路	1934	院长陈伟民
周活民医院	丰宁路204号	1946	由周活民医师创办
粤东医院	广大路二巷6号	1935	见1950年。《广州市公私立医院概况统计》
联合胸科医院	长庚路34号之一	1949	由李仕政等创办
永康产科医院	纸行路81号	1947	由永康助产学校创办
同寅卫生中心	河南同福西路	1946	见1950年。《广州市公私立医院概况统计》
博爱医院	太平沙3号	1949	见1950年。《广州市公私立医院概况统计》
碧澄医院	太平北路	1947	院长姚碧澄

注：此表参考广州市志卷十五《建国前广州市公私医院概览表》修改而成①。

---

① 广州市地方志编纂委员会：《广州市志（卷十五）》，广州出版社1997年版，第254-259页。

第十一节 各类专科公共卫生福利事业机构

在近代西方医学传入广东的过程中,以广州为中心建立了各种社会公共卫生福利事业机构,包括近代化的公益性质的诊治、收容、管理乃至教养机构,有近现代种牛痘所、精神病医院、麻风病院、盲童学校及其他各种机构,在前面各章节中已有叙述。在十三行建立了种牛痘所。嘉约翰建立的中国第一所精神病医院,在中国树立了现代化科学收容、护理和医治精神病人的典范模式。赖马西在广州建立了现代化的盲人学校,收容、教养和医治盲童。近代在广东建立的麻风病院,传承了建于1569年的澳门麻风病院之风,又融入近代科学医疗手段,从传统的收容革新为收治兼重的近代麻风病医院,其中有北海麻风院、东莞稍潭麻风院、石龙麻风院、广州市市立东郊麻风院和汕头市立麻风院、麻风治疗所1家。收治传染病患者的有省立传染病医院、广州市市立传染病院、光华医学专门学校曾于1927年在广州建立的附属传染病院。这些专科医疗收容机构,收治重患与残疾的病者,消除或减缓患者的病苦,消除或减轻患者的亲友及社会的负担,展现了现代的人道主义理念及宗教对人的关怀。光绪三十三年(1907),谢爱琼医师在广州市创立妇孺医院,设病床17张。这是广东最早的妇女儿童医院。同年,谢爱琼医师在广州市创立妇孺医院,设病床17张。这是广东最早的妇女儿童医院。1912年,谢爱琼扩大妇孺医院,在大市街建造了高三层楼的新院。到1932年,医院共有医师4人,病床近90张,每月平均接生250多人。这些广东的各类社会公共卫生福利事业机构的情况,已在本章以上各节中详述。在20世纪的二三十年代,广州的专科医院发展较快,公立专科医院包括有市立东郊麻风院、市立传染病院、市立神经病院、市立第二神经病院、市立育婴院。1921年,广州市政厅批准陈廉伯等创办志德婴孩医院,这是广东省最早的儿童医院。在抗日战争烽火中的1939年,省卫生试验所及妇婴卫生实验室在曲江成立。抗战结束后经过一段时间的公益事业的恢复重建,1948年,省妇婴实验医院独立设置,并改称为省立妇婴保健院;到了1949年,还有了市立精神病院、市立肺痨防治院、广州的联合胸科医院等。

这些现代公共卫生专科机构的陆续建成，使公营、私营及教会办的专科公共卫生机构彼此搭配。使以广州为中心的广东现代公共卫生专科服务渐渐门类增多，方式慢慢丰富，配套逐步相对齐全，逐步走向体系化。

第十二节 近代广东西医卫生技术人员职称（职务）的评定制度

中国进入近代后，随着近代西方医学的传入，在以广州为中心的广东地区逐渐建立起各种西医院与西医校等西医治疗机构与医学教育机构，提供各种近代化、科学化和标准化医疗服务，同时也提供了近代化与科学化的医学教育，这就需要对相关服务者的服务资格进行认定，确定其业务职称及其等级。在西医院服务的外国医学传教士和外国医师，包括国外培养的中国医务人员如学成于英国爱丁堡大学医学院的黄宽等，一般在国外就已经有对其资格的认定，多有业务职称及其等级。在中国国内培养的西医医护人员，开始主要是通过以师带徒的形式培养，如博济医院前身新豆栏医局培养的关韬等，对他们资格的认定也是逐步规范化。自1866年博济医院创办西医校，广东开始创办各类西医校，逐渐形成一套有关西医从业人员的资格认定标准及认证制度，如博济医院所办西医校就对其毕业者发放中英文的医照，后来开办的光华医学堂、广东公医学堂也有发给其毕业者的中英文证照。相关的官方对西医从业人员的资格认定制度也渐渐建立起来。

进入民国后，政府对西医从业人员的资格认定与职称确定的各种制度，基本与西方国家有关制度相一致或类似。广东公立和私立及教会医院先后对卫生技术人员职务实行聘任制，其职务名称分为科主任、主治医师、住院医师三级，或在住院医师之上增设住院总医师一级，有些医院还有实习医师和学徒。护理人员分为护理主任（总护士长）、护士长、护士、护理员四级，根据医院规模和工作需要进行设置。一般分卫生技术人员为高、中、初三级。具有大专毕业学历或相当水平的医师、药师、技师为高级卫生人员，具有中专毕业或相当水平的护士、助产士及药剂、检验人员为中级卫生人员，经过短期培训或临床学徒的护理员等一般技术人员为初级卫生技术人员。对于卫生技术人员晋职晋级，均由院务委员会或院长决定。通常是高等医学院校医学生在学科学习期满后的临床实习阶段，为实习医师，一年实习期满后，即可以担任住院医师，经过一年以上工作，尽职守责，表现良好，而又是工作上需要者，可担任住院总医师，再按年资和工作表现，依次逐步提升为主治医师和科主任。

医务人员的资格认定、级别晋升、服务水平的确定，都按照现代化、科学化和标准化的要求评定，皆有章可依，均与国际接轨，使医务水平大大提高，标志广东的医事管理制度已趋于现代化。

第十三节 近现代志愿性社会服务团体对广东公共卫生事业的影响

在广东引进西方医学及西式的公共卫生服务过程中，近现代志愿性社会服务团体的出现，对推动广东公共卫生事业的进步发展有积极意义。在西方国家中，伴随着这些国家近代化进程出现的近现代志愿性社会服务团体，是社会公益事业的重要组成部分，对社会公共卫生服务有巨大影响。在西方国家的基督教社会中，各类基督教团体，对公共卫生事业有重大贡献与积极影响。

随着西方医学传入广东进而传入中国的进程，西式公共卫生服务方式也相应传入，其中包括从事公共卫生服务的基督教志愿团体及其作用的出现。在近现代西方公共卫生服务方式传入广东过程中，基督教团体曾起过重大作用，晚清以前表现为多以教会出面出力从事引进西方医学及西式的公共卫生服务。晚清以后，尤其是进入民国后，引入西方医学及西式的公共卫生服务进广东的活动，则有各种基督教团体参与。其中表现最突出的是始创于1909年广州基督教青年会。

这一个有基督教性质的宗教性社会服务团体，首先通过宣传教育向大众推广公共卫生的意识，主要是运用卫生演讲和卫生展览等方式进行。从公共卫生学与预防医学的角度而言，预防与控制极为重要。向人民大众宣传讲解公共卫生知识，对平民百姓预防疾病，特别是防控传染病，防止疫病暴发是极为重要的一环。由于民国时期国民识字的人很少，演讲和展览被基督教青年会视为进行公共卫生教育的最重要方式。

演讲大体有这几类：有定期演讲，一般每周选择一日，主要介绍个人卫生与公共卫生等常识性内容；有按季节的演讲，如在细菌易于滋生的春季，专门讲述与春天疾病预防有关的内容；还有各种大型的专题化演讲。

展览有如1917年和1927年的卫生大展览。其材料类型主要分3种：有印刷品，包括书籍、会刊和传单；有图画，包括宣称画、图表、幻灯片和电影；有模型展示，包括婴儿福利、防盲、结核病、性病、眼病、霍乱预防、苍蝇、蚊子、老鼠、民族健康和人口等内容。1927年的卫生展览，"连日市民前往参观者，每场均万数千人,加以每日仍有各界将展览品送会陈列,活动卫生影画及幻灯影片,则晚晚更换新画,故参观愈众",以致"端午节停止放假,照常开会,星期日只停上午,不停下午"①。

广州基督教青年会通过大量的这两种形式的教育,使得广州城中讲个人卫生渐成风气,也使公共卫生观念以广州为中心逐渐在全省传播开来,从而增强普通百姓的防病意识,加强了对传染病预防及对疫病暴发的控防,提高了群众的健康水平。

广州基督教青年会还通过主办、承办、合办与协办种痘,对广州市公共卫生的防疫事业做出了重要贡献。它被政府指定施种牛痘的专门团体。由于广州基督教青年会多年种痘所富有的经验和声望,1938年,广州市卫生局曾将种痘工作全部交给基督教青年会承办。广州基督教青年会因在种痘防疫工作上取得很大成绩,广受赞扬,在社会上享有巨大威望。

1929年,为了推动民间日常妇幼保健,广州女青年会与广东最早的女子医院柔济医院开始举办系列公共卫生教育活动。

基督教青年组织这一西方社会公共卫生福利事业体系中常见的基督教团体,有一定的卫生公益团体性质。这种带有宗教性质的社会公益团体,是西方公共卫生福利体系的重要组成部分,能对社会公共卫生体系缺陷与不足作重要补充。基督教青年会在中国广东出现,使广东的公共卫生福利事业体系更丰满更丰富。

---

① 《卫生展览会情形》,载《广州青年》,1927年第14卷第16期。

第五章

西式医事管理方式的传入和近代医学卫生团体与医事管理机构的创建

第一节　西式医事管理机构的传入

第二节　近代建立的医学卫生团体

第三节　近代卫生管理机构

在中国数千年的历史上，已形成了一套传统的医事机构及其医事管理方式，有效管理着中国传统的医事，与中国传统社会的医疗需要基本相适应。在西式的医事机构及其医学管理方式传入时的中国明清两代，中央有太医院，驻军有军医，广东地区也与中国其他地方一样，州县有医官、药局。但是，这套传统的医事机构及其管理方式不适应进入近代的中国社会的医事管理需要。西式的医事机构及其医学管理方式传入广东，最早可追溯到葡萄牙人于16世纪在澳门建立的仁慈堂，还有澳门的葡人自治机构议事会，其中，主要是仁慈堂对贫民医院和麻风病院有监管职责，这也是西式的医事机构及其医学管理方式传入中国之始。但是，它们对中国医学管理制度与方式没有产生任何影响。直到进入19世纪之后，随着近代西方医学传入广东，西医学术与从业者团体首先在南粤大地出现，中国最早的现代医疗医事管理机构也最先在广东建立起来。这标志着属于西方现代科学文明与制度文明一部分的医学科学文化与医学医事制度体制，先传入广东，再传播全国。这些现代医疗医事管理机构及其管理制度的建立，也适应中国医学由传统向近现代根本性转变的需要。本章主要介绍始于广东的中国近现代医学卫生团体与医事管理机构及管理制度的创建。

第一节 西式医事管理机构的传入

西式的医学管理方式传入广东，最早可追溯到葡萄牙人卡内罗主教于 16 世纪在澳门建立的仁慈堂，它主要负责管理澳门的公共卫生事宜，管理它所开办的贫民医院和麻风院，由天主教神父负责管理。澳门的葡萄牙人自治机构议事会也兼管公共卫生与医疗的政策制定和制度建立，后来还聘用医生。澳门的葡人自治机构议事会也兼管公共卫生与医疗的政策制定和制度建立，还管控着仁慈堂，后来还聘用医生。这是类似欧式的医事管理机构，仁慈堂更是葡萄牙人海外医事管理机构。但是，由于当时澳门的主权与最终治权在中国政府手里，仁慈堂及管理它的议事会只管理与葡萄牙人及其他西洋人相关的事务，而且其时的中国传统医事机构及其管理方式仍有效管理着当时中国社会的医事，所以澳葡的医事管理机构及其管理方式对中国医事管理制度与方式没有产生任何影响。

第二节 近代建立的医学卫生团体

外国医学传教士首先在广州建立了西医学术与从业者团体。后来，中国人也开始在国内创立自己的西医学术与从业者团体。这些团体除自身的学术功能与传播医学功能外，还有自我管理功能。这在近代西方医学传入初期，中国没有现代医务医事管理机构的情况下，这些团体就是当时的中国现代医务医事管理机构，在中国国内是首创，西方医学的管理制度与机制也随之引进中国。这些医学卫生团体有力推动了西方医学科学更大规模的传入中国，促进了中国现代医学体系的建立。

一、中华医药传道会

在鸦片战争爆发前的近代中国前夜，郭雷枢、伯驾和裨治文等外国来华的传教士医师酝酿建立一个正式组织来推行传教。1836年10月，郭雷枢、伯驾和裨治文联合发表了一份倡议书，呼吁成立"中国医药传道会"。倡议书首先对成立这个组织的原因做了概括"我们怀着特殊的兴趣看到，在中国人当中开展医疗服务活动，可能产生良好的影响，特别是（这种活动）有助于促使中国人与外国人进行积极和友好的交往，有助于传播欧洲和美国的文化和科学，最终将有助于传入救世主的福音，以取代现在统治着他们心灵的令人悲悯的迷信"，因而决定创立"中国医药传道会"这一组织。

1838年2月21日，在当时中国唯一的开放口岸广州，由广州外商总商会（General Chamber of Commence）举行了中华医药传道会成立大会。组织成立的宗旨是：通过为中国人治病，向他们传授医学知识和上帝的福音，使他们消除长期存在的偏见和民族排斥情绪，使他们认识到他们所仇视的人有能力并且愿意帮助他们摆脱苦难，中国第一个医疗卫生团体——中华医药传道会正式创建（在1886年后被博医会所取代）。大会公推执行委员：郭雷枢为会长，伯驾、渣甸、裨治文等为副会长，下设记录、秘书、司库、司数等委员，另设终身董事、永久会员等名誉称号，十三行行商伍秉鉴是唯一的中国人永久会员。该会成为早期教会医院运营、集资和引进人才的一个独立机关，对组织传教医疗力量发挥重要作用。该协会提出设立目的即"本以基督仁慈之爱心，藉医疗疾病对中国人民宣传福音"。协会呼吁各国传道会差派医生来华支持该会开设医院的工作。医药布道，对中国人逐渐接受西方文明并进而熟悉了解基督之信仰产生重要影响。该会还在英国的伦敦、爱丁堡，美国的波士顿、纽约、费城等地设立代理处，向英美各界人士一再陈述向中国派遣医药传教士的重要性。在东印度公司医生郭雷枢的倡导，裨治文、伯驾等人的共同努力下，英美在华商人纷纷捐款响应。中华医药传道会，发挥了一个医疗卫生团体作用，还是第一个管理、协调、推广中国的西医活动的领导机构，对近代西方医学引入中国有着不可替代的作用。当然，这一组织的医务活动宗旨与其传教目的一致。

1838年到1850年这十余年间，来到中国并曾隶属于中国医药传道会的传教医生达到十余人。这些传教医生在广州、澳门、香港、舟山、厦门、福州、宁波、上海开办了由中国医药传道会资助的医院，近代西方医学开始大规模传入中国。医药传道会在近代西方医学传入中国的早期发挥了不可替代的西医传播作用。

二、中国博医会

鸦片战争后中国门户大开，西医发展的重心由广州渐移上海、北京等地，尤其是上海，这也体现在医学专业团体的建设上。但在中国近代初期，广州的博济医院在西医传入中国上仍有举足轻重的重要影响。

1886年，在华欧美医学传教士在上海创立了更具医学专业色彩的"中国医学传教士联合会"（The China Medical Missionary Association），正式的中文名称为"中国博医会"，使医学传教士成为一种职业。成立西医学术团体"中国博医会"，其宗旨是面向全国医药工作者，交流经验，促进互助，培育并促进西医科学的发展。博济医院嘉约翰被选为博医会主席，广州分会主席为莱尔。1890年，博医会成立名词委员会，1905年，成立编译委员会，以后两会合并，致力于编译西医书籍，审查医药名词，寻求统一公认的西文中译医药名词术语。

三、广东省红十字会

1904年，日俄战争爆发，中国东北三省沦为战场，民众惨受战祸伤害，广东医师马达臣等拟组织医疗队赴东北抢救，但交战国以中国尚未向万国红十字会加盟，无出入战区权利为由，不准入内。至次年由马达臣、朱柏良诸人呈请两广总督咨部立案给印开办，初名为粤东赤十字社，后先后易为粤东红十字总会中国红十字总会番禺分会和广州分会等，这是本省首个红十字会组织，也是全国成立最早的红十字会组织之一。民国期间成立红十字会组织有中国红十字会岭东、汕头（1916）、江门（1926）分会等。民国10年（1921）孙中山将举行北伐，孙夫人宋庆龄亲自知会番禺红十字会组织15余人救护队随军出发。并遵章加入中国红十字会，亲自担任南海、番禺、顺德分会联合会总裁。孙中山为番禺红十字会分会题"博爱"二字。红会的主要任务是向群众施医赠药。广州市市长陈策、陈济棠军第二军原军长香翰屏曾先后任会长。1949年，广州市红十字会医院院长黄德先代理会长。

四、中华医学会广东支会

1916年，在广州筹备成立中华医学会广东支会，并于1917年1月在中华医学会第二次会员代表大会期间正式成立，为中国国内最早成立的中华医学会分会之一，是中华医学会国内第一个地方支会，也是广东历史最悠久的自然科学学会之一。第一任会长由伍豪担任。中华人民共和国成立前，学会共进行过7次换届，一直维持运作。1924年2月11日，中华医学会第五次大会上，中华医学会广东支会改名为中华医学会广州支会。

1918年7月，学会改选，由雷休任会长，李奉藻任副会长。1924年2月11日，中华医学会第五次大会上，中华医学会广东支会改名为中华医学会广州支会，会长仍由郑豪担任。1935年1月25日，广州支会改选王德光为会长，陈冀平、柯道为副会长，黄大伟为秩序委员会主席，许刚良为书记兼司库。1937年广州支会改选许刚良任会长，副会长由梁毅文、刘祖霞担任，书记兼会计为嘉惠霖，秩序委员黄耀坚。1938年3月17日，广州支会在夏葛医学院（后来并入岭南大学医学院，亦称孙逸仙博士纪念医学院）召开第一次常委会，虽在战争期间，但出席者仍有近50位。1939年6月1日，广州支会在博济医院举行会议，会上宣读了两篇论文，并推举了提名委员。此为广州沦陷后支会举行的第一次会议。同年11月30日，广州支会在柔济医院举行会议，选举出新职员，会长古察，副会长梁锡光，秘书兼司库梁尚农，秩序委员会主席黄耀衡。1942年5月，广州支会改选，嘉惠霖任会长，梁毅文任副会长。

1917—1949 年中华医学会广东支会会长副会长名录

换届改选时间	会　长	副会长
1917 年 1 月	郑豪	—
1918 年 7 月	雷休	李奉藻
1924 年 2 月	郑豪	—
1935 年 1 月	王德光	陈冀平，柯道
1937 年	许刚良	梁毅文，刘祖霞
1938 年 11 月	古察	梁锡光
1942 年 5 月	嘉惠霖	梁毅文

注：此表参考《广东省医学会发展史·1917—2007》的《中华人民共和国成立前会长副会长名录》及《广东省医学会百年纪念画册》①。

---

① 广东省医学会：《广东省医学会百年纪念画册》，花城出版社 2017 年版，第 31 页。

第三节 近代卫生管理机构

随着西方医学科传入广东，南粤大地领风之先，近现代医疗医事和医学教育的管理机构也在这里建立起来。从晚清卫生行政管理部门归属警务机关到建立独立建制的卫生行政管理部门，如 1921 年，广州市设立市卫生局，是中国最早设立的市卫生局，首任局长是留美医学公共卫生博士胡宣明。卫生局综理全市卫生行政事宜，厘定相关管理制度，并配备相关专业人员和经费，对广州公共卫生实施管理。这标志着现代化的卫生管理机构正式出现。随着这些现代化的卫生管理机构的出现，现代化、制度化和标准化的卫生管理由广州开始继而向全省铺开，有力推进了广东现代卫生事业的发展。

一、省级卫生行政机构

1906 年，广东巡警总局内设卫生科，负责管理清洁、传染病预防、公私立医院检查等事项。

1912 年，广东都督府设卫生司，李树芬任司长。同年，体制调整，撤销卫生司，在广东警察厅内设卫生科，掌理全省卫生行政事宜。

1937 年 7 月，在第五届广东省政府机构职能设置中规定，卫生行政事项由省民政厅掌理。

1937 年 12 月，广东省政府卫生处成立，直隶省政府，首任处长左维明。下设一室三科，即事务室（掌理文牍、庶务、会计）、救护科（掌理战时卫生、救护、教育训练及医务人员管理）、防疫科（掌理防病、防疫、指导监督、疫菌、血清检查及地方病调查扑灭）。全处共有职员 13 人。

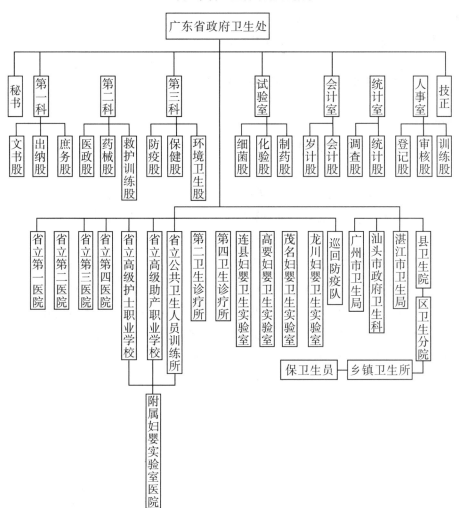

1946 年广东省卫生行政组织结构

注：此图参照《广东省市·卫生志》，有改动①。

1938 年 10 月，日军进占广州，广东省卫生处随省政府撤退，先到连县，翌年 2 月后迁驻曲江（韶关），同年 12 月由黄雯接任卫生处长。1939 年 2 月，广东省政府在调整省级机构时，将省卫生处划归省民政厅管辖。1940 年 9 月，省卫生处又改直隶省政府。省卫生处在迁驻曲江期间，组建了省级医疗预防机构，制定了多项医疗卫生法规，并以组织战时救护、防治传染病及培训卫生人员为主要任务，开展有关工作。

---

① 广东省地方史志编纂委员会：《广东省志·卫生志》，广东人民出版社 2003 年版，第 68—70 页。

1945年1月，因粤北战局紧张，省卫生处迁往平远县大柘办公。同年9月，日本已投降，省政府复员广州，省卫生处亦奉命迁回广州。10月，由朱润深接任卫生处长。1949年6月，省政府批准朱润深辞职，遗缺派冯启琮代理。

二、市级卫生行政机构及卫生区署

1921年2月，广州市卫生局成立，这是广东最早建立的市级独立卫生行政机构，卫生局设教育课、洁净课、防疫课、统计课，掌理该市卫生行政事宜。在广东省卫生处成立前，全省医生牌照发放及药品审核等事项，亦由该局代办。

1930年，汕头市政府成立卫生科。1946年，湛江市卫生局成立。

1838年2月，广东省卫生处为便于组织开展卫生防疫及医疗救护等工作，将全省划分为中、东、西、北四区，各置战时卫生防疫区署一所，是广东省中级卫生行政和技术实施机关，直接受省卫生处管辖。同年7月，又将西区所辖海南岛各县划出，增设南区署一所。1939年，重新划分区署管辖县，并易名为第一、二、三、四战时卫生防疫区署。第一区署设在曲江，管辖18个县；第二区署设在高要，管辖24个县；第三区署设在茂名，管辖32个县；第四区署设在龙川老隆，管辖26个县。1940年1月，第三区署改组为省卫生处南路办事处。1941年1月，南路办事处又复名为第三战时卫生防疫区署。同年6月，第一、二、三、四战时卫生防疫区署，改组为第一、二、三、四卫生区署。1946年2月，各卫生区署撤销，改设9名卫生督导专员。

三、县与区乡镇卫生行政机构

1925年，广东省政府对县政府机构职能设置中规定，县公共卫生事宜由县警察局掌理。1926年，又改由县公安局掌理。

1937年10月，广东省政府饬通领各县政府组织县及乡镇卫生事务所，掌理卫生行政事宜。1939年，鉴于战时卫生工作重要，又计划推行公医制度，并修正调整县卫生机构暂行办法及县卫生事务所暂行组织规程。至同年底，各县卫生事务所多已设置，区乡镇则尚阙如。

1940年6月，广东省政府依据行政院颁布的《县卫生组织大纲》，公布本省实施计划，规定县设卫生院，区设卫生分院，乡镇设卫生所，保设卫生员及保翌药箱，分4期办理，3年完成。以上机构兼具卫生行政及医疗卫生业务职能。1946年，全省已设县卫生院100家，区卫生分院105家，乡镇卫生所348间，保卫生员1898人。

第六章

在南粤首建中国西药企业

第一节　西式药企传入广东之溯源
第二节　近现代广东西药企业之起落
第三节　广东近代最早期的西药房
第四节　广东早期西药厂

医药行业是药品的试制、生产和销售的行业，宽泛而言可指药品的制造与销售的方式。医药企业是医药行业的企业，可以分为药品生产企业和药品经营企业。西方药品传入中国的历史悠久，远在西方医学传入中国的源头阶段的汉唐时代就已经开始，主要通过波斯、阿拉伯等中亚西亚商人贩运到中国为销售集散方式，量极小，对中国医药的影响甚微。在西方文明的崛起时代，西洋药物对中国医药虽有一点影响，尤其在宫廷内使用了西洋药品，但总的来说，对中国医药的影响依然微小。这一时期在澳门出现了西药房，但对中国医药的集散、行销和经营的模式没有什么影响。直到世界进入近代后，西方科学的突飞猛进发展，现代大生产方式与企业经营模式的建立，特别是近代医学科学先经广东然后再向全中国的引入，西医药及其生产销售方式才对中国医药产生根本性影响。一直到19世纪，随着近代西方医学传入广东，伴随西方的政治、经济、文化、科技和教育长入中国，集西方先进的医学、科技和经济成就的西式药企登陆南粤，以广州和香港为轴心的珠江三角洲一带建立起中国西药企业，引动中国西药业的起步发展，随着近代医学科学先登陆广州然后再引向全中国，近代西药企业先奠基于广东再推向全国，西医药业及其生产销售方式才对中国医药业产生根本性影响。在下面各节中，除简述传统西方医药传入中国时期的药房运转外，将着重介绍在近代中国广东出现的西式药企及其影响。

第一节 西式药企传入广东之溯源

西式的药业模式传入中国，最早可以追溯至西方文明崛起时代的明清时期在澳门广州出现的西药房。其中，一类是教会开办的，如圣保罗学院药房、方济各会修道院诊所药房等，澳门的贫民医院和广州的广州医院等医疗机构也开设药房，主要是公共卫生福利性质与服务于传教目的；另一类是私营的桑托斯药房、弗雷塔斯药房等，这是由市场经济运作的真正药企，彼此之间也展开商业竞争，这是最早传入中国的西式药业销售模式，促使西洋药品流入广东民间，甚至渗透到中国内地其他地区。善走上层路线的天主教士更把药品奉献给中国官方，例如方济各会在广州开办的广州医院的药房就献药给广州的地方大员。皇室内宫对西洋药品的需要比民间更迫切，清代康熙皇帝对西洋药品的兴趣甚至达到着迷的程度。皇家所需药品多由西药房提供或提供取药指引，西药房的作用更显突出。这在本书第二章已有详述，在此不再赘述。

这时在华的西药房一般只经营药物的销售集散业务，有时也根据来料配制一些药品。在圣保罗学院药房，就拥有制药设备，还拥有专门的人才。① 药房的制药设备以及提供药品的情况可以说明，它拥有不少的制药设备，从事配制药品的工作。曾有记载：这间药房有一个大厅和一间配剂室，有大量设备设施。大厅用来当药店，向公众出售药品。厅内供奉健康圣母像。配剂室里总少不了火炉、消毒柜、铜蒸馏器、带铁柄的研钵和各种大小不一的石臼，以及调药刀、瓷杯、玻璃杯、上釉的陶杯和中式的大罐子。此外还有多是黄铜的大大小小的锅。② 但是，由于这间药房带有基督教公共卫生服务性质，它并非市场经济性质的药企，其配制的药品就不是用于商品性的生产销售。也没有记录显示，其他澳门的私营的商业性药房有一定规模的企业性或作坊式的药品生产。其他的澳门各医院药房及

---

① ［葡］施白蒂著，小鱼译：《澳门编年史：16-18世纪》，澳门基金会，1995年，第180页。
② Serefim Leite, Os Medical Serviços do Jesuitas no Brasil, Broté, Lisboa：Broteria-Associacao Cultural e Cientifica, 1942, pp. 387-403.

1678年开始存在于广州50余年的广州医院药房，都是提供基督教公共福利性的供药服务，也没有见它们有圣保罗学院药房那样规模的配制药品设备的记录。

随着西洋药品及其供销机构——药房进入中国，对西洋药品的知识药理也经传教士介绍到中国，本书第二章已有较详细记述。

这一时期在澳门出现的西药房及广州的广州医院西药房，对西洋药物传入中国产生了一点影响，但是对中国医药的采摘、加工、集散和行销的模式没有什么影响。

传统西方医学传入时期的西药房（1569—1840年）

药房名称	创立时间/年
圣保罗（保禄）学院药房	1594
方济各会药房	1672
广州医院药房	1678
桑托斯药房	1790
弗雷塔斯药房	1823

第二节 近现代广东西药企业之起落

随着近代西方医学传入南粤，欧美人士创设的西药店等西医企业出现在当地。1840年鸦片战争之后，西方人士开设药企渐盛，刺激广东的化学药制剂工业于19世纪末20世纪初开始勃兴。英商在广州沙面开设"屈臣氏药房"，除出售西药外，还制售西成药及化学降暑饮料，以"龙麟伴塔"商标，行销中国各地。1882年，6位华人西医师集资在广州仁济西路怡和街开设第一间华资西药房——泰安药房，并在油栏门、双门底、十七甫路开设3间支店。在油栏门支店挂出华人首创泰安大药房招牌，与屈臣氏药房相抗衡，并取得生产和经营的优势。泰安大药房先后由美洲归侨罗开泰及其子罗香轮主管。

鸦片战争之后，西洋药物在广州的影响越来越大。首先是当地的洋行，把洋药贩入广州，然后就售往全国。西洋药先畅行广东，再通行全中国，其势不可阻挡。头脑灵活的广东商人看到西药的药效确实好，开始利用外国药物，制成中国人惯服用的丹膏丸散，安一个中国人容易接受的药名，以当地一般民众都能接受的价钱推出市场，用渗入当地人乐见的表述方式的现代广告推销，结果广受当地社会欢迎，经济收益很好。这种制剂方式于是风行起来，引动国内药业制剂方式的大变革。广州药商梁培基的"发冷丸"，一马当先，首获成功。然后，各药厂都推出类似的产品，如"必得胜仁丹""二天堂二天油""欧家全癣药水""陈六奇济众水""雷天一六神丸、六神水""永泰红十字油、熊胆油""唐拾义止咳丸"等。还有如"十灵丹""快灵丹""止痛退热散""柠檬精""止痛饼"之类的药物，如驱虫药"鹧鸪菜""花塔饼""疳积散"等，还有像"如意油""清凉油""熊胆油""自在油""百草油""保心安""十字油""万金油"等。

由于西药制剂的服用和携带方便，疗效快，逐渐为当地人所乐用，而且生产经营利润较好，因而设店开厂者不断增加。1890年，广安西药房开业；1900年，利济轩药厂开业；1902年，梁培基药厂开业；1906年，必得胜药房开业；1912年，唐拾义药厂开业；1917年，和平制药公司开业；1921年，灵芝药厂开业；

1929年,黄宝善、二天堂药厂开业。后来,又有陈六奇、雷天一、万灵、郑安之、苏南山、何家菴、普济、何济公等一批厂社相继开业。至1938年,广东省生产化学药制剂的厂商达30多家,全部集中在广州,形成一个化学药品制剂工业的庞大行业。

广东的不少制药企业,学习国外先进的药企管理模式,引进国外的设备生产药品,以现代的生产管理方式进行管理。它们以现代的方式从事营销,各出谋划推销产品,尤其注重广告宣传,书画报刊皆可作药品广告的媒体,通过各种表演宣传产品,路口、车站、码头、市场、庙宇甚至厕所都可张贴药品广告。广东的西药企业似有一片兴旺景象。

抗战爆发,生机勃勃的广东化学药制剂工业,遭受惨重打击,不少厂店内迁,有的则被迫停业。加上日本药商纷纷在广州开业设厂,如日本武田药厂在广州沙面开设的分厂,经营和生产该厂的大批西成药,垄断市场,使广东原有的药品制剂工业几乎陷入绝境。

1945年,抗日战争胜利后,国民党联勤总部接收日本在广州开设的武田分厂和其他9个小型制药单位,并把这9个小型制药单位并入武田分厂,当时有职工300人,改名广州制药厂。此时,迁往内地的药厂也陆续回迁,新设药厂陆续开业。其中有:于1946年开业的广州华侨、仁人、华大药厂,于1947年开业的广州中亚药厂,于1948年开业的宝隆、新光、国民药厂,于1949年开业的华德药厂等。但因受到通货膨胀及外国药品大量倾销的影响,不少制药厂社倒闭或转业。至1949年前,广东的化学药制剂厂社有60多家,各厂社规模大都很小,大部分是前店后工场,或楼下商店楼上工场的小手工业作坊。50人以上的厂社有何济公、唐拾义、黄宝善、普济、灵芝、仁人等约10家,不少厂社不超过10人。全行业职工有1300人。

广州近代主要近代化药厂

药厂名称	创立时间/年
利济轩药厂	1900
梁培基药厂	1902
必得胜药房	1906
唐拾义药厂	1912
和平制药公司	1917
灵芝药厂	1921

(续上表)

药厂名称	创立时间/年
黄宝善药厂	1929
二天堂药厂	1929
华侨药厂	1946
仁人药厂	1946
华大药厂	1946
广州中亚药厂	1947
宝隆药厂	1948
新光药厂	1948
国民药厂	1948
华德药厂	1949

注：部分药厂同时制造中成药。

第三节 广东近代最早期的西药房

随着近代西方医学传入广州,西药房也在当地建立起来,先是有来华外国人以外资开办的西药房,如屈臣氏大药房,继而有中国人自资开办的西药房,如泰安大药房。这些西药房的建立,除了是引进的西方医学科学的一部分,也是中国最早引进的西方近现代商业模式之一,适应于近现代市场经济,改变了中国传统的药品供应模式。后来,还出现了如华安药房、仁安药房、万国药房、中美药房等药房,还有过日本人森清太郎开的一家药房。除此之外,还有一类是卖药兼行医的药房。

这些药房转销西洋药品,包括各种世界名药,其药品价格一般比较贵。由于广州在鸦片战争前就长期是中国的独口对外贸易港,更有长期进口西洋药物的贸易传统,入货方便,提取所需药品的服务便捷。所以,广州西药房的建成在全国最早并得到迅速发展。鸦片战争后,随着香港开埠并迅速发展起来,广州的药房多直接由香港进货,取货也快捷方便,能较快购入新药。优异的西药业开展条件,使广东药店在清代至民国有过相当繁盛的发展。

一、屈臣氏大药房

1828年,来自英国的医生沃特森(A. S. Watson)在当时中国唯一的开放口岸广州创办了一家专售西药的药房,最初取名"广州大药房"。近代西方药企登陆南粤羊城,这是最早引入中国的西方近代药业模式。1841年,沃特森的"广州大药房"南迁香港,总部设于香港中环,称香港药房(Hongkong Dispensary)。于1860年代始见"Watson & Co. A. S."的英文名字,其时药房经理为贝尔(W. M. Bell)。1850年,在广州设立分店。1871年,为了适应公司在中国的发展"广州大药房"根据粤语发音正式更名为"屈臣氏"。企业注册名为"英商屈臣氏大药房"(A. S. Watson & Co,Ltd.),在国内的代理人是孟堪师甘医学博士

（Kent & Mounsey）。

1870年，由亨特（A. Hunt）及堪富利士（John D. Humphreys）顶盘接办，1876年堪富利士成为独资业主。1886年改组为公众性股份有限责任公司，更名为"Watson & Co., Ltd., A. S."，资本近40万元。翌年设上海分号。1890年资本为60万元。1896年堪富利士辞总经理职，药房改由堪富利士洋行全权经理。1904年增资至90万元，其时"屈臣氏"已成为远东最大药房。上海、汉口、天津、福州、厦门、广州等地设有40家分支店。欧洲设13家分支店。进口化学品、药品及医院材料，配制经销中西丸散膏丹药水；附设有汽水房及机制冰厂，兼营烟酒贸易及照相材料、仪器等。代理几家欧美厂商公司。1921年，上海分号独立，按香港公司注册章程注册为私有有限公司，核定资本墨洋10万元，收足。1940年代末尚见于记载，本店称"屈臣氏有限公司"，往来银行为"汇丰"。陈耀屏、陈宗器尝充上海"屈臣氏"华经理。

19世纪六七十年代开始，屈臣氏大药房将主要发展区域定在内地，到了19世纪80年代中国近代化大潮兴起，近现代化企业在华大规模兴建或扩充，屈臣氏大药房也开始了一系列在中国的扩张式发展。在经营产品上，屈臣氏药房经营的商品品种有60多种。其中，内科与外科成品药23种，化妆类产品14种，糖果品种3种，花柳春药3种，以及丸丹、茶酒、参茸、小儿回春丹、甘露午时茶、祛风湿壮筋骨药酒等品种16种，同时屈臣氏大药房还代销张伯伦药品公司的药品等。早期还经营戒烟药粉，帮助病患戒除鸦片毒瘾病患的药物品种。屈臣氏大药房对西药大量传入中国起到很大作用。

二、泰安大药房

1882年（光绪八年），博济医院的6位中国医生集资，委托旅美华侨罗开泰，在广州仁济西路怡和街开设全国第一家华资西药房——泰安大药房。这是中国人开设的第一家西药房。由6位华人西医生各出资白银100两创建的泰安药房，在油栏门、双门底、十七甫路开设3家支店。在油栏门支店挂出华人首创泰安大药房招牌，与屈臣氏药房相抗衡，与其展开市场竞争，并取得生产和经营的优势，打破了由外国资本一统中国的西药供销业的局面，显示出中国人管理的近现代企业可以在与外资企业的交锋中占优，有着标志中国西药业民族资本崛起的深远意义。泰安大药房先后由美洲归侨罗开泰及其子罗香轮主持店务。以此为开端，中国人从事西药的经营业务，并与外商在市场展开竞争。

第四节　广东早期西药厂

在近代西方医学传入中国巨潮中，伫立潮头的广东，化学药制剂工业蓬勃兴起，引领中国药业现代化之新潮。首立潮头是梁培基药厂。创业于粤，引领药业近代风潮的药厂还有唐拾义药厂。这些广东早期的西药厂，除了是引进的西方医学科学的一部分，还引进了西方近现代的科学大生产方式、西方近现代企业的运营模式和西方的近现代商业经营方式，开拓出一条中国近现代西医药工业的发展之路。值得注意的是，这些西药厂在建业之初就注意吸取中国传统中医药之长，研制了中西结合的中成药。

一、梁培基药厂

1902年，建于广州的梁培基药厂是中国人早期自办最成功的大型西药企业，为中国现代化药厂建立之始。这间药厂在梁培基精心经营下，发展成为生产与营销一体，厂店一家，具有民族特色，国际化的当时中国最先进现代企业。

梁培基药厂创办时，规模很小，只以河南凤安街原来其父经营装船业的地方，开设一间小工场，并设门市部于河南大基头，梁培基一面行医一面卖药，出售多种成药，有发冷丸、止咳丸、六角饼、补脑丸、补脑汁、养血汁、搜毒汁、牙痛水、戒烟水、癣药散等。成药用梁培基处方，以恒安别馆制为名问世。后来，梁培基发冷丸已成为广东成药名家之一，也用作商标注册专利，便将恒安别馆改为梁培基药行，其后又更名梁培基药厂。由于企业售药营销逐年扩大。首先在西关购置物业设立营业部，再先后增设支店于香港皇后大道中230号、广州城内万福路230号及佛山、韶关等地。

在梁培基刚开始设厂制药的那个年代，中国人有病还习惯地求治于中成药的膏、丹、丸、散，而对于西医西药则缺乏信心。梁培基认为要出名成家，非西药中化不可。梁培基所在年代，正值华南地区疟疾连年流行，当地人闻之色变，广东民间称疟疾为"发冷",梁培基运用自身的学识与才能,创制出一种治疗疟疾的药物,命名为"梁培基发冷丸"投放市场,并运用广告等现代营销手段推销,大获成功。此药是梁培基针对当时华南地区疟疾盛行,采用具有治疟特效的西药"硫酸奎宁"为主要原料,配以中药甘草粉、滑石粉制成专门制服疟疾的小丸粒,吸取了中成药丸的剂型特点,探索出中西药结合的方法。药品以24小粒为一服,以纸筒装载,作为中成药的丸剂形式发售。梁培基在创制此药上耍了个"心眼",虽以西药为主,却将外观制成当时中国人容易接受的中药丸的模样。这种药的疗效显著,很快便畅销华南各地,成为家喻户晓的名药。梁培基将先进的西方医学科学与源远流长博大精深的中国传统医药文化相结合,开创了中西医药结合之新风。

梁培基毕业于中国第一所西医校,是当地名医,有丰富医学才能,精通制药技能,难能可贵的是他还掌握了现代企业的经营手法及各种营销手段,并与他深谙的中国传统民族心理和岭南人文风俗相结合,在营销上取得巨大成功,开辟了一条现代中国民族药业发展之路。

梁培基十分重视他生产的药品的宣传。当时中成药多以老字号为号召,极少利用广告宣传,梁培基则认为他创制的药品要为世人所知及信任,必须广为介绍,并以国人喜见乐闻的方式来推广宣传,这样既易引起注意,又能给人以深刻印象。他的企业深入乡镇广贴街招。梁培基专门派人经常前往广东、广西及其他地区的各大小乡镇,广贴大小街招。这些街招有以红丹染色,扫印梁培基发冷丸各个黑色大字,张贴在较高之处,既不易被别的商家覆盖,又可经风雨而不易褪色,鲜红夺目,十分引人注意。他利用画报、医药刊物宣传。晚清时,他的友人潘达微,邀同何剑士、冯润芝等画家,在广州编辑出版《时事画报》为当时人们所喜爱阅览。梁培基对这一刊物在业务上经济上予以支持,也利用此一画报刊登他的药品广告。他又在其参与创办的《医药卫生报》期刊上。经常介绍科学的医药卫生知识以及刊登其药品广告。梁培基善于运用广州方言宣传卖药。他利用通俗易懂的广州话方言,用顺口溜或粤讴等形式作文字宣传,如在发冷丸的说明书上写:"发冷一症,各处多闻,俗云正病,实亦伤身,言无正方,因考未真,请试此丸,其效如神,若然常服,可以卫生。"又如在止咳丸的广告画上写上这样的字句:"牵虾(哮喘)咳嗽,先生(医生)眉头皱,唔怕,知得梁培基有救,快的买樽梁培基止咳丸食下啦!"梁培基认为宣传要通俗,才容易深入人心,但又要不失名家身份,要避免流于那种江湖卖药的庸俗口吻。因此,他所作的宣传广告画,均邀请名画家或名书法家创作,独创一格,对他生产经销的药品有极佳宣传推广作用。

梁培基在《时事画报》刊登配图发冷丸广告，广告词用地道广州白话写成，模仿民间说唱形式，全篇押韵，朗朗上口，充满本土气息："不呕又不痾，食后顶开胃。一毛子一盒，胜请先生睇。铺在广东西关长乐街，一在城内双门底。佛山都有间，入豆豉巷就係。更有乡埠各殷商，许多购售以济世。最恶无耻辈，影射来作伪。包装仿一样，方药乱咁谛。去钱冇紧要，恐防重有弊。特此以声明，敬告众兄弟。买药宜认真，千祈要仔细。如果非梁培基嘅真药呀咪制。食入肚，你话係唔係，你话係唔係？发冷真正弊，冻得甚难抵。有个话柁符，有个话撤鬼。种种都唔灵，冇件係等使。呢呢呢，手痹痹又至嚟。除揸被，问你有乜偈？有有有，梁培基有的丸仔。一服即痊愈，包你冇再滞。"

他的药品推销手法多样，颇具心思，花样翻新不穷，十分注意宣传效果。推销"发冷丸"的一则广告是这样处理的：第一天，报纸上只刊登"梁培基"三个大字，立即便引起读者的好奇；第二天，在其后多加一个"发"字登出，这时读者议论纷纷：你梁培基"发"了，也不必大卖广告吧；第三天，续添一个"冷"字，当地人称患上疟疾为"发冷"，戏称自己发冷，令人爆笑的喜剧效果将广告效应推向高潮；第四天，再将"丸"字推出，整条广告完成，并达到轰动性宣传效应。一时间，广州及省港澳乃至华南城镇街头巷尾，人人皆谈"梁培基发冷丸"。

梁培基经营的药店，注重布置门面，增强宣传效果。梁培基药店只卖自制药品，业务以批发为主。虽设门市零售，方便用家，但零售额很少，故所需场地不大。因此在开设香港支店和广州万福路支店时，店铺的面积虽小，但其门面格调颇为特别，与一般别的商家店铺不同，使路人经过都感觉有特色，加以注目，强化了宣传之效。

梁培基经营时，谙通对知识产权保护的重要性。梁培基发冷丸风行后，引起某些不法之徒制造伪冒假药欺骗世人。药店为保障本身权益，也为了保障患者健康，参与发起了有 10 多家成药名家共同组成的"广州市成药缉伪会"，聘请干事，专门查究假冒伪药。药店为此也曾将发冷丸改换包装，如一度在日本订印凸字的包装外招，又将说明书改用精细的石版印刷，以防假冒。

梁培基大力经营制药业，获得巨大成功。随着生产经营规模的不断扩大，十来年间，梁培基药厂已发展成为广东药业行中公认翘楚，在国内有重要地位，发冷丸远销美国和南洋等地，年销量最高达 100 万瓶。

1937 年，抗日战争爆发，药企的长乐路营业部被大火烧毁，制药工场迁往顺德大良大都乡。1945 年，抗日战争胜利后，药企在长乐路原址重建楼房营业。

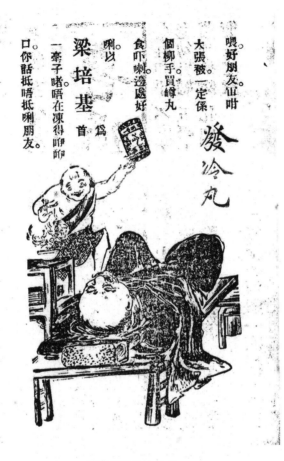

梁培基发冷丸广告

二、唐拾义药厂

唐拾义,原名振之,1874年7月出生于广东三水县。唐拾义年轻时便在省城的博济医院学习西医,他聪明好学,成绩优异。1912年,他在羊城下九路华林街自设医馆,善治咳喘,名渐传扬。从事医务之余,在家自制久咳丸、哮喘丸,为保密不宣药方,不雇帮工。

唐拾义注意药方保密的同时,却又很重视自我宣传。他除在报纸上刊登广告外,又在包装药名前加上"唐拾义"字样,出诊所乘轿子的布篷上也写着"唐拾义大医师"的大字。后来,求医者众多,需药量大增,必须扩展诊所及制药工场,就迁址到当时广州的旺地下九路,在产销上均得地利,尤其利于扩大自身的影响。唐拾义自任药厂经理,让其长子唐太平任副经理,药厂挂上"唐拾义父子制药厂"大招牌，并且雇用职工。唐拾义以多种方式开展广告宣传。他宣传自己的药品是"亲自处方监制""货真价实""疗效显著"等，他又从各地邮局征集到药店、药房、代销店的街道门牌、店号名称，寄去宣传品；然后通过邮寄委托代售给予提成，所以唐氏药厂联系上的药店数以万计，遍及城乡；又在各城镇的车站、码头竖立广告牌。许多城镇墙头上粉刷上"唐拾义发冷丸"，引人注目；还随时令季节赠送扇子、日历、年画等；甚至于药盒（筒）附有"验真券"，买者积存若干可换取赠品。

为进一步扩大经营，唐拾义于1919年在上海设立诊所。1924年在当地设厂制药，规模比广州的厂更大。销路大开后，唐拾义又在天津、汉口、香港设分厂，以上海为总机构，广州的"增寿堂药房"为支机构。他的药厂所招工人多是广东三水籍人，工薪亦比同行业的高，劳资关系比较融洽，有利于企业的发展。

1931年唐拾义率先于上海、广州二厂使用机器制药。接着他研制新药"发冷丸""疳积散"成功，包装除药名冠以"唐拾义"记号外，还有他本人椭圆形半身像。为了使一些主药原料（如盐酸麻黄素）不用进口减少成本，他在沪西设厂试验提炼出麻黄素及驱虫中药使君子的有效成分，所以他的药品代替了价格昂贵、不便携带、无中文说明、广大农民难以接受的外来药，而畅销全国城乡并远销东南亚。

第七章

随西方医学传入中国的西方人文观念

第一节 人道主义精神
第二节 对女性的关怀与尊重
第三节 对弱势的残疾人群体的同情与关怀
第四节 人体解剖带来的观念更新

医学是具有人文与自然交叉和文理交叉属性的学科。随着西方医学传入广东，一些与医学相关的西方人文观念自然也传入广东，继而传入中国各地。在传统西方医学传入广东期间，由于当时西方医学对传入地影响很小，随其而至的人文观念影响也相当微弱。鸦片战争后，近代西方医学先传入广东，再大规模传入中国，随之传入的西方人文观念也对中国产生较大的影响。

由于对这种人文思想理念的传播，不是单纯用宣传灌输的方式，而是通过传教士、医务工作者和志愿团体身体力行的示范显现出来，更是通过最能打动人的治病救人的行医方式和扶弱解厄方式宣示于世人，这种传播比单纯宣教式传播强有力得多，所以容易为中国人接受。

第一节　人道主义精神

在中国数千年的传统文明社会中自有一套伦理道德维系其运行发展，与医相关一套医学伦理也相应存在，像"医者父母心"的为医者道德准则，提倡行医要有仁心仁术等。在中国进入传统社会的末世，特别是进入近代以后，重组适应近代社会需要的道德伦理的任务，摆到中国人面前。这时来自另一个文明系统的适应于近代工业社会的道德伦理体系也传入中国，最先是伴随西方医学传入而输入，并最终促进中国传统文化的更新。来自西方的近代社会伦理道德、基督教人道主义和各种人文观念，首先在基督教人士行医时的所行所言中显现出来，影响了中国人。基督教教义有对世人痛苦的怜悯，基督教或世俗人道主义皆主张人之间的平等。各种人本、人权的观念随着西方医学传入广东乃至中国各地。这些观念首先是通过教会人士的医务活动及其他言传身教显现出来。教会人士这样做的目的无疑是为了传教，然而当时这些先进的人文观念就是这样传入中国。西方的人道主义思想与基督教博爱观念交织呈现中国人眼前。

来华基督教人士诊治看护中国人的同时，也把道德观念带进中国的开端，始于传统西方医学传入广东时期。一般认为人道主义是源于欧洲文艺复兴时期的一种思想，泛指一切强调人的价值，维护人的尊严及权利的思潮和理论，主张人格平等，互相尊重，是以人为中心的世界观。来华基督教士受当时欧洲文艺复兴运动的影响，将融进了人道主义精神的基督教的救世理念带到中国。1568年，受葡萄牙国王之命，葡萄牙耶稣会会士卡内罗神父抵达澳门，在尚未任命固定主教的中国和日本的所有场所中，保有并执行一切主教的权力及相应义务。① 卡内罗于1569在澳门创办贫民医院和麻风病院，贫民医院只为葡萄牙人和在澳门的西洋人服务，麻风病院还为中国人服务。麻风病院初设贫民医院内，不久后迁至水

---

① ジョアソ・ロドリーゲス：《日本教会史》下，"司教伝"，"大航海时代丛书"Ⅸ、Ⅹ，第1期，岩波书店1979年发行，第608页。

坑尾门外望德堂。卡内罗不但鼓励与感召别人去从事服务麻风病人等病患者的工作，自己也亲身照看包括高传染性病人在内的患者。基督教人道主义对世人痛苦的怜悯，通过最早出现在中国广东的天主教代理主教的护理医务活动及其宣讲中体现出来。基督教的救世观念与人道主义思想等西方人文思想理念，也由他开始随西洋医学而至传入中国，但直至19世纪鸦片战争为止对中国影响极微。

鸦片战争后，近代西方医学大规模传入中国，基督教人道主义对世人痛苦的怜悯，以苦行体现对人痛苦的关怀的观念，更多地在来华的医学传教士身上体现出来。

1898年，嘉约翰在广州创建了中国第一家精神病专科医院，初名"惠爱医院"，设30～40张病床，次年正式收住院病人。嘉约翰偕夫人搬进这所医院。他亲自为病人治疗，让不少精神病人治愈出院。传统中国社会，从社会安全与稳定着眼，对精神病人基本以禁锢方式处置，责任由家庭或宗族承担。精神癫狂者常被家人锁进幽暗房间，常年不见阳光。在清代，家人如不经报官私自打开疯人的锁铐，将受严厉处罚。嘉约翰兴办精神病医院，不仅给中国带来了治疗一种疾病的方式，还展示了西方重视个人权利、个体的观念，将来自西方的人道主义精神、人本主义思想和人权理念引入中国。

1912年，教会与广东都督签订协议，由政府"在广东东莞石龙毗连的两座海岛建立麻风院，男女病人各居一岛"①。医学博士孔司铎院长，带领其他教会人员运用当时最先进的药品和治疗理念，给患者医治、调护和饮食，为患者注射，裹创敷药，洗濯脓液。他亲率司铎们和修女们带领患者开荒，耕种和畜牧，增强患者体质，还生产粮食、鱼肉、蔬菜和水果等，使麻风病院能自足或补贴生活。1914年，孔司铎病逝于麻风病院中，按其遗愿，为了节约，尸体不放在棺材中，仅裹以草席埋葬。② 以解救人的痛苦为己任的基督教人道主义精神，从他在中国奋斗终身的事业展现给中国人。

广州基督教青年会等近现代志愿性社会服务团体，义务为百姓提供种牛痘等医疗服务，也把人道主义精神和基督教救世济人理念展现在社会大众面前，产生巨大的社会影响。

值得注意的是，随西方医学传入中国的人道主义精神和基督教救世济人理念，在传入广东进而全国过程中，渐与中华民族源远深厚的道德伦理精神相契，博爱人权、慈悲济世、救死扶伤、扶危济困皆可相通。在这方面的中西道德精神

---

① 泰东：《广东石龙麻风院记》，载《圣教杂志》，1918年第7期，第291-487页。
② 泰东：《广东石龙麻风院记》，载《圣教杂志》，1918年第7期，第291-487页。

契合，又反过来推进近代西方医学传入广东进而全国。新豆栏医局得到十三行行商伍秉鉴的资助而开办。后来博济医院及其所办西医校，广东公医等西医医院及学校都得到中国官民的资助，捐资额度及各阶层捐助踊跃程度均日渐增大。

第二节 对女性的关怀与尊重

身处中国传统社会末世的清代中国妇女,社会地位较男人相对低,引起国外来华的基督教人士的关注与同情。博济医院的前身新豆栏医局治疗的第一个病人就是妇女,主持医院或在医院行医的传教士医师伯驾、嘉约翰等传教士医师都积极为中国妇女治病。关怀女性、尊重妇女之风悄然在此传播开来。嘉约翰在其主持的医校招收女生。在为妇女行医与办校的过程中,出力最大的是赖马西与富马利两位女传教士医师。

赖马西于1882年抵达广州,到创建于1835年的博济医院工作。开始了在中国行医传教的历程。1883年,在医院院长嘉约翰赴香港的短暂期间,由赖马西分管医院的女病区。在此期间,她感受到在当时的中国社会,妇女受传统礼教束缚,忌讳与非亲友的男性交往接触,因此女性病人们喜欢接受跟她们同性别的医生的治疗。中国上流社会的妇女宁可忍受疾病带来的痛苦,也不愿接受由男医生提供的现代医学诊断和治疗疾病所需的服务。在当时深受传统束缚的中国社会,女医生极为稀缺,从现有资料可知,赖马西似是近代广州一带最早出现、受过高等医科训练的女医师,在为中国妇女治病上,她作为一名女医生发挥了男医生难以发挥的作用。

赖马西除了负责医治医院里的妇女患者,还从1885年开始在广州十三行一座属于长老会的房子里开办了一间诊所,主要诊治妇产科病患。赖马西原以为会有更多的妇女利用这个机会来找女医生看病,不过这间诊所没让她达到所期望的成果,就诊人数一直不多,这是因为当时中国妇女受传统礼教束缚不愿到陌生洋人那里。1888年诊所关闭。不过,她被邀出诊倒是不少,这是由于当时受着传统礼教束缚的中国妇女不愿在外抛头露面的缘故,但她们对找洋医生诊治还是很迟疑。赖马西看到当地不少女患者因缺乏医学科学常识而延误了治疗,非常难过,想尽可能通过自己的努力救治病人,于是经常风雨无阻、不管昼夜、不顾远僻地出诊为中国妇女治病,在当地社会树立一个贴心地为妇女服务的榜样。她还在救治过程中，让医学科学常识在当地人中特别是妇女中间传播开去。赖马西在嘉约翰开办的博济医院所办西医校，主讲《妇科学》和《产科学》，并常年带领女学生进行医学临床实践，积极推广新法接生，培养中国女医疗护理人才，推动中国妇产科的发展，也促使社会重视防治女性疾病。

同样看到中国妇女囿于传统观念而就医难的，还有基督教传教士医师富马利。她任教的博济医院所办西医校，是中国首招女学生的医校。1879年，博济医院所办西医校应真光女校学生的请求，接收两名女生入学，是为该学校招收女生之始，亦是中国培训女医生及男女同校之始。西方近现代争取男女平权之风经这间中国最早的西医校悄然入华。这也是中国女性接受现代科学教育的开端。此后，这所医校一直坚持招收女生入学。1899年，医校女生增至5名。就在这一年，嘉约翰医生在广州芳村创办精神病院，医校里的男生都跟随他去了芳村。富马利担起教授5个女生的担子，她带着她们在西关存善大街施医赠药，有空就为她们讲授医学课程。一间女子医校在此滥觞发端。随着富马利接触到更多的本地妇女，她们的传统观念让其受病苦而得不到医治的状况，让她深感痛惜，又使她越来越有必要建立一所妇女医院，也坚定了她办好女医学堂，坚定了她更多的中国妇女治病解危的决心。1899年，富马利在广州西关逢源西街尾的长老会一支会礼拜堂创办女子医学堂及附属赠医所。当时，富马利在博济医院所办西医校的余美德、施梅卿两位医生的协助下开办了女医学校，培养中国女子高级医疗人才，以富马利的赠医所为实习场地，开设于逢源中约。其学生不到10名，取名"广东女医学堂"。1899年12月12日，女医学堂的赠医所接诊了首例病人，此日亦被看作是医院的首创日。

1900年，由于局势动荡，富马利师生几人到澳门避乱。

局势稍定，富马利率学生回到广州。她从各种各样的病人那里总共筹得2500元的款项，在广州城西角买一块地皮，第一座建筑物于1900年建成，是一座教堂，其中有一些房间用作诊所。这座建筑完工之后不久，她的兄弟富利敦设法从美国布鲁克林的拉斐特教堂筹到3000元钱寄来，用作建造一座新的大楼。

医院定名柔济妇孺医院，是广东女医学堂的附属医院。初名"道济"，取其"传道，以医济世"之意。后因"道济"二字与"刀仔"（小刀）一词在粤语发音上接近，为避忌讳，将医院更名"柔济"，这名称更能引发社会关怀同情妇女病苦的感情。1901年，建成第一座医院院舍，有病床12张，收治留医病人。这所医院的建成，宣示当代文明社会对妇女应有的关怀与尊重。

到1901年，医校有40名学生、两位外国教师和8位中国教师。

1902年，富利敦在美国向印第安纳州的夏葛先生募得捐款4000元，在女医校建新校舍后，为纪念捐款者，"广州女子医学堂"改名为"夏葛女子医学校"。同年，在富利马运筹下，端拿夫人捐赠了3000元购地，开办护士学校，定名"端拿护士学校"。这既有助治疗当时中国妇女的病痛，也让中国女性有了让人尊敬的社会职业，提高其社会地位，提供给中国妇女与社会地位密切相关的经济地位。

让全社会尊重妇女，首先从坚守中国女性医护人员尊严做起。广州沙面租界某西洋人聘用富马利创办的护校护士后，"命其就食于厨下。富氏闻之立召其人归。"这既为提高护士地位，也让中西各界尊重妇女。

在前面第三章第三节中提到，随着一批又一批西医女医护人员被培养出来。一个受过现代化高等医学教育系统培养训练的现代女医生护理群成为现代职场上的女白领群，出现于古老中华大地上的广州。她们的出现，造福了当时由于受传统束缚难于接受现代治疗的中国妇女，也为这一形成晚清民初的现代职场女白领群赢来较高的社会地位与厚实的经济基础，促使尊重女性的风气渐生。

第三节　对弱势的残疾人群体的同情与关怀

赖马西在离华一段时间后于 1899 年回中国，辞去博济医院的工作。这是她为了要全副身心去主持一所盲人学校。

1889 年的一天，有人从垃圾堆里捡到一个失明的流浪儿，好心地送来赖马西医生所在医院来医治。当救人者得知这失明女孩的双眼没有治愈复明的可能时，想把孩子送回垃圾堆，然而赖马西决然地说，你把她留在我这里吧。于是盲童学校就这样开办了。

赖马西雇请了一位丹麦女士奈普鲁来照料这些失明女孩。一位在巴陵会育婴堂受教育的盲教师被请来教授凸字盲文、音乐、编织等科目。起初，赖马西在广州河南租了一幢本地房子做学校，后来迁校到澳门。4 年后，盲人学校回迁广州。真光书院腾出该校一座楼房的 4 楼让她们暂住，直到毗邻的能够容纳 30 名学生的新房子建成使用为止。赖马西和来探访她的老父亲在 1896 年从医院迁出来，搬进盲人学校的新楼，便于更好地管理盲人学校。赖马西不在的时候，巴特勒（Butler）就负责管理学校。1899 年，她回中国后，就终止了与医院的关系，以便投入全部时间适应学校发展日益增长的需要。这间学校称为明心书院，向当时的广东全社会展现了对盲人弱势群体的关怀。

1912 年，警长送来 73 名盲人歌女，为学校送来生源，同时每月也送来她们的费用。当时广州的盲人歌女大都非常悲惨，以卖唱艰难为生，不少人堕入色情行业甚至卖淫，被黑社会势力控制，深受欺压盘剥，也受尽了社会歧视欺辱，到年老无依无靠，晚景极为凄凉。她们的悲惨命运，坚定了赖马西无论多么艰难都要把盲人学校办下去的决心。她开办的盲人学校，大量接收盲人歌女、被遗弃或流浪的失明女孩，让她们学到文化和能在社会有尊严地生存的技能。

赖马西原来所学的专业是妇科和产科，原本准备终身从事妇女儿童的医疗工作，因此她在有关盲人教育的知识与技能上一片空白。但她刻苦耐心地自学有关知识，掌握有关技能，以便能够教育及帮助这些失明的女孩。赖马西为编创汉字盲文，自己先学会盲文，然后运用自己掌握的汉语言文字，将盲文译成汉字。虽然，赖马西编创汉字盲文前，已有汉语盲文，但从现有资料中并没有发现赖马西编创的汉字盲文是受其影响而创制。

  明心书院为中国最早创建的盲人学校之一，是中国盲人学校的范式之一，亦是在中国社会开展盲人福利事业活动的一次成功示范，具有中国现代福利事业开拓性典范意义，更重要的是其精神意义，它展示了如何通过切实有效的现代方式帮助残疾人，更展现了一个现代文明社会对弱势的残疾人群体应有的同情与关怀。这种同情与关怀被中国社会广泛接受后，又成为推动建立为各类残疾人群体服务的中国现代福利事业机构的精神动力。

第四节　人体解剖带来的观念更新

西医的研究与教育有一个非常重要的特点是要解剖尸体，人体解剖对西医极之重要不言而喻。在西方传统医学开始传入中国后的一段时期，介绍到中国的西方人体医学解剖的著述也较其他类别的西方医学著述要多，也是在当时传入中国的西方医学著述中最重要的，最早要数邓玉函的《人身说概》，但其书及同时期传入中国的西方人体医学解剖的著述，对中国医学的影响非常有限，邓玉函于17世纪在澳门也解剖过一位日本神父的尸体，但对中国社会也几乎没带来什么影响。人体解剖对中国产生重大影响是在19世纪中叶近代西方医学经粤传华后。1850年，博济医院就开始了病理尸体解剖。后来，嘉约翰和黄宽都在博济医院内开展过人体解剖的研究与教学。西方近代医学的解剖类著述及有解剖学内容的医学著述，也最先在广州等地翻译刊行后介绍到中国（本书第三章已详述，此处从略）。西医的医学人体解剖学传入中国，不但对中国医学产生变革性影响，也对中国人的人文思想观念产生深远影响。

中国人有祖先崇拜、鬼神崇拜的信仰，对人的身体怀有神圣感和神秘感，对先人的尸体充满敬畏，视"身体发肤，受之父母，不敢毁伤"的观念为神圣。中华民族有史以来典籍中对祭祖及其礼仪不绝于载，儒家最重要经典之一《礼记》中关于丧祭之类的篇章占了很大比重。远在殷商时代，鬼神崇拜已发展到以血缘为基础，与宗法关系相结合的祖先崇拜，甲骨文中就有大量与鬼神名词有关的卜辞。因而，在西方医学刚传入中国之时，由于中西对西医外科与尸体解剖的观念不同，常引来对西医乃至洋人的谣言四起，触发很大的冲突，甚至激起事变。前面第三章已提到福建船政教练克碑在其呈法国外务部之文中，就有这么一段话："教门施医，率用刀圭，但中国无此医法，易启猜疑；以后如遇必须用刀之症，须令病人自愿立据，戚属作证，倘有不虞，便无干涉。至检验病人死尸，大属骇人听闻，应永禁不用。"所以，在穗的医学传教士和专职西医生在开始进行人体解剖此事上都非常谨慎，小心翼翼。

然而，中国人一旦闯过解剖尸体的禁锢，在他们面前神秘的人体及其生命与思想的功能全成为可清楚认知的对象，生命、人生和社会的神秘感荡然无存，可以用科学的方法去认识研究生命、人生和社会成为常识。这对他们的思想方法和认知模式，乃至世界观和人生观都会带来根本解放与全新改变，必然会对自身所处的生活方式、文化氛围、社会环境、政治制度和国家体制重新审视。

第八章

经广东走向全中国的西方医学传播者

在西方传统医学到近代西方医学科学传入中国的数百年间，一批中国西医事业的开拓者首先出现在广东。他们在异常艰难的条件下，行医治病，译著医书，传授医术，开办医院诊所，设立西药房及西药开发生产场地，创建西医学校，创办医学刊物，成立医学团体，开展公共卫生与社会福利事业，建设医疗卫生制度与医疗卫生管理机构，推动西方医学传入中国各地。本书将其中一些有代表性人物的传播西方医学事迹于斯呈现。

一、卡内罗

卡内罗（D. Belchior Carniero Leitão SJ，1516—1583，又译贾尼劳、贾劳尼和贾耐劳），出生于葡萄牙科英布拉，1543年成为耶稣会士并于同年晋铎，1551年担任耶稣会埃武拉学院（埃武拉大学前身）的第一任校长，1555年获教宗任命为尼西亚主教及埃塞俄比亚助理宗主教，于1565年9月受教宗委派前往澳门管理教务，并负责在中国和日本进行传教工作，到达澳门前曾在马六甲停留一段时间。1576年，天主教澳门教区成立，卡内罗获委任为首任署理主教负责领导远东教务。他虽一生从未到过埃塞俄比亚，但于1577年获委任成为埃塞俄比亚的宗主教。他署理天主教澳门教区主教职期间，致力于从事传教及公益慈善事业。他对西方医学传入中国的最大贡献是创立了澳门的贫民医院与麻风病院。1583年，他在澳门逝世。

在他的倡议、筹划、奔走和领导下，创立了澳门第一间欧式慈善机构仁慈堂及其管理的澳门第一间欧式收容医疗机构——贫民医院和澳门第一间麻风病院。这是传统西方医学成规模成体系经粤传华开端的标志。

1568年5月底，受葡萄牙国王唐·塞巴斯蒂昂（D. Sebastian）之命，葡萄牙耶稣会会士卡内罗神父抵达澳门，准备就任日本和中国教区主教。由于没有教宗的正式任命，卡内罗从来没有正式成为中国和日本的主教。但根据教宗敕书，他应在尚未任命固定主教的中国和日本的所有场所中，保有并执行一切主教权力及相应义务。[①]

卡内罗神父一抵达澳门后就为贫民医院和麻风病院挨家挨户筹款，他以充满感召力的话语向澳门居民劝募："留下一个纪念碑，好过一堆骨头，让雕刻留下你永垂不朽的慈悲。"[②] 因此，卡内罗神父是贫民医院和麻风病院的倡建者，澳门居民也为建设医院贡献了资金。只是没有见到卡内罗神父筹款的对象除了葡萄牙人外还包括本地中国人的记载，不知参与募捐的是否只是葡萄牙人。卡内罗运用署理主教之权力与威望奋力推进两间医院及其管理机构仁慈堂的建立。

卡内罗创建的医院，是1569年在大炮台山下的荒坡上建成的澳门第一座西式医疗机构——贫民医院，俗称白马行医院。医院最初曾设区隔收容麻风病人，

---

① ジョアソ・ロドリーゲス：《日本教会史》下，"司教伝"，"大航海时代丛书" IX、X，第1期，岩波书店1979年第3発行，第608页。

② José Caetono Soares. Macau e a Assistência, Panorama Médico – Social. Lisboa: Agência Geral das Colonias, 1950, p. 14.

为澳门麻风病院之始。他创立的仁慈堂实际上是最早在中国建立的西式公共卫生福利事业性质的机构。史籍上对卡内罗在西方医学传入中国上的巨大贡献评价极高，在《广东省志·卫生志》中称其为"将西医药学传入中国的第一人"①，在《澳门编年史》中将其誉为"将西药传入中国的第一人②"。

笔者认为，称他为将传统西医院模式及传统西式公共卫生福利事业制度经广东传入中国的第一人，似乎更准确一些。这是因为，从 1557 年葡萄牙人正式定居澳门至 1568 年这一期间，不能排除有西式医务活动或使用西药解决人数不少的居留澳门的葡萄牙人医疗需要。本书在第一章中提到作为首个西方海洋强国的葡萄牙，在 16 世纪其全盛时期的海洋医学非常先进，葡国远洋舰船皆有船医。这样看来，在卡内罗来到澳门之前，至少有随船而来澳门的船医会为澳门的葡萄牙人带来西洋医药。

在卡内罗倡议协调下建成的澳门仁慈堂，对西方医学传入澳门有至关重要的作用。葡萄牙人在海外殖民时期素有建立仁慈堂的传统，它协调社会各阶层，兴建医院、孤儿院、老人院，关怀贫困人士，为病弱者提供住宿。澳门仁慈堂的建成也显现了卡内罗个人在澳门公共卫生福利事业上的开启与奠基作用。《澳门记略》又称"仁慈堂"为"支粮庙"，③ 位于澳门旧城中心的议事庭前地侧。

由卡内罗创办的仁慈堂管理的澳门贫民医院和澳门麻风病院，皆筹备兴办于 1568 年，并于 1569 年同时正式成立。麻风病院最初设于仁慈堂的贫民医院内。不久之后，麻风病人被迁至澳门水坑尾门外望德堂，入住另建的麻风病院，而且麻风病人在望德堂内进行宗教活动。所以，人们往往将麻风病院与望德堂并称为"发疯寺"或"疯堂"。另一间医院为贫民医院，又称为圣拉匝罗（圣保罗）医院，与仁慈堂同时建立，亦由卡内罗神父于 1569 年创办。④ 这间医院被华人称为"医人庙"。⑤ 1840 年，仁慈堂对其所属贫民医院进行大规模扩建，1842 年扩建完成后，在医院正门之上辟一神龛，内里安放圣徒传记中病人保护神圣拉法尔（S. Rafael）像，葡萄牙人于是称这所医院为圣拉法尔（或译：圣拉斐尔和圣辣法厄尔）医院。

---

① 广东省地方史志办：《广东省志·卫生志》，广东人民出版社 2003 年版，第 10 页。
② 吴志良、汤开建、金国平：《澳门编年史》，广东人民出版社 2009 年版，第 148 页。
③ 〔清〕印光任、张汝霖原著，赵春晨校注：《澳门记略校注·澳藩篇》，澳门文化司署 1992 年，第 150 - 151 页。
④ 郭永亮：《澳门香港之早期关系》，台湾"中央研究院"近代史研究所，1990 年，第 72 页。
⑤ 〔清〕印光任、张汝霖原著，赵春晨校注：《澳门记略校注·澳藩篇》，澳门文化司署 1992 年，第 150 - 151 页。

卡内罗创建的贫民医院是中国最早的西式医疗机构。早期贫民医院的管理主要由天主教修士负责，没有专门医生，由传教士担任医疗工作，为病人提供生活所必需的生活资料，包括鱼、米等，它是以收容为主的收容医治机构。医院雇佣男护工及男侍从，男护工主要负责保卫工作并同时管理病人；男侍从主要负责日夜照看病重的病人，为将去世病人找到财产见证人。① 医院内设有药房。牛痘即是从此医院传入中国内地。贫民医院于1834年改为市民医院，直到1975年因财政状况永久关闭，完成其绵延数百载的医疗机构使命。澳门贫民医院在初建当时及其后相当长的一段历史时期，仅是一所中世纪式的传统西医院，进入19世纪中叶后才发展为近代化医院。

需要说明的是，本书第二章提到，贫民医院从创建时起就是为"鳏寡茕独，有疾不能自疗"的贫穷的葡萄牙人服务。该医院从创建起就是一间完全的慈善医院，对于入院治疗的贫穷的葡萄牙人予以免费。但是，这所医院在正常情况下不可以收治非基督徒的中国人。"1710年，当时的澳门总督贾士度发令逮捕了仁慈堂主席弗朗西斯科·朗热尔，因其接收了一个被澳门市民打伤的华人入住贫民医院养伤。"贾士度认为："按照惯例不应该接受这些病人，因为他们如果在医院死亡，会给城市带来很大的麻烦。而且，当时根据医生所言，这个华人快不行了。"② 贫民医院即使是被迫接收了被葡萄牙人打伤的中国人，其负责人也要受到惩处。这显然与卡内罗建立贫民医院的宗旨相违。在卡内罗于1575年写给耶稣会总会长的信中提到他到达澳门时说："我一到达就命令开设了两所医院，接收基督徒和非基督徒的病者。我同时建立了一家慈善机构，类似罗马的援助协会。此慈善机构为所有穷人及需要帮助的人解决之需。这可以对中国人产生正面影响。"③

卡内罗创办的麻风病院则对中国人开放收容。它原本拟建于广州，但因中国政府不允许，改为设置于澳门。麻风病院初设于在贫民医院的专门隔间内，④ 为了防止麻风病的传染，设在贫民医院内的麻风病院很快就搬到澳门城外的望德堂附近。麻风病院重视护理，宗教方式是麻风病院的主要医治方式，也发放药品医

---

① Leonor Diaz de Seabra, O Compromisso da Macau de 1627, Macau: Universidade de Macau, 2003, pp. 76-79.
② Manuel Teixera. A Medicina em Macau, Vol. , Macau: Imprensa Nacional, 1975-1976, p. 246
③ Manuel Teixeira, D. Belchior Carneiro, Fundador da Sta. Casa da Misericórdia de Macau. Macau: Tipografia da Missão do Padroado, 1968, p. 108；Manuel Teixeira, A Medicina em Macau, Vol. I. Macau: Imprensa. Nacional, 1975—1976, p. 240.
④ Manuel Teixeira, D. Belchior Carneiro, Fundador da Sta. Casa da Misericórdia de Macau. Macau: Tipografia da Missão do Padroado, 1968, p. 108.

治。麻风病院会安排病人从事一些生产劳动，使其生活上能自理。①

值得注意的是，卡内罗创办的贫民医院和麻风病院这两所机构基本上就是中世纪式的欧洲传统医疗收容机构。这种中世纪欧洲式医院不分类别的收容性，在本书第二章就提到过。这就解释了为什么初建的有高传染性病人的澳门麻风病院，竟会设在参照欧洲医院建成的贫民医院内。最早的欧洲医院是建在寺院周围，如希腊的阿斯克雷庇亚神庙。中世纪开始，唯有宗教团体会接待和救助病人，修士修女们在修道院和大教堂的医院中对病人进行护理工作。被社会抛弃的传染病患者，如麻风和鼠疫病人，也是教会救助的对象。拉丁文 Hosptialia，原意就是指旅馆、客栈，最初收留老人、孤儿、残疾人，以及被社会和家庭抛弃的病人，后来发展为专供病人居住的地方，这就是英文 hospital 的由来。16 世纪时的欧洲医院，仍是中世纪欧洲医疗方式占主流的传统医学，占星医学、放血疗法和由理发匠执刀进行外科治疗等中世纪医疗方式仍是主流的医疗方式，通行靠宗教神迹治疗的方式。这时的西方传统医学，绝非经过 16 世纪至 18 世纪的近代化科学化历程，在 19 世纪产生的近代西方医学科学。传统西方医学与近代西方医学在医治效果上有着天壤之别。因而，卡内罗兴办的贫民医院和麻风病院绝非两百多年后具有近代医学科学水平的医院，如 1835 年在广州新豆栏街创立的医局，也不及进入 19 世纪先后建于澳门和广州的郭雷枢眼科医院和伯驾创建于澳门的美国医院。而且，贫民医院在服务对象上迥异于服务中国人占多的新豆栏医局、郭雷枢医院和美国医院。创建贫民医院和麻风病院的卡内罗在一封致耶稣会总（会）长的信函中就把医院的名字称之为济贫院。② 这也突出了两所机构的收容性质。囿于这两所机构的收容性质及医疗水平，更由于贫民医院不对中国人开放，它们对中国人及中国医学的影响微弱。然而，正如本书第二章提到，在澳门建立的贫民医院与麻风病院，第一次把西方的医疗收容模式移植到中国的土地上，把传统西方医学直接完整地带进中国，将西方的物质文明与基督教精神文明的成果引入中国，在践行传播西医中摸索出如何在历史久远、文明兴盛绵延、医疗水平曾长期居世界先列的东方大国建立西式的医疗机构，为日后近代西方医疗机构在中国建立提供了可鉴经验。虽然贫民医院不对中国人开放，但也为中国人做了运用西方医学的示范。以此为开端，直接来自欧洲的西方传统医学开始具规

---

① Leonor Diaz de Seabra. O Compromisso da Misericordia de Macau de 1627. Macau：Universidade de Macau，2003，p. 128.

② ［葡］施萝莉著（译者佚名）：《社会救济活动及权力机制：仁慈堂之崛起》，载澳门《行政》杂志第 21 卷，第 2 期，2008 年，第 365 页。

模、成体系、有系统、形成模式与建制地传入中国，各种形式的西式医疗机构慢慢在中国建立。麻风病院向中国人展示西方式麻风病及传染病的防治管理方式与基督教人道主义精神。澳门麻风病院的建立，为日后在近代中国建立一系列各类西式的医治收容传染病机构做出有益的探索。卡内罗在中国首创的传统型的西式收容治疗机构，第一次将西式医治硬件，如西药、医治工具、医疗设施和收容医治机构的建筑模式；西方医学软件部分，如收容医治办法、收容机构的管理方式与制度、药品发放方式和筹措收容医治基金及福利机构的建立与管理制度；还有指导西式收容医治机构的建立与管理的基督教人道主义、西方的人文思想观念；一并配套，形成一个完整体系，呈现在中国人面前。虽然由于前述的各种原因，由卡内罗开始的传统西方医学传入中国，对中国人及中国医学影响甚微，但他毕竟为西方医学完整、成体系地传入中国首开先河并奠定进一步引进的基础。

卡内罗将西方医学传入中国无疑有其宗教与国家利益的目的。众所周知，行医施治、救死扶伤、解难拯危是基督教传教的最有效辅助方式，那么收容性的医院和麻风病院及相应的管理机构仁慈堂，就自然为传播上帝的福音而到澳门的卡内罗所必建。医疗收容机构的建立当然有利于澳门这一葡萄牙海外居留地的建设与发展，符合西方近代海上列强首霸葡萄牙海外扩张事业的需要。卡内罗仿照当时欧洲基督教收容医治机构所创贫民医院和麻风病院，与其时的欧洲西医院一样是基督教社会的重要社会服务功能部门，在传扬基督教的同时也为社会提供不可或缺的社会服务，有利澳门葡人社会的稳固安定。卡内罗神父他对中国人亦有认识上的偏差及偏见，甚至存在歧视。在他写给耶稣会总会长的信中这样说："此慈善机构为所有穷人及需要帮助的人解决之需。这可以对中国人产生正面影响。据我观察，他们中没有人对病人抱有同情心。即使是亲朋好友也不例外。比如，婴儿生病，被父母弃之如粪土；那里的人只注重自我保护，那些一无所有的人会伺机抢劫。"① 但是不可否认，卡内罗引进西方医学到中国在一定程度上是出自基督教人道主义关怀，他对西方医学传入中国的贡献更是实实在在并且巨大。

他在负责慈善救济工作的同时，也去到当时位处城郊的望德圣母堂隔壁开设的麻风病院照顾麻风病人。卡内罗不但鼓励与感召别人去从事服务麻风病人等病患者工作，自己也亲身力行这样的工作，竭力细致体贴地照看包括高传染性病人在内的患者。

---

① Manuel Teixeira, D. Belchior Carneiro. Fundador da Sta. Casa da Misericórdia de Macau. Macau：Tipografia da Missão do Padroado, 1968, p.108；Manuel Teixeira, A Medicina em Macau, Vol. I. Macau：Imprensa. Nacional, 1975—1976, p.240.

1576 年 1 月 23 日，宗教格里高利十三世颁布通谕"*Super Speula Militantics Eclesiae*"，正式升澳门为主教区，脱离马六甲主教管辖区，领辖包括日本、中国、朝鲜、安南及这些国家的毗邻岛屿等处教务。然而，通谕中任命的主教不是为澳门的天主教事业、公共福利事业和城市建设做出重大贡献并在澳门有很高声望的卡内罗。在通谕中称澳门为"中国澳门天主圣名之城"，任命费基拉（D·Diogo Nunes de Figueira）神父为澳门主教区首任主教，但是这位神父没有接任，于是便于 1578 年改任萨主教统理澳门教务，而萨主教于 1581 年才到澳门履任就职，所以从 1557—1581 年间，澳门主教一职就由卡内罗神父署理。卡内罗神父处理了澳门教区成立最初 6 年的实际教务，所以人们都习惯称卡内罗为澳门第一任主教，在记载他的文献中也大都称他为主教。早期澳门的城市建设、慈善福利事业开展和天主教事务发展，在很大程度上有赖这位澳门教区署理主教卡内罗。

1581 年，卡内罗辞去所有教务后，居住在圣安多尼堂侧的耶稣会宿舍，度过他晚年最后的岁月。

1583 年 8 月 19 日，卡内罗在澳门因哮喘病而去世，享年 67 岁，他因为过于消瘦而没有力量呼吸，痰堵在嗓子口而死，① 葬于他将西方医学传入的这片土地上。在医学史上，因卡内罗将西方医学传入中国的奠基人地位，他的名字被铭记下来。

二、利玛窦

利玛窦（Matteo Ricci，1552—1610），字西泰，又号清泰、西江等，出生于意大利马尔凯州（Marche）的马切拉塔（Macerata）。家族为当地名门，父亲从医，他自幼由一位神父教养，中小学在耶稣会学校读书，毕业后进入罗马神学院。利玛窦曾师从德国著名科学家克拉维斯（Christopher Clavius）学习数学、天文学、欧几里得几何学、托勒密天体力学、物理学、地图学等，成为意大利耶稣会传教士、学者，是明朝后期中西文化交流的开创者，明代万历年间来到中国传教。

1582 年 8 月 7 日，他抵达澳门，然后长期在广东活动，到过广东的肇庆、韶州一带。他最后来到京城，并在此逝世。

利玛窦在中国除了传教外，还有许多贡献，在此主要介绍他对传统西方医学

---

① José Caetano Soares. Macau e a Assistência, Panorama Médico-Social. Lisboa: Agência Geral das Colonias, 1950, p. 14.

传入中国的贡献。虽然他并非专业医生，但他在中国传播传统西方医学上首开先河。

他开创了明末来华天主教传教士由西医视角分析人体构造开始传播西医之先，如他的《西国记法》被学者认为"为西洋神经学传入之嚆矢，亦为西洋传入第一部心理学书"①。在书中，利玛窦采用西方医学观点，明确指出"脑"为意识、记忆的器官，"记含有所，在脑囊，盖颅后，枕骨下，为记含之室"②，即"脑主记忆"。然后列举生活实例加以证实，"故人追忆所记之事，骤不可得，其手不觉搔脑后，若索物令之出者，虽儿童亦如是。或人脑后有患，则多遗忘"③，"在外观上，枕骨最坚硬，最丰厚，似乎造物主置重石以护记含之室，令之严密，犹库藏之有扃鐍，取封闭巩固之义也。"④ 然而，"人之记含，有难、有易，有多、有寡，有久、有暂"⑤，各不相同，都与"脑"密不可分。"盖凡记识，必自目耳口鼻四体而入。当其入也，物必有物之象，事必有事之象，均似以印印脑。其脑刚柔得宜，丰润完足，则受印深而明，藏象多而久。其脑反是者，其记亦反是。如幼稚，其脑大柔，譬若水，印之无迹，故难记。"从正反两个方面，证明"脑"为意识、记忆之主。⑥ 利玛窦"记含之室在脑"之说中所持西方生理学观念，震动了中国医学界。

利玛窦在传播传统西方医学的过程中，一如他在对待中国文化的其他方面一样采用了中和态度。利玛窦认为，"中国的医疗技术的方法与我们所习惯的大为不同。他们按脉的方法和我们的一样，治病也相当成功。一般说来，他们用的药物非常简单，例如草药或根茎等诸如此类的东西。事实上，中国的全部医术就都包含在我们自己使用草药所遵循的规则里面。⑦"这有助在有悠久文明，医学也曾长期居世界先进水平的中国传播西方医学。

三、 龙华民

龙华民（Niccolo Longobardi，1559—1654），号精华，明代末年来中国的天主

---

① 方豪：《中西交通史》，岳麓书院1987年版，第799页。
② 朱维铮：《利玛窦中文著译集·西国记法》，复旦大学出版社2001年版，第143页。
③ 同上书。
④ 朱维铮：《利玛窦中文著译集·西国记法》. 复旦大学出版社2001年版，第143页。
⑤ 同上书。
⑥ 王婕：《论〈西国记法〉在明清之际中国的遭遇及其启示》，上海师范大学硕士论文，2007年。
⑦ ［意］利玛窦，［比］金尼阁. 何高济，王遵仲，李申译，何兆武校：《利玛窦中国札记》，中华书局1983年版。

教传教士。意大利西西里人，贵族家庭出身。他在墨西拿（Messine）的耶稣会初学院攻读文学2年、哲学3年，神学2年，成绩十分优秀。他经过3年的实习教学后，任初学院助教2年，导师1年，1582年入耶稣会。

1596年，他从里斯本启程向东出发，万历二十五年（1597）抵达澳门，一开始在韶州传教，万历三十七年到北京，次年继利玛窦任在华耶稣会会长。他在华传教58年。利玛窦认为中国的祀孔祭祖是优良习俗，允许教徒参与，而龙华民则把祀孔祭祖视为迷信，不准教徒参加，在传教士间和教徒间引发激烈争论。他被认为是"中国礼仪之争"的第一人。他对西方医学传入中国的最大贡献是与邓玉函、罗雅谷合译《人身图说》。范行准在其所著《明季西洋传入之医学》中，叙述龙华民一生所取得学术成果时提及他在中国传播西方医学的贡献"及至顺治十一年（1654），因倾跌负伤……其年十二月十一日卒，年九十又五，盖在华传教已亘五十八年之久矣。遗著计二十种，而与罗雅谷、邓玉函共译之《人身图说》一书不预焉，其《灵魂道体说》亦有关于医学之说[①]。"

四、邓玉函

邓玉函，（Johann Schreck，1576—1630），天主教耶稣会德国传教士。1576年生于德国康斯坦茨（今属瑞士），1618年4月16日，由里斯本启程奔赴东方。1619年7月22日抵达澳门。同行的传教士还有汤若望、罗雅谷、傅泛际。1621年到达杭州传教。1623年到达北京。1629年，经徐光启推荐在历局任职，

邓玉函曾因病在澳门住了一年多。在此期间他曾行医，并曾解剖日本某神父的尸体，这是西方医学家在中国所做的最早的病理解剖。他对西方医学传入中国的贡献是译著《人身说概》，这是明末耶稣会士翻译的西方解剖学著作，亦称《泰西人身说概》。它与另一本由西方国家天主教传教士翻译介绍到中国专著《人身图说》是两部中国最早的西方解剖学译著。《人身说概》这部西方医学传入中国的开拓之作，经中国官员毕拱辰润色后问世。《明季西洋传入之医学》载述"天启元年（1621），抵澳门，曾在其地行医，为人治病，并行病理解剖，为西方医家在华第一次之解剖。嗣即履我腹地，初派至嘉定，研究华语，继至杭州，执行教务。时仁和太仆卿李之藻致仕在家，专心译著，玉函在其家译成《人身说概》二卷，书成未梓"；"崇祯七年甲戌（1621），谒汤若望于京毂，言次以西士未译人身一事为憾，若望乃出西洋人身图一帙示之。以其形模精详，剖劂工

---

① 范行准：《明季西洋传入之医学》，上海人民出版社2012年版，第8页。

绝,叹为中土未有。其后若望又以亡友邓玉函《人身说概》译稿交之,拱辰嫌其笔俚,因润色之。十六年(1642),拱辰驰书蓟门,索著望译《人身全书》,云未就绪,属先梓其概,即玉函《人身说概》也,遂授梓人,书乃传世。"①

这部译著对传统西方医学传入中国有其独特影响,它虽非出现在近代西方医学大规模传入中国的年代,但对于西方医学在近代中国的传播有重要影响。

1630年,邓玉函病逝于北京,享年55岁,葬于北京滕公栅栏。

五、罗雅谷

罗雅谷(Giacomo Rho,一说为Jacques Rho,1593—1638),天主教耶稣会传教士,生于意大利米兰。据《明季西洋传入之医学》记载:"本贵家子,幼年资禀椎鲁,不异恒儿,稍长攻神哲学。亦平庸。惟擅畴算,旋随兄若望入耶稣会,初学期满,即任算学教授,名始噪。万历四十六年(1618)四月,偕金尼阁等东迈,中途疫作,困留印度,卒神学业。天启二年(1622)抵澳门。七月荷兰人攻略澳门,乃助葡人守御,败之。天启四年(1624),与高一志潜入山西,初传教于绛州,后寓河南之开封府。崇祯三年(1630)五月,因玉函之卒,历法未成,徐光启等乃于其年五月十六日奏请以汤若望与雅谷二人为继。雅谷遂由知府袁楷具文起送,资给前来。翌年三月二日到京,即赴鸿胪寺报名,习见朝仪,以备随时到局,与华民一体供事,时若望尚未诣京也。帝乃以其年七月初六日准雅谷觐见,即到局视事,屡厄于历官,幸帝明察获免。崇祯七年(1634)成历算书都一百三十七卷,进呈御览。崇祯十一年(1638)中疾猝卒,墓在阜成门外滕公栅栏②。"罗雅谷对西方医学传入中国的最大贡献是翻译了《人身图说》这部西方解剖学著,它与邓玉函翻译的《泰西人身说概》是较为全面介绍西方解剖学知识的读本,影响远及中国近代。

六、熊三拔

意大利籍耶稣会士熊三拔(Sabbatino de Ursis,1575—1620),出生于那不勒斯国(Naples)的累切城(Lecce),为名族"萨巴蒂尼"的后裔。熊三拔于1597年加入耶稣会,进入罗马学校学习。1603年,他申请获准赴远方传教,同年抵达澳门。1605年,他去到南昌,1606年,他被派往京师,协助利玛窦工作,学

---

① 范行准:《明季西洋传入之医学》,上海人民出版社2012年版,第11-16页。
② 同上书,第11-16页。

习中文并负责教会内部工作。万历四十四年（1616）南京教案兴起，熊三拔等传教士被驱逐至澳门，1620年在澳门去世。

他在华传教多年，积极学习中国语言文字，对中国的传统文化有着深刻了解。他撰写了多种介绍欧洲科技的汉文著作，在中西文化交流史上有着重要地位，在此主要介绍他在中国传播西洋医学上贡献。

熊三拔在《泰西水法》卷4较多地介绍了西药，《泰西水法》中述及排泄、消化生理知识、温泉疗法，以及药露蒸馏法。他撰写的《药露法》一卷，也介绍了西药的功用和制作方法，并附有图解。这是最早向中国介绍西药制作的著作。

《泰西水法》既是一本谈取水蓄水之书，也是一本医药学著作。其卷四"水法附馀"，附以疗病之水。"以水疗病，其法有二，其一温泉，其二药露。①"介绍了温泉、药露的两种治病方法。其卷四"水法附余"中专门论述"温泉说"，讲述了温泉与硫黄的不同之处，强调温泉是水，是硫黄之精华，温泉有突出的疗养功效，有益于人体。"温泉出于硫黄，硫黄为药，多所主治，而过于酷烈。医方谓其效虽紧，其患更速，难可服饵。温泉本水，而得硫之精气，故为胜之。又温泉疗病，用之熏浴者什九，用之汤饮者什一。熏沐者，其热毒不致入于肠胃，而性力却能达于腠理，则利多而害少焉。②"

《药露说》于明万历四十四年所作，该书介绍了西药学及蒸馏提香的机理，"凡诸药，系草、木、果、蔬、谷、菜诸部，具有水性者，皆用新鲜物料，依法蒸馏得水，名之为露。……诸露以之为药，胜诸药物。③"。熊三拔认为："蒸馏所得，既于诸物体中最为上。分复得初力，则气厚势大焉。"④ 熊三拔对药露之法作了详细介绍："欲作诸露，以物料治净。长大者，剉碎之花，则去蒂与心置铜锅中，不滇按实，按实气不上行也。置铜锅入灶，锅内兜牟盖之，文火烧之，砖热则锅底热，热气升于兜牟，即化为水，沿兜牟而入于沟，出于管，以器承之。兜牟之上以布盖之，恒用泠水湿之，气升遇泠即化水候。物料既干，而易之所得之水，以银石瓷器贮之，日晒之，令减其半，则水气尽，能久不坏。玻瓈尤胜，透日易耗故也。"⑤

---

① ［意］熊三拔撰：《泰西水法》卷三《水库记》，第1601—1602页。
② ［意］熊三拔撰：《泰西水法》卷四《水法附余》，第1629页。
③ ［意］熊三拔撰：《泰西水法》卷四《水法附余》，第1630—1631页。
④ ［意］熊三拔撰：《泰西水法》卷四《水法附余》，第1632页。
⑤ ［意］熊三拔撰：《泰西水法》卷四《水法附余》，第1633—1634页。

七、艾儒略

明末来华天主教传教士艾儒略（Julios Aleni，1582—1649 年），生于意大利北部、阿尔卑斯山脚下的小城布里西亚（Brescia），1602—1605 进入帕尔玛耶稣会大学学习哲学，1607 年进入当时欧洲著名的罗马学院学习，1608 年他晋升为司铎（神父）。

1609 年，艾儒略出国传教的申请得到批准，他被派往中国。1611 年，他到达澳门。1613 年艾儒略与史惟贞、毕方济以及曾德昭同行，向中国内地进发，开展传教活动。1649 年 6 月 9 日在华逝世。

他在中国除传教和介绍基督教神学外，还在多方面介绍西方文化。在此，主要介绍他将西洋医学介绍到中国的贡献。

由艾儒略于 1623 年用中文所著《性学粗述》，是一本心理学纲要。全书八卷：第一、二卷论灵魂及其性体；第三卷论生长等；第四卷论目、耳、鼻、口、体五种器官；第五卷论知觉；第六卷论觉性、灵性等；第七卷论记心、论梦等；第八卷论寿夭等。该书较全面系统地描述了各种心理现象，包括感觉、知觉、表象、记忆、思维、言语、情欲、意志以及人的发育生长、睡眠、梦和死等。书中虽赋予了许多神学的说教，把许多认识和宗教混在一起，但用了一些初步的生理知识，特别是联系了脑的功能及其定位来加以说明或描述。而且此书述及生理学和病理学内容最多，卷 3 提到四体液的生成、分离、功用和所藏部分，分析了四体液与疾病的关系，指出疾病、衰老、死亡都是由于四体液不平衡造成的结果。谈到消化生理时，艾儒略主张口、胃、肝"三化论"，反对"外之火化"，还介绍了血液循环原理。卷 4 论感觉系统，谈到视、听、嗅、味、触诸觉，还论及涉记之职。卷 7 论睡眠及梦，卷 8 论心及心囊，采用亚里士多德之说，还介绍了肺、膈、气管，讨论呼吸与循环的关系。书中介绍了盖伦的灵气说，四德、四液与五脏、四季相配等理论。还介绍了利用相似、相反和相近的关系进行联系的具体识记方法，采用问答和论辩的写法。有人认为此书为"心理学常识"，是"西方最初输入之心理学"。①

艾儒略在《西方答问》和《职方外纪》中阐述了欧洲国家的西方医疗制度。他在这两部书中阐述了医学的重要性，指出医学应为各国大学必设的学科，并提出了医学人才和医事部门用人原则，艾儒略阐述必须先学医学和哲学 6 年，"然

---

① 徐宗泽：《明清间耶稣会士译著提要》，中华书局 1989 年版，第 211 页。

后随师日观所诊之脉、所定之方、所试之效，而始令其得与参选也。考非精熟，领主司之命者，不得擅医人"①。医院必须要有规范的用人制度。各国医学人才的教育和选拔也必须遵循严格的程序：学完文化课和专业课后，还要进行实习，实习合格后才有行医的资格，最后的录用也要择优录取，且不能唯"主司之名"。从中已见近现代医疗制度的原则。在《职方外纪》中，艾儒略对西方医院的设置及医院的设施做了介绍："又有病院，大城多数十所。有中下院处中下人；有大人院处贵人。凡贵人羁旅，若使客偶值患病，则入此院。院倍美于常屋，所需药物悉有主者掌之，预备名医，日与病者诊视，……疾愈而去"②。这说明当时西方的医疗事业和医疗管理水平已经达到一定的水平。我们也可以从其阐述中，看到传统西方医学时期的欧洲医院的主要功能是收容。

艾儒略还在《西方答问》述及西药的制法，介绍了欧洲玻璃瓶验尿诊断及放血疗法；在《职方外纪》中述及欧洲焚毁城镇的防疫法。

八、毕方济

毕方济（Francois Samniasi，1582—1649）是意大利籍耶稣会士。有评价他"为人旷达，雅善晋接，敦品行，丰采宜人"③。万历三十八年（1610），他到了澳门，四十一年（1613）赴北京。"万历四十四年，南京仇教案起，被逐南还，赴澳门，途次登莱，为巡抚孙元化所留，居嘉定。时教案未平，又潜入北京，匿居阁老徐光启宅"④。毕方济于"天启二年（1622）至上海，以仁霭可亲，人多归教焉。其明年，口授徐光启成《灵言蠡勺》二卷"。他还在内地多处传教。

满清入关后，毕方济站到南明政权一边，参加了与清王朝的对抗斗争。1649年，他在广州去世。

毕方济口授著述的《灵言蠡勺》在中国传播西方传统医学方面的贡献是，讲解了血液的功能，介绍了西方心理学思想。他的《灵言蠡勺》包含了一些西方古代和中世纪的心理学思想，是最早在我国传播西方心理学思想的著述之一。

他在《灵言蠡勺》中提到此书是研究灵魂即灵性的学问，研究由"本已之性"通达"天主之性"，亦即由本性的学问而获得超性的学问即神学。《灵言蠡勺》二卷，论述灵魂共分4篇：卷上：一、论灵魂之体；二、论灵魂之能；卷

---

① 方豪：《中西交通史》，岳麓书院1987年版，第813页。
② 艾儒略：《职方外纪校释》，中华书局1996年版，第71页。
③ 范行准：《明季西洋传入之医学》．，上海人民出版社2012年版，第11页。
④ 同上书，第11页。

下：三、论灵魂之尊；四、论灵魂所向美好之情。其中第二篇论灵魂之能谈及心理学思想较多。该篇又分两论：一论灵魂的生能觉能；一论灵魂的灵能。毕方济对三种灵魂的功能有所描述：认为生魂有育养之能、长大之能和传之能。觉魂有动觉和觉。觉魂又分外觉和内觉，外觉有外能分外五司：耳、目、口、鼻、体；内觉有内能分内二司：共司和思司，共司主受外五司所收声色臭味等受而分别之；思司主三：（一）外五司所收皆受而藏之；（二）收觉物自禁通之意；（三）藏所收诸物之意。内二司之外，还有一嗜司，对外五司利内二司所收之物加以嗜弃，嗜司又有二能：欲能利怒能。此书全篇由基督教教理统摄，阐述基督教神学思想。然而，书中也描述了不少心理现象，譬如接触外物有形象、脑的作用和记忆的联想规律等，此为我国最早接触到的有关西方古代和中世纪的心理学思想的书籍之一。

九、汤若望

汤若望（Johann Adam Schallvon Bell，1592—1666），字"道未"，德国人，神圣罗马帝国的耶稣会传教士，天主教耶稣会修士、神父、学者。汤若望出生于1595年德国克隆，他的家庭为世袭贵族，1608—1611年在罗马德意志学院学习。1611年，参加了耶稣会，1612年（万历四十年至四十六年），在罗马灵采研究院学习。1616年，汤若望向耶稣会递交了报告，要求到东方去传教，1619年7月15日，到达澳门。在澳门期间，他学习了汉语。他在中国生活了47年，历经明、清两个朝代。逝世后葬于北京，汤若望继承了利马窦通过科学传教的策略，对明清朝廷历法修订以及火炮制造等方面多有贡献。在此主要介绍他在中国传播西方医学的贡献。

他编写的《主制群征》一书原来的题目叫《论神的智慧》和《论灵魂不灭》。全书分为"卷之上"和"卷之下"两部分。第二部分由卫匡国译出。这是一本从哲学的角度论证天主确实存在的教理书。它既是汤若望的有关宗教理论的著作，又阐述了自然界的许多重要现象与原理。《主制群征》讲解人的骨骼、肉、心脏、脑、神经等，此书中论人身骨节的章节引起中国学者的注意。[①] 对中国医学有点独特的影响。

汤若望还运用掌握的医学知识向清代顺治帝阐明其子玄烨出过天花而终身免

---

① 清初王宏翰《医学原始》（上海科学技术出版社影印康熙三十一年原刊本，1989）卷三《周身骨肉数界论》页 221—222；陈元龙《格致镜原》卷l2（文渊阁《四库全书》本）页 Zh—b；胡廷光《伤科汇纂》，人民卫生出版社1981年版，第10页。

疫最好由他继位，正因患天花不治临终的顺治帝听信由玄烨继位，是为康熙帝。

十、艾脑爵

西班牙天主教传教士艾脑爵（Bras García, 1635—1699），出生于西班牙托莱多省（Toledo）藤布雷克市（Tembleque）。1669 年，他随文度辣（Buenaventura Ibáñez）、意大利方济各会士丁若望（又名俨思，Ioannes Magi Climent, 1635—1702）等神父经中美洲东来，开始了其东方传教生涯。整个行程中，原本已懂得一些医学知识的艾脑爵修士不断学习和实践，为日后行医打下基础。在墨西哥的14 个月期间，艾脑爵修士收集了一些医书以供学习之用，并在墨西哥城一家医院实习。① 1671 年文度辣一行到达马尼拉，艾脑爵修士又在那里的皇家医院行医。

1672 年，世俗修士艾脑爵随西班牙方济各会中国传教团文度辣神父从马尼拉乘坐葡国商船来到澳门，他是西班牙方济各会中国传教团会长文度辣神父招募的一位世俗医生，准备入华传教。但是澳门耶稣会为了保住自己在中国内地传教的优势地位，将文度辣一行的情况写信告知广州的平南王尚可喜之子尚之信。结果，文度辣与林养墨（Jaime Tartí）、卞芳世（Francisco Peris a Comcepción）前往佛山时被捕，而艾脑爵则留在了澳门。

他们于 1672 年到达澳门后②，由于艾脑爵修士留在了澳门，未能与文度辣神父一同秘密潜入内地，便在澳门方济各会修道院（中国人称之为加斯栏庙）中安顿下来，并立即着手在修道院中建立药房和诊所。据丁若望神父记述："我们一到达澳门，他（艾脑爵）便在（方济各会）修道院为各种人看病；不但在我们的修道院，也在该城中的圣克拉拉（S. Clara）修院、圣多明我（N. P. S. Domingos）修院和圣奥斯定（Sto. Agustin）修院救助病人。各种类型和条件的病人他都治疗过，特别是那些贫穷的患者。如果去一些富裕人家治病，则收取一定的费用，并用所得作为给穷人治病的开销。他在澳门行医四年多（1672 年 5 月至 1676 年年底），成为表率。市民们为表示对他的医疗服务的感谢，也给予他很多帮助，这对传教事业不无裨益。"③

西班牙方济各会中国传教团会长文度辣神父带领同会的传教士林养墨、卞芳

---

① ALCOBENDAS, Severiano, ibid., in AIA, Tomo 37, 1934, p. 63.
② Sinica Franciscana Ⅶ, pp. 1039 – 1041.
③ Georgius Mensaert O. F. M, Sinica Francicscana, Vol. Ⅶ, Rome：Fondation Universitaire de Belgique, 1965, p. 974.

世、丁若望和世俗修士艾脑爵医生从马尼拉到达澳门,由于受到耶稣会和葡澳当局的阻拦,文度辣神父决定将丁若望和艾脑爵暂时留在澳门,他自己则带领另外两人从澳门乘船潜入广州。① 艾脑爵医生就在方济各会修道院安顿下来,由于他在离开马尼拉之前向方济各马尼拉医院要了一批药品,于是在澳门开办了一间诊所。他还在方济各会修道院诊所内设立一间药房。其制药所需的各种药材和原料,大部分来源于各港口中的葡萄牙人②。澳门仁慈堂每年也给该药房100两白银。另外在修道院附近有一块田,用来种植药材。艾脑爵医生在医院4年,救治了不少澳门贫民,但最终因为得到了进入中国内地传教的机会而离开澳门,并将澳门药房中的药物及设备也一同搬迁到了广州③。在澳门开办不久的方济各会药房也随之停办。

艾脑爵对西方医学由广东传入中国的最大贡献是创立了广州医院。他于1676年随另外两名方济各会传教士一同前往广东内陆传教,将药房和诊所中的药物、设备也一同搬来了广州,为创立广州医院着手准备。他们首先在广州城内的赦罪圣母教堂(Iglesia de Nuestra Señora de la Porciuncula)安顿下来,1678年复活节之后,艾脑爵修士与林养默神父搬到了城外新建的教堂中。④ 该教堂位于广州城外扬仁里东约小南门花塔街⑤。艾脑爵医生的药房从澳门迁来后,便专门在修道院内选择了一处地方做医护所,预留3间单人房作病房⑥,供生病的方济各会传教士入住就医,其他修会的传教士生病,由方济各会传教士出诊医治。医务所(也称医护所)每天开放,接诊病人有15~20人,医务所还有出诊服务,又在广州扬仁里修道院开设了一个门诊部为来求诊的病人看病。艾脑爵医生为中国的天主教徒、异教徒或平民百姓提供医疗服务。于是,一座比澳门贫民医院发展得更先进的医院出现在广州城,它由一间药房、一家医护所和一家门诊及外科诊所组成。这里的医护所相当于医院的住院部。医院集门诊、治疗、手术、护理、制药和药品医用品供应于一体。在医疗服务对象上,除为欧洲人及基督徒服务外,

---

① 崔维孝:《明清之际西班牙方济会在华传教研究(1579-1732)》,中华书局2006年版,第208页。

② Georgius Mensaert O. F. M. Sinica Franciscana, Vol. VII, Rome: Fondation Universitaire de Belgique, 1965, pp. 974-1041;崔维孝:《明清之际西棒法方济会在华传教研究(1579-1732)》,中华书局2006年版,第207-209页。

③ 崔维孝:《明清之际西西班牙方济会在华传教研究(1579-1732)》,中华书局2006年版,第225页。

④ ALCOBENDAS, Severiano, ibid., in *AIA*, Tomo 37, 1934, p. 68.

⑤ DEHERGNE, Joseph, S. I., "La Chine du Sud-Est: Guangxi (Kwangsi) et Guangdong (Kwuangtung), ? tude de Géographie Missionnaire", *in Archivum Historicum Societatis Iesu*. Extractum e Vol. XLV — 1976, p.22—23.

⑥ Sinica Franciscana, Vol. XI – Pars prior, P. Fr. Miguel Roca: Epistola ad P. Franciscum A S. Ioanne de Mata, Kuang-chou, 5 Maii 1726, p. 783.

也为从达官贵人到平民百姓的中国人服务，这就完全不同于贫民医院。这座拥有药房、诊疗所和医务所的医疗机构。其中诊疗所专门用来治疗西洋传教士；患病的教士可以住在里面，直到康复。医务所则专门为中国各阶层的病人服务；病人在接受完治疗或领取了药品之后，一般要回家养病，只有极个别的情况例外。① 这一医疗机构自建立起，到1732年传教士被驱逐出广州为止，前后达半个多世纪。有时接近医院规模，但在其存在的50多年中，在这里工作的传教士医生多数时候只有一两个人，形式为类似诊所的传统西医医疗机构。

据西班牙方济各会士利安定（Augustfn de San Pascual）神父记载，艾脑爵修士曾去顺德容奇为一位教徒治病；方济各会士石铎琭神父在广州期间，也曾在广州城附近行医。② 关于他们的治疗手段，史料记载很少。据利安定神父说，艾脑爵修士曾使一盲人复明，使用的是放血和服泻药这样一些欧洲中世纪传统疗法。③

艾脑爵修士医风高尚，他热情对待每位前来求医的病人，认真为他们诊断、开药和进行护理，他的医术也得到病人的赞扬。"一位葡萄牙方济各会传教士因为长时间的海上航行得了肠溃疡，疼痛难忍。艾脑爵修士为治好他的病废寝忘食，先细心喂食维持其生命、然后借助冷冻的牛奶盒食品的帮助，治好了他的肠溃疡。"④ 艾脑爵修士最为成功的医疗案例是治愈了因摔伤而导致下肢疼痛卧床达一年之久的文度辣神父。在开始的6个月，文度辣神父躺在床上不能翻身，为了照顾他，艾脑爵与他同睡，一刻不离地护理，一年之后，艾脑爵修士以他惊人的耐心、恒久不懈的献身精神和高超的医术使文度辣神父恢复了健康。

在广州行医的最后几年中，艾脑爵修士一直呼吁再派医生来广州。终于在1697年，安哆呢修士来到广州。1698年艾脑爵修士在中国进行了一次为期六个半月的旅行，返回广州后于1699年1月6日经福建前往马尼拉，在那里继续行医，不久因病去世。⑤ 艾脑爵离华后，安哆呢修士承担起方济各会在华行医传教的主要任务。

1732年，清朝雍正皇帝实行了严厉的禁教政策，大部分聚集于广州的传教士被驱赶到澳门。继承了艾脑爵之业的安哆呢修士又将药房搬回澳门。⑥ 故而，

---

① ALCOBENDAS, Sevefiano, ibid., in AIA, Tomo 36, 1933, p. 374.
② ALCOBENDAS, Severiano, ibid., in AIA, Tomo 37, 1934, pp. 70—71.
③ ALCOBENDAS, Severiano, ibid., in AIA, Tomo 37, 1934, p. 70.
④ Fr. Jacinto de Deus. Descripção do Imperio da China, Precedida de Algumas Noticias Sobre os Conventos de S. Francisco e de Sta. Clara em Macau, Excerto do Vergel de Plantas e Flores da Provincias da Madre de Deus Capuchos Reformados, Hong Kong, 1878, p. 12.
⑤ ALCOBENDAS, Severiano, ibid., in AIA, Tomo 37, 1934, p. 77。
⑥ 崔维孝：《明清之际西西班牙方济会在华传教研究（1579–1732）》，中华书局2006年版，第230页。

艾脑爵建于广州的药房及医务所最终还是未能继续办下来。

十一、安哆呢

安哆呢（António de la Concepción，1645—1749）是西班牙方济各会修士，1695年抵达马尼拉传教，1697年到广州。《澳门记略》载："在澳蕃医有安哆呢，以外科擅名久①"。在马尼拉时，他即已开始学医，抵达广州后，又在艾脑爵修士的指导下行医。他在西方医学传入中国的贡献是继艾脑爵之后，在越来越困难的政治条件下，主持广州医院的工作。1699年，艾脑爵修士返回马尼拉，广州扬仁里的方济各会只剩下安哆呢一人主持医务工作，他治愈了很多官员和穷人②。艾脑爵修士离开广州后，安哆呢便承担起艾脑爵修士创办的广州医院的一切工作，包括医生、手术师、药剂师和制药师的工作。

由于医务特别繁忙，他曾多次向马尼拉方面要求再派医生前来协助工作。其在广州行医期间，先后有西班牙人维拉拉尔（Manuel Fernandez de Villalar，1717—1721年在广州）、阿宋尚（Cristobal de la Asuncion，1721—1723年在广州）及英国人圣达·玛利亚（Tom, is de Santa Maria，1723—1733在广州）前来协助，"但这些人或因为无知，或因为没有耐心，或因为无法掌握语言，都不能令安哆呢满意"③。安哆呢修士的手下还有多名中国仆人效力。④

到雍正皇帝即位后，多次发布驱逐西洋传教士之圣谕之后，广州医院开始面临迫迁到澳门的压力。

由于安哆呢在广州行医的过程中结识了很多地方官员，其中包括为当时的广东巡抚年希尧治病⑤，得到地方官员的庇护，使他仍能坚持在广州行医，扬仁里的医疗据点仍能利用，广州医院还能坚持开办。

一直到1732年，安哆呢最终还是被驱逐到澳门。安哆呢就将广州城外的扬仁里修道院的医疗设备和药房迁到澳门。由于方济各会修道院房间有限，安哆呢修士仅能把药房设在一间很小的单房中。后来，又增建了两个厅堂：一个作为药房；另一个被隔成两间，一间作为药物储藏室，另一间作为饭厅。

安哆呢在澳门期间，坚持广州医院的传统，有医无类，为各种身份、各种背

---

① 〔清〕印光任、张汝霖原著，赵春晨校注《澳门记略校注·澳蕃篇》，澳门文化司署，1992年，第182页。
② Fortunatus Margiotti, Sinica Franciscana, Vol. IX, Matriti, 1995, p.618.
③ ALCOBENDAS, Severiano, ibid., in AIA, Tom0 36, 1933, pp.555-560.
④ ALCOBENDAS, Severian0, ibid., in AIA, Tomo 37, 1934, p.71.
⑤ Fortunatus Margiotti, Sinica Franciscana, Vol. IX, Matriti, 1995, pp.622-624.

景的人看病治疗。他在 1733 年 5 月 16 日写于澳门的一封信中说："尽管这个城市中有医生和外科医生，贫民和市民及神父们也不断地找我（看病），或许是他们出于对我的友情，或许是方济各会修士愿为天主奉献一切的善良品行，我请求天主给我以赏赐，也愿您充满无上的荣光。"①

1749 年 9 月 9 日，安哆呢修士在澳门居住了 17 年后去世，② 享年 84 岁，在华行医传教长达 52 年。

十二、南怀仁

南怀仁（Ferdinand Verbiest，1623—1688 年），字敦伯，又字勋卿，比利时人，1623 年 10 月 9 日出生于比利时首都布鲁塞尔，1641 年入耶稣会，1658 年抵达澳门。他博学多才，精通天文历法、擅长铸炮。1688 年 1 月 28 日，南怀仁在北京逝世，享年 66 岁。他是清初最有影响的来华传教士之一，为近代西方科学知识在中国的传播做出了重要贡献。他在中国传播西方医学的贡献是著述了《吸毒石原由用法》。

最先介绍西洋药物到中国的专著中就有南怀仁的《吸毒石原由用法》，书中讲此种吸毒石"出西洋岛中，毒蛇脑中石也，大如扁豆，能吸一切肿毒，发背亦可治"。当时"认为吸毒石是一种可拔除人体毒气的石头状药物，因为是源自毒蛇之身体，故有吸毒之性。用法只需要将吸毒石置于伤处，石头就能吸取毒性，而且不会脱落，吸尽后才会自动脱落，可以重复使用"③。有人对吸毒石这一药物进行考证，发现很多传教士所拥有的小石头正是来自南怀仁的出生地——法国西部的小村庄（Pattern），但不是毒蛇脑中石，而是动物之焦骨，因为有毛细管的吸附作用，因而能吸附伤口的血液④"。这一有些奇异色彩的著述，对西洋药物传入中国有其标志意义。南怀仁并非医生。他只是把家乡具有传奇色彩的传统药物吸毒石介绍到中国。吸毒石当然并不能代表南怀仁所处时代西方药物学的真实水平，实际上也没有真正对中国药物产生影响。当时的中国人更多是把吸毒石

---

① Fortunatus Margiotti, Sinica Franciscana, Vol IX, Matriti, 1995, p. 629

② 韩承良译：《安多尼神父传记》（未刊稿），摘自 Fortunatus Margiotti, Sinica Franciscana, Vol. IX, Matriti, 1995, p. 629. 转引自崔维孝：《明清之际西班牙方济会在华传教研究（1579—1732）》，中华书局 2006 年版，第 230 页。

③ 〔清〕吴震方：《岭南杂记》下卷，清乾隆龙威秘书本，第 72 页。

④ Libbrecht U, Introduction of the Lapis Serpentines into China, a Study of the Hsi-tu-shih of F. Verbist, S. J., in Orientalia Lovaniensia periodica, 10/1982, pp. 209 - 232. 转引自甄雪燕、郑金生：《吸毒石及其传入考》，载《中国药学杂志》第 38 卷，第 7 期，2003 年，第 553 页。

作为奇谈趣事加以记录和转载。然而，这些吸毒石的记载录下的毕竟是西洋药物传入中国的先声。

十三、卢依道

意大利人卢依道（Isidoro Lucci，1671—1719），耶稣会士，原名为依兹道鲁·卢西（Isidoro Lucci），来华后取汉名卢依道。他18岁时开始学医，1689年，在罗马获哲学、神学和医学博士学位，成为耶稣会士。1690年2月，他从里斯本乘船东往，于11月2日抵达果阿，开始在葡属果阿皇家医院进行医学实习。1691年7月15日，他到达广东的澳门。

葡萄牙神父徐日升（Thomas Pereira，1645—1708）给澳门方面写信，要卢依道来京效力。当时，对西洋文化事物取态相当开放的康熙皇帝对西洋医学中的放血疗法很感兴趣，希望宫中能有一名放血师。为了满足康熙皇帝的这一兴趣，澳门方面决定，派遣在欧洲人中长大的中国医生高竹与卢依道一同进京①。他们于1692年3月12日出发，到广州后由广东官员派遣差官伴送入京，一路费用均由官出，同年6月12日抵达京城。康熙听到他所需要的西医生一行已经上路，非常兴奋，派遣两位官员，分道前往南京、南昌府远迎。②

卢依道来到清朝宫中，拉开了清代康熙朝西医入华之大幕，此前虽有懂医的西洋传教士进入清宫，但他是第一位正式以医生身份进入清宫效力的西洋医生。此后30年间，康熙不断招请西洋医生入宫。

卢依道带着高竹医生到达京城后，康熙帝马上对他们的医术进行了考察。他们被康熙帝召见入宫，让他们为他把脉，并询问了自己曾患过的一些病症的病因和治疗方法。次日，再次召他们入宫，让他们将前一天所回答的情况写下来，然后与法国神父们所做的诊断相对照。两位医生从白天一直工作到晚上，没有休息的时间。为了进一步了解卢依道的医术，康熙帝命他为一名患有子宫疾病的妇女治疗并获得成功。

但是卢依道采用西医治病却受到中国传统意识的制约。一次，皇帝的一个堂兄弟病了，他马上命卢依道前往治疗。然而，皇上的叔叔却只相信中医，不想将儿子交给卢依道治疗。患者的病情恶化，皇上又让卢依道医治。但孩子的父亲仍然极不配合。患者的病情进一步恶化，卢依道和高竹医生再次受皇上之命，再为

---

① BA, *Jesuítas na Ásia*, cód – V – 22, fl. 126v.
② BA, *Jesuítas na Ásia*, cód – V – 22, fl. 130.

患者治疗时为时已晚,无法挽救孩子的生命。病人在瘀斑或伤寒丘疹褪去后死了。此事发生后,流言四起,有说是欧洲医生的药把人治死了①。数月后,皇上又命卢依道为他的一位亲戚治病,同时命另外两名中医生一起治疗。这位贵族患者同样倾向于服用中药,十几天后病故。人们又开始议论纷纷,说是西医把人治死的。但是据卢依道自己说,病人根本没有服用他的药。而如果病人按照他的方法进行治疗,应该不会死的②。不久后,康熙再次给了卢依道机会,让他治疗一位患病已久的官员。卢依道给病人开了一些药,然而并不见效。当皇帝派人询问病情是否好转时,这位官员说和以前一样,并未见丝毫的好转。康熙于是命卢依道中止对该官员的治疗,并不准其继续行医③。

1693年6月13日下午,卢依道被召入宫。皇上问他脉象如何,卢依道回答说有些紊乱。又问是否有危险,回答说暂时还没有。当时所有的皇子都到齐了,情形非常紧张。康熙命人将从佛罗伦萨带来的药物取来,并问卢依道是否有治疗此病的好药。卢依道回答说没有此病之药,只有一些恢复体力和精神的药品。皇上对这样的回答并不满意,而让卢依道退下了。当时卢依道也知道康熙皇帝是在患疟疾,只有金鸡纳独具治疗疟疾的神效,可惜他手头上没有该种药,也不敢保证澳门就有。他没有向皇上提及此药,因为考虑到一旦提及,皇上肯定会立即命人去澳门取药,倘若要来后由于药材陈旧过期等原因,疗效没有达到预期的效果,则后果是不堪设想的④。卢依道没有拿出治疗康熙的方法,虽事出有因,但究竟还是未尽医责。

就在这时,法国传教士刘应和洪若两位神父来到京城,带有一包金鸡纳。当时在中国,非懂西医传教士医生而无人知晓此药功效。他们马上将金鸡纳献给皇上,康熙便用酒和药服下。服后效果非常好,连续服用几日,便痊愈了。"朝廷诸臣亦赞叹曰:'凡病人如此迅速康复者,实从未经见。'"⑤ 1693年7月8日,治疗不力的卢依道被遣返,于9月13日到达澳门。⑥

天主教会各教派之间围绕对中国权力最高层施加影响的或明或暗的争斗浮现,卢依道输给了法国耶稣会士。天主教传教士利用行医辅助传教的过程中,喜

---

① BA, *Jesuítas na Ásia*, cód-V-22, fls. 133-133v.
② BA, *Jesuítas na Ásia*, cód-V-22, fl. 133v.
③ *O Senado: Fontes Documentais para a História de Leal Senado de Macau*, Leal Senado de Macau, 1998, p. 101.
④ BA, *Jesuítas na Ásia*, cód-V-22, fl. 135.
⑤ 《康熙朝满文朱批奏折全译》,第44页。
⑥ BA, *Jesuítas na Ásia*, cód-V-22, fl. 139.

爱走上层路线，进入中国宫廷行医是其重要目标，来华的天主教内各派为达到以行医取悦中国皇室的目的，彼此间展开了竞争乃至博弈。在法国传教士背后支撑的是当时西方海上列强中的霸主法国，他们代表路易十四时代的欧洲霸主法兰西挑战早已过气的葡萄牙以行医为先导的东方传教权。他们在法国政府的资助之下，于1687年到达中国后，绕开澳门，从宁波登陆，葡萄牙东方保教权受到一记重击。他们在清廷宫中，与卢依道在行医上暗暗较劲，各施其法。双方较量的结果是，卢依道代表的是葡系耶稣会，败于法系耶稣会。

第一位在清代进京入宫效力的具有正式医生资格的传教士，就这样结束了其短暂的中国宫廷行医经历。他于1694年前往交州传教，1700—1710年成为该传教区的会长，1719年在交州去世。①

十四、高竹

高竹（1659—1733），是在欧洲人中长大的中国传教士医师，他是笔者所见资料中最早系统掌握西方传统医学的中国人，对西方传统医学传入中国有影响。这里主要根据陈垣的《高嘉淇传》②及其他的资料（见页下注）整理出高竹在中国的行医及传播西医的经历。

高竹，字嘉淇，号广瞻，广东新会沙堆那伏乡南霞里人。父名日琮，字自珍，号娱石，清廷赠敕正七品文林郎（文散官）。母汤氏。兄名联福，字嘉汝。弟名松。清朝初年，朝廷为了切断沿海百姓与郑成功抗清军队的联系，于清顺治十三年（1656）颁布了"禁海令"。高竹四岁那年，即康熙元年（1662）二月，移界诏令下达到广东，限令东起饶平，西迄钦州沿海50里的居民内迁，高竹的家乡那伏在迁离范围内，他的父母便携带着他们兄弟迁至会城，在东门内的亲戚处寄居一年，后建帝临堂定居。高竹七岁那年，父母带着他的兄弟迁往番禺亚胡村做工以维持生活，高竹则留在古劳（鹤山）与亲戚牧牛。两年后，父母见他体弱多病，将其接往亚胡村随父母生活。康熙七年（1668），苦难中的迁民挺而造反，巡抚王来任向朝廷上疏，御史杨雍建曾一日上九疏，王来任又力请他上朝陈奏：让迁民回乡复业。朝廷钦准，撤销中路巡海大人，复设中路水师总兵于新会，迁民得以回乡复业。

高竹一家回到那伏乡，重建荒废家园，却又忽遭土匪麦亚保洗劫那伏乡，土

---

① 《在华耶稣会士列传及书目补编》上，第390-391页。
② 陈垣：《高嘉淇传》，载《光华医事卫生杂志》第二期，1910年9月。见陈垣：《陈垣全集·第1册·早年文》，安徽大学出版社2009年版，第309-310页。

匪把高竹的父母和村民 160 多人掳到黄梁都山巢，然后卖给澳门西洋人，西洋人不买的人便杀掉，高竹之父日琮被杀，其母被赎归，高竹则逃离家乡，流落在澳门街头。那年，他只有 10 岁。有一天，过路的马车掉了一个箱子，刚好被高竹拾到，并追还给失主。失主是一位西洋人，他见这孩子诚实可爱，询问其身世。高竹向那位西洋人诉说了自己的苦难。那西洋人同情他，便带他到暹罗去，与自己共同生活。高竹在暹罗一住就是 16 年，在欧洲人生活圈内长大成人，其个人气质与生活习惯上受到欧化影响。在这期间，他潜心学习西洋文化和医术，成为一名医生和天主教徒。

1680 年，方济各会任命伊大任（Bernardino Della Chiesa）为在中国的陆方济主教之辅理主教，叶尊孝（Basilio Brollo de Glemona）、余天明（Ioannes Franciscus Nicolai da Leonissa）为教士。1683 年他们来华前，曾在暹罗居留了一年。高竹在暹罗结识了伊大任等人，并随他们抵达广州。不久，高竹便回家乡新会那伏乡探亲，得知母亲从土匪那里赎回之后，又被歹徒害死。他悲痛欲绝，抱着门前的老龙眼树痛哭。1684 年 10 月 29 日，陆方济主教病逝，华南代牧区之权，交给伊大任。高竹接讯，在家乡与兄弟相聚一段时间后，再出广州，并随伊大任、叶尊孝前往浙江、湖广、广西等地从事传教活动。康熙二十六年（1687），他回到新会，在会城猪糠巷定居，开设医馆，采用西法为民众施药治病，名传遐迩，事迹闻达省城。康熙二十八年（1689），他娶了沙岗林氏女为妻。

此后，高竹又曾在澳门行医，并受聘于澳门议事会，成为澳门议事会最早聘任的医生之一。

1692 年，在康熙皇帝的要求下，澳门耶稣会决定派遣意大利耶稣会士卢依道医生前往清朝宫廷效力。当时康熙皇帝对放血疗法很感兴趣，希望能够获得一名放血师。为了满足康熙的要求，澳门议事会决定派遣外科医生高竹随卢依道医生一同前往宫廷①。高竹在宫廷行医获得了很大的成功，被授予养心殿御医。高竹和卢依道奉命前往宫中效力，是专业西洋医生进入中国清朝宫廷行医之始，入宫的西洋医生大多是从澳门或广州赴京。

高竹入宫后行医顺利。进宫不久，就被康熙授予钦天监天文学候选博士。康熙这般恩宠，除高竹确有本事外，也可能他本我族类有关。高竹先在顺天门居住，后迁东华门外干鱼胡同近朝房居住，便于每日入大内诊病。不久，他被擢升为养心殿御医。他曾为康熙的九皇子治好了腮腺炎。当时九皇子的病已经非常严

---

① BA, *Jesuítas na Ásia* Cód. 49 – V – 22. fl. 130.

重了，脓肿达到了耳旁。宫廷中所有内科、外科医生都不敢施治。高竹建议用烧红的铁器将脓肿刺破，这样的治疗方式使宫中所有人都不寒而栗，皇子更是没有胆量接受这样的治疗。最后因为病情严重恶化而又无人能治，康熙不得不把他交由高竹医治，并由卢依道协助治疗。高竹给皇子做完手术后，回到住处。深夜有人来叫他们急赴宫内，因为皇子不省人事了。高竹和卢依道到达内宫后，遭到了皇太子的严厉训斥，尤其是指斥高竹，皇太子说他"没有履行职责，直到现在为止所进行的治疗都没有什么价值"。但是经过卢依道的诊断，皇子并无大碍，只是受惊过度而已。不久，皇子果然痊愈了。从此皇帝对高竹更加宠信和尊敬，并让他为一些高级官员治疗疑难病症，甚至他本人的病，如腰痛等都让他医治。此外，高竹还为许多患溃疡、瘰疬和其他重病的人治疗，也获得了同样好的声誉。①其医学成就，使他的医声誉满京城。高竹还曾为康熙的太后治疗乳疮，获赐令其以之圈官荒之地以为食邑。新会高氏祠堂供有宝石，相传即是当年用以治愈太后乳疮的药物，高氏子孙视为宝物。

高竹在宫廷中行医不到两年，大约在1693年3月，他向皇上请求离开宫廷，以便回家照顾他的妻子。康熙皇帝非常想挽留他，并赐给他一处住所，以满足他与妻子团聚的愿望。不过高竹去意已定，也许是从小离家的他思乡情节，或许是他从在宫内的行医经历看到的凶险，促使其虽获圣宠仍去意坚决。康熙只好批准了他的请求。

据高氏族谱载，高竹于康熙三十三年四月（1694）获得钦准回乡省亲。

高竹返回新会后，康熙皇帝又多次传谕招其入宫效力。但是，经查史载未见高竹医生遵旨入京的记录。

高竹回到新会后不久，在濠桥街上街建屋居住，在金紫街开办"地利削"教会，应属于方济各会。当地人以高竹久处外洋，又习西医，故称其为"高老番"。大学士拉实送有题为"誉腾中外"的匾额，海关大员送有题为"品草皇家"的匾额，都悬挂于居室。对于朝廷的屡次招请，他都不愿从命，多次求省督抚和海关各大人为其上奏，后获准在乡终养。康熙五十一年（1712），被御赐"天台硕彦"四字，诰钦天监博士，留任养心殿御医。

十五、皮尔逊

英国东印度公司医生皮尔逊（Alexander Pearson，1780—1874）在澳门接种

---

① BA, *Jesuítas na Ásia*, cód - V - 22, fls. 132 - 133.

牛痘成功。并编印介绍牛痘接种术《牛痘奇法》。皮尔逊为在中国引入种牛痘术竭尽所能，费尽心血。1803 年，印度孟买应英国东印度公司要求向广州寄来牛痘疫苗样本，疫苗运到黄埔以后却因为路上时间过长失去了功效。但皮尔逊并没有放弃，澳门有了牛痘疫苗以后，皮尔逊就从澳门积极将疫苗引入广州，研究实验。1805 年冬至 1806 年春，广东天花大流行，许多人向皮尔逊要求种牛痘。十三行商出重金邀请皮尔逊至广州，在十三行商馆内设立牛痘局宣传推广牛痘术，共捐银三千两，当年就有数千儿童接种。皮尔逊就在澳门、广州两地试种牛痘，奔走于两地为当地人种痘驱疫，并种牛痘此术传授给广东南海人邱熺，还编成《种痘奇法》一书。在广东种植牛痘防治天花的成功，除了使西医获得当地人们的认可外，还为种植牛痘术推向全国做了准备，也成了中国近代公共卫生事业的滥觞。

十六、马礼逊

基督教新教派遣的第一个来华的传教士为伦敦会的英国人罗伯特·马礼逊（Robert Morrison，1782—1834），他于 1807 年到达广东。来华前受过短期医疗训练的他，于 1820 年与东印度公司外科医生李文斯敦在澳门开设了一间诊所。这所医疗机构，主要是为中国人服务，首创了有别于天主教主办的只为葡萄牙人及来华外国人服务的医疗服务模式。随后，郭雷枢先后在澳门、广州开设的诊所，伯驾于 1835 年在广州开设的新豆栏医局，都不断延续丰富了这一医疗模式。这一模式经过马礼逊、郭雷枢和伯驾等基督教新教医学传教士的长期运用逐渐稳定成型。这体现了基督教新教教会较之天主教教会，在对华传教中更富进取精神与更灵活变通地运用医学技术为传教对象服务来开展传教事业。英美两国的传教差会和宗教团体都越来越积极地致力于医务传教活动。从此，基督教新教传教士医生渐渐成为在中国传播西方医学的主要力量。从 1807 年马礼逊到澳门，直至 1843 年伯驾等人在澳门创办的医院关闭，在此 30 余年间，新教传教士先后在澳门设立了 4 家西式医疗机构。他们逐渐把西式医疗机构建设重地移至广州，让近代西医奠基发端于广州。

罗伯特·马礼逊于 1782 年 1 月 5 日出生在英国诺森伯兰郡莫尔佩斯附近的布尔斯格林。他是苏格兰农场工人詹姆斯·马礼逊（James Morrison）和英国妇女汉娜·尼克尔森（Hannah Nicholson）的儿子，他的父母都是苏格兰教会的成员，于 1768 年结婚。罗伯特是他父母所生 8 个孩子中最小的儿子。在罗伯特 3 岁的时候，他和家人一起搬到了纽卡斯尔，他父亲在那里开始了兴旺的鞋业。

1796年，14岁的罗伯特离开学校，到父亲的公司当学徒。马礼逊在他父亲的公司工作时，受雇于手工劳动，每天工作12～14个小时。

1798年，他加入长老会，想成为一名传教士。1801年，他开始学习拉丁语、希腊语和希伯来语，还系统地学习神学。以后，他还学习中文。

1803年1月7日，马礼逊进入乔治·科利森在伦敦的霍克顿学院，被训练为公理会牧师。他到17岁时，就开始阅读福音派杂志和传教士杂志上的新传教士运动的文章。

马礼逊的母亲于1804年去世后，他加入了伦敦传教士协会。他在1804年5月27日提出申请参与传教服务工作。第二天，他接受了董事会的面试，并通过了面试。第二年，他去了位于朴次茅斯附近的大卫·博格（David Bogue）的学校，接受进一步的训练。

1807年1月31日，马礼逊先到美国，后在5月12日登船奔赴中国广东。他在海上航行100多天后，于1807年9月4日抵达澳门。9月7日，他去到广州城。

起初，马礼逊完全按照中国的习俗，试着吃中国菜，并成为一个熟练使用筷子的人，穿上了中国式上衣。后来他认识到这是一个错误。就食物而言，他不能健康生活。至于那件衣服，只会使他显得更不寻常，一个穿着中国服装的外国人更易引起人们的怀疑。

1809年，他认识了17岁的玛丽·莫顿，并于当年2月20日在澳门结婚。婚后，马礼逊独自返回广州，因为外国妇女不允许居住在那里。他们有三个孩子：詹姆斯·马礼逊（1811年3月5日，同日去世），玛丽·丽贝卡·马礼逊（1812年7月）和约翰·罗伯特·马礼逊（1814年4月17日）。马礼逊的妻子玛丽·马礼逊于1821年6月10日死于霍乱，葬在澳门旧的新教公墓。

马礼逊抵达澳门后，在东印度公司工作。不久，主编《印支搜闻》（Indo-Chinese Gleaner），向欧洲报道中国风情。马礼逊调查报道中国百姓的生活习惯、疾病分类、医疗方法以及中草药的使用与鉴别，开创了以近现代科的学调查分析归纳分类方法，全面展现中国社会、心理、医疗和药物，他与医生李文斯敦合作，由李文斯敦调查广东地区疾病分布和分类状况。1820年，他们两人在澳门合作设立的诊所还配备中草药，购置多种中医药书籍，聘请了在当地一位颇具名望的老中医和一位中草药师傅，在诊所为他们讲解中医中药知识，同时为当地贫穷百姓治病施药。在短时间内使数百名患者恢复健康。这种在西医院里设立中医的做法，成为至今仍在沿用的当代中国医院普遍模式。同时，新教传教士通过针对中国人就医习惯,从开办兼有中医的诊所起步,探索怎样为中国人治病才能争取人心,扩大基督教的影响,展现了相对天主教传教士,新教传教士能更务实、更客观、更进取推进医学传教活动医学传教活动。

1822年马礼逊访问了马六甲和新加坡,1824年回到英国。1824年和1825年,马礼逊在英国度过,并于1824年11月与伊莉莎·阿姆斯特朗结婚。1826年,马礼逊带着妻子及他与第一任妻子所生的孩子们回到中国。

1834年8月1日,马礼逊死于广州。第二天,他的遗体被运回澳门,并于8月5日埋葬在他的第一任妻子和死去孩子旁边的旧新教公墓。他留下了6个孩子,两个是他的第一任妻子所生,4个是与第二任妻子所生。

在他去世一年多后,伯驾在广州开设的新豆栏医局开业,由他开创后,经郭雷枢等人丰富发展,最后由伯驾完善定型的新教在中国的医学传教模式获得巨大成功,促进近代西方医学传入中国,并为中国医学带来根本性变革。

十七、李文斯敦

李文斯敦(John Livingstone)于1808—1826年为驻华商馆助理医生,1815年为东印度公司外科医生。在1820年广州贸易季节结束后,他与马礼逊一起在澳门开设了一家小型医馆,免费为贫困华人治病。这所医馆是基督教新教教会在华开办医疗机构的创举。

他是植物学家,又精通医学。1821年,李文斯敦被阿伯丁的马歇尔医学院(Marischal College)授予医学博士学位。① 他与马礼逊开设的医馆,聘用了当地的一位中医。据李文斯敦的信提到:"我很高兴地为这位中医证明他的中医药疗法颇有成效,马礼逊博士能请到他主持医馆真是幸运极了。"② 这种在西医馆聘请中医医师,为中国人看病的做法,为后来新教开设的西医医疗机构聘请中医师提供了借鉴经验,对后来中国现代医院与现代中医医院的建设影响深远。关于这间医馆的结业时间有不同的看法,多认为该医馆是在1825年结业。③ 他们聘请当地的中医医生和草药师傅,讲解中医中药知识,以近代科学方法研究中国传统医学,这似应是最先用近代科学理论阐释中医,对推动中华医学走向现代影响深远。

---

① Lindsay, May Ride. An East India Company Cemetery:Protestant Burials in Macao. Hong Kong:Hong Kong University press,1998,p.123.

② [英]艾莉莎·马礼逊编,杨慧玲等译:《马礼逊回忆录》第2卷,大象出版社2008年版。

③ 吴义雄:《在宗教与世俗之间:基督教新教传教士在华南沿海的早期活动研究》,广东教育出版社2000年版,第292页;谭树林:《英国东印度公司与澳门》,广东人民出版社2010年版,第228页。

李文斯敦还为中国的公共卫生学、流行病学的科学研究做出了贡献。李文斯敦调查广东地区疾病分布和分类状况，多方面多学科分析中国人尤其是广东人疾病与治疗状况。他生前通过对广东地区疾病分类状况的调查，认为穷人疾患有两类：①洁净类，包括盲、跛、聋哑等项；②不洁净类，包括麻风病等项。各种病中以眼疾发病率最高。这项调查分类，对后来的新教传教医生有较大影响，如郭雷枢、伯驾等，都首先选择眼科开展医务活动。他的公共卫生学、流行病学的研究，是广东地区也是中国最早开展的公共卫生学及流行病学方面的系统的科学研究与理论总结。

十八、朱沛文

朱沛文（约1805年—?），中国清末医家。字少廉，又字绍溪，广东南海人。他出身医生家庭，自幼随父学医，父亲去世后家境清寒，刻苦读书，后亦以医为业，曾广读古今中医书籍及当时翻译之西医书籍，并亲到西医院内观察尸体解剖。通过临证实践20余年，对中西医汇通提出独到见解，为我国近代中西医汇通派中有见解的代表人物之一。撰有《华洋脏象约纂》（1875），认为中西医"各有是非，不能偏生；有宜从华者，有宜从洋者"，中医"精于穷理，而拙于格物"，但"信理太过，而或涉于虚"；西医"长于格物，而短于穷理"，但又"逐物太过，而或涉于固"。主张汇通中西以临床验证为标准求同存异，"应通其可通，而并存其互异"。一为医强调了解人体脏腑，认为"医治人身之道，非可空谈名理，若不察脏腑官骸之体用，但举寒热虚实之概，谬与温凉补泻之方，而能愈人之疾者，鲜矣"。书中附西洋解剖图百余幅，并试图用西方解剖生理阐述和印证中医理论，认为以西方解剖生理验证《内经》等古典医理，可使经义更加彰著，并对前人如程式、王宏翰、王清任所记述脏腑之差错，有所纠正。对于古代医学著述及医家的认识，较为中肯，指出《内经》《难经》《伤寒论》等古典文献为中医之渊源，而对宋元以后诸家亦加以肯定。平时治学，强调读书与临证相结合，主张读书以"培其根底"，临证以"增其阅历"，并提出学医要"溯医源、参证候、习方药，研脉法"。

十九、陈定泰

陈定泰，字弼臣，广东新会人，生卒年月今已无考。他以一中医学者的自身定位，采用中西比较的方式向中国人介绍了西方医学。范行准在其所著《明季西洋传入之医学》说他"道光九年（1829），因母病访医羊城"①，到"遂成《医谈传真》二卷，时为道光二十四年"。如此来说，陈定泰的活动时代应主要是在清朝的道光年间。由他为治母亲的病来到广东省会广州时起，开始接触到西方医学的解剖图本。于是，就有了后来"遇其师王昭孚，获见王清任《医林改错》，乃慨然有访真经络之志。友人胡琴川云：非求西洋医不可，属访琴川之友梁璘山，以璘山曾见洋医剖割也。璘山又偕定泰访洋医，洋医出其图本相示，见其书厚约二寸，图有数百，自皮肉之毛，以至筋骨之髓，自脏腑之大，以及经络之细，层层绘图，精工异常，饱玩十余遍，始知经络脏腑之真也。乃以洋图之绘，考证清任之说，及古传脏腑经络图，而真伪判然，遂成《医谈传真》二卷，时为道光二十四年。自谓与前辑《医学总纲》大殊，盖不自护前失也。此外尚有《风月楼医谈》二卷、《症治辨源》四卷、《医一贯》一卷、《本草亲尝》二卷与《总纲》一卷"②中，记述了他感到行医日久，自觉虽未尝无奇验，而不验者恒多。他发现中医的不足之处，尤其在解剖学上，接触到西洋医学后，发现西医在解剖学上的优长。于是，他访寻西医，研读找到的西医书籍。他经过研阅王清任与西医脏腑图谱、模型及亲临实际观察，将古传脏腑图与王清任脏腑图及西医解剖图谱详加比较对照，认为"学医有序，先识脏腑之真③""脏腑即失，问津无路"④，根据自己对中西医学的认识和汇通构想，"另行发挥"，并撰著《医谈传真》，借以传真脏腑，进行了中西汇通的可贵尝试。他向国人介绍所见一例青光眼减压术，详绘一手术器具附于案例之后，详述了当时西医的开颅术，较详细介绍了西洋医学外科手术。然而，《医谈传真》脱稿后却因家贫无力刊行。"至光绪元年（1875）"⑤，才"仅将《传真》行世"⑥。其著述被认定为"然则中医接受第二次传入之西洋医学，当权舆于定泰之书⑦，"。

陈定泰其孙继承祖父之志研究传播西医之学。"其孙陈宝光（字珍阁）幼承庭训，矢志于中西汇通研究……赴新加城英国皇家医院学习三年，新临解剖实验，方知王清任之经验能见其大，不能见其小，而西学则有影大镜细细观察

---

① 范行准：《明季西洋传入之医学》，上海人民出版社2012年版，第24页。
② 范行准：《明季西洋传入之医学》，上海人民出版社2012年版，第24页。
③ 范行准：《明季西洋传入之医学》，上海人民出版社2012年版，第24页。
④ 同上。
⑤ 同上。
⑥ 同上。
⑦ 同上。

之"①。他介绍近代西医的科学手段之优长。

二十、郭雷枢

郭雷枢（Thomas Richardson Colledge，1796—1879），又译哥利支，他生于英国北桑普敦郡（Northampton）的其乐斯比（Kilsby），1809 年就读于拉格比文法学校（Rugby School），1812 年进入列斯特医院（Leicester Infirmary）成为学徒。5 年后郭雷枢再前往伦敦拜著名的医生库柏（Sir Astley Cooper）为师，后来毕业于伦敦的圣托马斯医院。郭雷枢取得医生资格后，于 1819 年成为英国在东印度公司驻中国站的外科助理医师。1826 年，英国医生郭雷枢被东印度公司派驻澳门。郭雷枢来华后发现，广州和澳门街头盲人很多，而且许多人的眼病是可以治好的，便于 1827 年开始在澳门为中国眼科患者治病，他在澳门租房子开设眼科诊所，翌年扩充为类似小医院的医疗机构。作为慈善机构，贫穷病人只要持有公司发给的免费证明，便可得到医院的免费诊治，其他病人酌情收费。每天约有 40 人就诊，由皮尔逊办理至 1832 年，他离华回国时为止，共医治 4000 多人的各种疾病，受到病人的赞扬。1828 年，他在朋友的帮助下在澳门建立了一所能够容纳 40 人的眼科小医院。随着中国人对郭雷枢信任的增加，前来求医者越来越多，以致于"大量的病人无法住院治疗，只有那些离家太远，附近又无亲戚的病人才能得到住院治疗"。1828 年，郭雷枢离开澳门随英国商行一起到了广州，邀美国医生布拉福德合作开设诊所，为广州的中国居民及外国人治病，医治眼疾、脚疾及各种病症。不久，郭雷枢离开诊所，由布拉福德与东印度公司外科助理医生柯克办理，至 1834 年停办。这间诊所规模不大，但它标志着西医传入点由澳门移到广州，西医影响中国的地域范围更深入更广，一个西医传播新局面开始打开，有利于日后近代西方医学由广州辐射式传播全国。

郭雷枢在担任广州商馆医生两年后，于 1834 年改任驻华商务监督医生。

1836 年，郭雷枢向教会呈上一份报告——《任用医生在华传教商榷书》，首先提出建议，要求教会多派传教医生来华，用医病的方法辅助传教，他的建议得到了美国方面的重视。1830 年，美国公理会派第一个传教士俾治文来华，于同年 2 月 25 日到达广州。

1836 年 10 月，郭雷枢、伯驾和裨治文等发起筹办医学会社，1838 年 2 月 21

---

① 余永燕：《早期中西医汇通世家—陈定泰祖孙》，载《江西中医学院学报》，2015 年第 17 卷第 6 期，第 16–17 页。

日在广州召开成立大会,中国第一个医疗卫生团体——中华医药传道会正式创建(1886年后被博医会所取代)。大会公推执行委员:郭雷枢为会长,伯驾、渣甸、裨治文等为副会长,下设记录、秘书、司库、司数等委员。另设终身董事、永久会员等名誉称号,十三行商伍秉鉴是唯一中国人之永久会员。该会成为早期教会医院运营、集资和引进人才的一个独立机关,对组织传教医疗力量发挥重要作用。

由郭雷枢、伯驾和裨治文联名签署的宣言提出"鼓励在中国人当中行医,并将我们的科学、病例研究和科学发明等有用的知识,拿出一部分与他们分享。……希望我们的努力将有助于消除偏见和长期以来民族情绪所导致的隔阂,以此教育中国人。被他们歧视的人们,是有能力和愿意成为他们的恩人的。……我们称我们是一个传教会,因为我们确信它一定会促进传教事业。……利用这样的代理机构,可以铺平通往更高处的道路,赢得中国人的信任和尊重,这有助于把我们同中国的贸易和一切往来,达到所期望的更高地位,还可以为输入科学和宗教打开通道。我们可以表明的第一个利益是,将医学科学移植中国,可能会产生积极的效果。……第二个利益是,以此收集情报,对传教士和商人均有较高的价值。……因为只有这样的场合,可与中国人民交往,可以听到大部分真实情况,回答我们许多问题。……因为一个病人在医生面前,往往是坦诚相见的"。由此可见郭雷枢代表的传教医生在中国的医学慈善活动,夹杂着宗教、政治、经济等目的。

1838年5月,由于郭雷枢和美国小姐卡露莲·西拉贝尔(Caroline Shillaber)结婚生子后,生活上经济负担不断加重,公司给他的薪水不敷使用,为生活只有另谋出路,于是辞职离开中国。① 郭雷枢到来中国广东之际,正值西方医学经数百年的发展基本完成了近代化的时代,他承前启后顺势而为地推进近代西方医学科学经广东传入中国。

二十一、伯驾

伯驾(Peter Parker,1804—1888)于1804年出生在美国马萨诸塞州的法明罕(Framingham),原有两个哥哥,都在婴儿期就夭折,所以只剩下两个姐姐和一个妹妹。童年的生活较单纯,总是在农场、教室与礼拜堂三者之间打转。一家

---

① 苏精:《英国东印度公司与西医来华》,载珠海市委宣传部、澳门基金会、中山大学近代中国研究中心主编:《珠海、澳门与近代中西文化交流:首届"珠澳文化论坛"论文集》,社会科学文献出版社2010年版,第73页。

在父母的操持下，过着敬虔、勤劳的生活。由于他是家中唯一的儿子，必须帮忙农场上的劳作，以致对学校的功课较为疏忽，升学的年龄也稍受耽误。

他直到23岁才升入阿美士德学院（Amherst College），成了全校中最年长的一个学生。在这所宗教气氛极为浓厚的学院中学习3年以后，他转入了学术水平较高的耶鲁学院（Yale College）。由于耶鲁学院承认他在阿美士德学院的全部学分，所以他只要再花一年时间即可获得学士学位。

也就是在这一年（1830），他开始考虑到献身于海外宣道的问题。第二年的4月间，有一位热心推动海外宣道的人士安路福（Rufus Anderson）来到耶鲁主持了一连串的聚会，终于促成伯驾的最后决定。由于安路福隶属于全美最早的一个海外宣道团体"美部会"（American Board of Commissioners for Foreign Missions），因此伯驾也将申请书送到那里。

美部会接纳了他，同时建议他再回耶鲁去深造，接受神学与医学的教育。伯驾用3年时间完成4年的医学课程，于1834年3月通过考试。受美部会遣派，乘上一艘愿意免费带他到中国来的船，于6月4日启程，历时4个月抵达澳门，10月6日到广州，后折返澳门，并于12月12日南下新加坡习华文。在新加坡期间，他开一诊所，专为华人治病，从1835年1月到8月治疗了1000多例病人。

伯驾于1835年在广州创办的教会医院——眼科医局，是近代中国一所最先产生了重大影响的西医院。伯驾的专长本为眼科，所以一开始只看眼科的病，后来应病人的再三要求，也开始为他们看其他的病，从麻风病、象皮病到疝气、肿瘤，无所不诊，终于成为一个"全科大夫"。伯驾在外科方面尤其有建树，在中国近代医学史上留下几个重要的首创纪录：①割除乳癌（1836年）；②割除膀胱结石（1844年）；③使用乙醚麻醉（1847年）与氯仿麻醉（1848年）。

此外，伯驾也以割除肿瘤而著名，例如他的第446号病人就是一个严重的肿瘤患者，从右太阳穴一直向下长到右颊，整个右眼几乎都被遮住了，1835年12月27日伯驾在鸦片镇痛下为这名13岁小女孩施行了手术，割除了这颗重达1.25磅重的肿瘤，18天后，患者痊愈，从而挽救了她的性命。

伯驾在华约有20年的行医过程中，他一共诊治过5.3万多个病人。这里面从两广总督耆英到浑身长疮的乞丐，从当地人到外地慕名而来的病人无所不包。

对伯驾及其创立的医局较早的记载有《东西洋考每月统记传》道光十七年（1838）8月号，以题为《医院》的文章"道光十四年（1834），有医生名谓伯驾，自北亚墨理加国来，自怀慈心，普爱万民，不可视困危而不持不扶也。始到广州府，暂往新嘉坡，再返，于十三行内开医院焉，其宅广，其房多矣。……如此服药开方，无不效也。虽昼夜劳苦，然不取人之钱，而白白疗症。设使病痼许病人寓医院。闾阎之人贫乏无钱，悦然供给饮食，待病愈回家矣。自无财帛，各国远客驻粤贸易并汉贵商一位联名签题银几千有余元，致买药材还赁行之钱。却使病豁然而脱，大有名声。病人不远一千里而来，得医矣。传说此事者亲眼看医院之士民云集、挤拥，老幼男女如曦来。莫说广东各府厅州县之人，就是福建、浙江、江西、江苏、安徽、山西各省居民求医矣。儒农官员，各品人等病来愈去矣"①。

伯驾一直视医疗为布道的方式之一，因此，他虽然在医术上日益精进，但他信仰上帝之心并未稍减。在他的日记中，到处都是将某个病人"交在最大的医生（耶稣）手中"，或为某个病人的痊愈而感谢上帝的记载。

为了使医疗宣教的价值更为人们所重视，伯驾在1838年会同裨治文与郭雷枢二人发起组织"中国医学传道会"（Medical Missionary Society in China）。首次集会时渣甸为主席，参加成立大会的约有十多个人，1838年4月第二次大会改选郭雷枢为会长，不过郭雷枢不久就离华回英国去了，其会长之职至1839年乃止。副会长之职由旗昌洋行职员、历任英美驻广州领事、英美商人、伯驾等人担任。会员每年捐赠慈善款，支持博济医局。伯驾自1834年抵广州，至1857年返美国，历时23载，特别是他1841年漫游欧美争取的捐助，为传道会做了大量工作，促进了近代西方医学在中国的传播。

"中国医药会"虽不如后来的"中国博医会"（China Medical Missionary Association）那样在统一医学译名、推广医学教育等方面卓然有成，却在联系早期的医学传教士方面发挥了很大的功能，使他们更好地交换医学传教经验，成为医学传教士的组织。下面提到的人在中国教会史与医学史上都发挥过不可或缺的作用，都曾经是"中国医药会"的成员：雒魏林、合信、麦嘉缔（D. B. McCartee）。

1844年中国与美国在澳门的望厦缔造了两国间的第一个条约，伯驾担任美国公使顾盛（Caleb Cushing）的译员。这是他参与外交工作的开始。此后他还担任过美国使馆的代办与公使。

1857年伯驾夫妇回国定居，直到1888年逝世再也没有到中国来。

二十二、合信

英国传教士医师合信（Benjamin Hobson，1826—1873）于1816年生在英国

---

① 爱汉者等编，黄时鉴整理：《东西洋考每月统记传》，中华书局1997年版，第404-406页。

北安普敦郡的威弗德。合信是伦敦大学医学专业的学生,他在获得学士学位后,还通过了伦敦皇家外科医师学会的考试。

合信获准加入伦敦会后,受英伦布道团派遣,作为医学传教士被派往中国,到广东行医传教。1839年7月28日,合信和新婚妻子简·阿比(Jane Abbey)一起乘坐"伊来扎·斯图尔特号"起程,11月12日途经安吉尔,12月18日抵达澳门。不久以后他被医学传道会接纳。

他先在澳门,协助洛克哈特工作,后主持澳门医院。1840年,合信在澳门医院收授了亚忠和亚宾两位生徒,授予医术和神学,在医院助理医务。1841年7月至1842年10月,他的门诊病人达5265人次,住院病人达433人次。

1843年上半年,合信前往香港管理医学传道会并在那里开办的医院。该医院从6月1日开始接待病人。

1845年,合信夫人的身体非常衰弱,合信夫妇只能返回欧洲,于是合信陪夫人一起离开香港。12月22日,当船停泊在邓杰内斯,家乡在望时,合信夫人去世,留下丈夫一人及一子一女。在英国期间,合信同马礼逊博士的女儿结婚。

1847年3月11日,他们夫妇二人同赫希伯尔格(Hirschberg)一同乘坐"休·沃克号"(Hugh walker)前往中国。7月27日到达香港后,合信继续负责医院事务。10月,他和吉里斯皮去了一次广州。

1848年2月,合信到广州定居并在那里开展工作。4月,他开办了一家诊所。6月在广州西郊金利埠购房,用来开办教会医院惠爱医馆,建成完备的医院。仅在1850年,他就诊治了25497人次,其中有很多病人是吸鸦片者,合信帮助他们戒烟。合信为人谦逊诚恳,待人和蔼可亲,"有古君子风",而且医术高明,治病"无不应手奏效",因而赢得了当地人的信赖,使惠爱医馆熙来攘往,"合信氏之名遂遍粤东人士之口"。合信创建的惠爱医院声名远播。

1850年,合信在广东南海人陈修堂协助下,于广州编译出版了《全体新论》(又名《解剖学和生理学大纲》),这是介绍到中国的一本比较系统的西方医学教科书。合信先在广州,后到上海与管茂才合作,翻译出版5本书,即《博物新编》(1855年刊行)、《西医略论》(1857年刊行)、《妇婴新说》(1858年刊行)、《内科新说》(1858年刊行)、《医学新语》(1858年刊行)。当时,这5本书被集成一函,题名《西医五种》,与《全体新论》合组成一套比较完整的西医教科书,在中国早期西医传播中起了重大作用。清道光至咸丰年间,合信与嘉约翰先后在广州有系统地编著、翻译出版介绍了西医药各科的专门著作20多种,这是中国近代最早出现的西医著作,对广州西医知识的普及产生一定的影响,也为西方医学科学在近代中国传播做出贡献。

1856年第二次鸦片战争爆发，10月广州爆发战事，他因此被迫离开当地，举家暂时避居香港。惠爱医院停业。1858年，医院由黄宽接办复业。

应上海的传教士之请，合信于1857年2月来到上海。在该年年底，他接手了仁济医院的工作。在此期间，他从事译述、合译有《西医略论》《妇婴新说》和《内科新说》3种。

全信编译的五种书中，有四种是医书，合称《西医五种》。这些译作不但在中国医学史上，而且在中国近代科技史上产生重大影响。

《全体新论》（1851年）是一部解剖学概要。合信认为中医"不明脏腑血脉之奥"，对解剖学茫然无知，这是中医的最大缺陷之一，因此他首先译介解剖学知识。本书先论骨骼，次述韧带、肌肉，再及大脑、神经系统和五官，然后论脏腑，对血液循环有重点介绍，最后论及泌尿器官等。全书简明扼要、图文并茂。西医解剖学虽早在明末清初就已经有耶稣会士翻译介绍，但译本流传极少，知者不多。《全体新论》刊行后，"远近翕然称之，购者不惮重价"。很快又出现多种翻刻本。

《西医略论》（1857年）详于外症，略于内症，共3卷，上卷总论病症，中卷分论各部病症，下卷专论方药。此书也配有详明的图解，极便实用。

《妇婴新说》（1857年）介绍西医妇产科和儿科的理论与方法。

《内科新说》（1858年）以脏腑为纲，备论头痛、癫狂、心肺病、胃病、肝胆病症、肾病、小肠病腹痛、泻泄、大便秘结等病症。书分二卷，上卷论病症，下卷载方剂药品。合信编译西医书，是采用由他口译，由中国人笔述的方法进行，他们对待译述十分认真，于身体、病症、方剂、药名等名目，大都用中医名称。合信说："余著书之意，欲使泰西医学流传中土，故于字句同异、药剂轻重斟酌详审，不肯苟且误人。"他在临床上还使用部分中药，虽然很有限，却反映出他对中医有一定的理解和采纳，而不是完全摒弃。这些医书是近代介绍西医最早而且系统的著作，对西医在中国的传播起到了重大作用。

1858年底，合信因健康原因离开上海。

1859年初，合信将长子留在当地洋行后，同其他家人一起乘邮轮经由香港返回英国，3月抵达目的地。回英国后，合信的健康状况令他无法再到中国来，他曾在克利夫顿住了一段时间，在切尔滕纳姆生活了下来，于1873年在伦敦逝世。

合信于1859年退休回国为止，在华20年，为中国早期西医传播，推广西方医学科学，传播西方科学文化，做出了重要贡献。

二十三、嘉约翰

嘉约翰（John Glasgow Kerr，1824—1901），1824年11月30日出生于美国俄亥俄州邓肯维尔，从小勤奋好学，16岁考入大学，23岁毕业于费城杰弗逊医学院，做了7年的医生，并加入教会。

1854年5月15日，嘉约翰带着新婚妻子抵达广州。他的妻子金斯伯，因半年的船上颠簸，加上不适应广州的炎热，一年后因病去世。新婚燕尔，妻子亡故，又初到一个完全陌生的国度，使嘉约翰非常哀伤。然而，个人的不幸和所遇的困难，都没让嘉约翰放下自己的使命。他料理完妻子的后事，又忍着哀痛忘我地投入到行医传教中去。

1855年，伯驾回美国休养，5月5日嘉约翰受聘接替伯驾，接掌广州眼科医局。

第二次鸦片战争于1856年爆发，医局在战争中被焚毁，夷为平地。在中国与西方列强激烈对抗的时局，身为西方人士的嘉约翰连在中国立足都难，更别说行医了，妻子去世后，生活无人照顾，加上行医传教生活非常忙碌，嘉约翰身体状况每况愈下，只能于次年返美，入费城杰斐逊医学院进修。在此期间，他未放下在中国从事的事业，在紧张的学习之余四处为重建广州眼科医局筹款，购置了一批医疗器械。

1858年年底，第二次鸦片战争的硝烟尚未散尽，嘉约翰携新夫人再临广州城，再续他在中国近半世纪的行医授业传教生涯。

他因陋就简地在南郊增沙街租下一间店铺，修葺粉刷一下，改为医院用房，此即为博济医院的雏形。1859年1月中旬，医院正式开业，命名为博济医局，他用在美国募集的经费购置了一批医疗器械。医院开办之初，正值鸦片战争战火方熄，中国刚刚经历一场西方列强的侵略，当地从官方到民间对嘉约翰办医院并不欢迎，战前他主管的医院就是被仇恨侵略的当地民众烧毁。他当时办医院的客观条件很差。医院能生存下来，首先是靠嘉约翰所具有的传教士执着的宗教传道救世精神。许多穷人由于没钱治病，或是"病急乱投医"的人壮着胆子来试诊，治好了病，名声也传播开来，连富贵人家也上门求医。医院由艰难维持到发展扩大。

博济医院在1859年5月重新开业后的数十年间，医院有不断的改进和发展。医院在广州一带业已产生了相当大的影响，医务工作格外繁重，除此之外，嘉约翰还要研究教学、编写教科书、设计和筹划医院将来的发展等等。嘉约翰力图使这所广州近代最早的西医院，成为广州乃至中国教会医院之模范。

嘉约翰认识到必须培养中国人自己的医生。开始，嘉约翰只是由医院招收少数学徒，采用以师带徒这种易为当地人接受的传统授教方式，让他们边学习，边协助医生工作。医院也曾接收具有一定西医知识的开业医生进行培训。到1866年，博济医院迁移到新址后，嘉约翰在医院里附设一所学校，这是当时中国唯一的西医学校，也是近现代中国医校教育之滥觞。

这所医校成为近代中国最早的医科学校，较大规模地培养医生，嘉约翰本人亲自授课，为中国西医教育体系的奠基。到1870年，学校的一些学生可以在医院独立施行外科手术，嘉约翰说他们"很快就熟练了手术方面的有关方法，他们可以不需要外国医生就能单独为病人解除痛苦。许多医学校的学生已经取得了当地民众的信任"。1879年，随着医学教育的发展，医校从博济医院中分离出来，再后来正式更名为"南华医学堂"，在中国最早系统地传播西方现代医学知识，培养出大批医学工作者。这些医学工作者成为开拓中国西医基业的人才。其中很多人有高超医疗技能。他们毕业后多在华南地区活动，直接从事医疗事业或者是在其他医校担任老师，对当地西医传播有很大影响。医学校里还教授一些中医知识。学校最初招收的都是男学生。1879年该校开始招收女生，这是中国最早招收女学生的医学校，冲破中国传统桎梏对妇女的束缚。这所学校培育出这一时代杰出的人物，如戊戌变法中殉志的六君子之一康广仁、革命领袖孙中山，还有其他的民主革命者，更有中国第一批受西式教育的知识精英。到1894年前后，经南华医学堂培养的医生达200名左右，绝大多数毕业生后来都能开业行医。

孙中山也曾于1886年在嘉约翰开办的医校学医，并利用嘉约翰治校的宽松自由环境，吸收西方先进文化，开展最初的革命活动。

嘉约翰在医务、医学方面的工作成绩颇为突出。他在博济医院先后服务了近半个世纪，在他主持博济医院期间，门诊病人达74万人次，曾为49000多例患者动过外科手术，翻译了34部西医药著作，还培养了150多名西医人才，他们是中国近代第一代西医。

他曾任新教全国性医界团体"中华博医会"首任会长，并创办颇有影响的西医学术刊物《中国博医会报》（中国第一种英文医学杂志，1887年在上海发行）。1865年，嘉约翰和他人一起编辑并出版了《广州新报》周刊，分为中文版、日文版、英文版三种形式。这是我国最早的西医期刊，也是我国最早的中、英、日三文期刊，主要内容是介绍西方医学医药知识，并附带刊登一些当时的国内外新闻。1880年，嘉约翰在广州创办《西医新报》，这是一份中文医学杂志，也是我国最早的正规西医期刊。该报在广州街头公开发售，最高发行量曾经达到400份。

1898年，嘉约翰于广州市珠江南岸、白鹅潭畔，创建了中国第一家精神病专科医院，初名"惠爱医院"，设30～40张病床，次年正式收住院病人。嘉约翰辞去博济医院职务，偕夫人搬进"惠爱医院"。他亲自为病人治疗，让不少精神病人治愈出院。传统中国社会，从社会安全与稳定着眼，对精神病人基本是以禁锢方式处置，责任由家庭或宗族承担。精神癫狂者常被家人锁进幽暗房间，经年不见阳光。在清代，家人如不经报官私自打开疯人的锁铐，将会受到严厉处罚。嘉约翰兴办精神病医院，不仅给中国带来了治疗一种疾病的方式，还展示了西方重视个人权利、重视个体的观念，将来自西方的人道主义精神、人本主义思想、人权理念引入中国。

光绪二十五年（1899），博济医院院长嘉约翰退休，由该院美籍医生关约翰接任院长。

1901年8月10日，嘉约翰在中国从事和传播西医学近半个世纪后，因患痢疾在广州逝世，葬于当地，为他在中国的行医传教事业鞠躬尽瘁。

二十四、黄宽

黄宽（1829—1878）字绰卿，号杰臣，广东省香山县东岸乡人，其长辈多务农，年幼时父母双亡，依靠祖母抚养长大，初进乡村学塾读书，就有"神童"之称，后因家境贫困停学。1841年，他来到澳门，在美国教师布朗（Brown）主持下的马礼逊学校学习。1847年与容闳、黄胜一起，跟随布朗夫妇到美国，入读麻省曼松（Manson）学校，得文学士学位。1850年赴英国，进爱丁堡大学专攻医科，获医学士学位。毕业后攻读病理学与解剖学研究生，获得医学博士学位，他是中国近代最早赴西方学医的人。1857年，他以伦敦会传教医生身份返国，在香港伦敦会医院任职。1858年，他回到广州，先在广州府学东街开办一所医药局，为病人治病，随后又接办英国人合信医生在广州金利埠创设的惠爱医局。因黄宽作为中国医生提供西医服务，加上技术好，远近求医者众多。在他经营医院的头4个月里就有求诊者3300人。同时，黄宽还带有4名生徒在医院接受培训，中国人教授中国学生学习西医由此开始。西医传播不再为外国传教医生独揽。博济医局新开张后，应嘉约翰之邀，黄宽又在博济医院兼职。

黄宽医术精深，尤其擅长于外科，诊断精细，手术水平很高。1860年，他曾施行胚胎截除术（碎胎术），为国内首创。广东地区患膀胱石病人多，嘉约翰时以作截石术闻名，但在他之前，黄宽早已割治过 33 人。据统计，他做过 3000 多次膀胱结石手术。除了行医外，黄宽还积极致力于培养西医人才。后来，他因与医馆管理层意见不合，加上对某教徒的做法不满，于 1866 年辞去惠爱医馆之职，私人开业。1862 年，他被李鸿章聘为首批医官，任职仅半年便辞职，回广州自办诊所。1863 年他被聘为中国海关医务处首批医官。1866 年博济医院附设医校，他被聘为教员，担任解剖学、生理学、化学和外科、内科的教学。1867 年，他曾被委任代理主管博济医院。在此期间，努力整顿医院，还完成多例高难度手术，受到很高赞誉。

嘉约翰由于自身的身体和在美国家属的病患等原因，需要不定期回国，此时医院的管理和医务责任就落到中国医生的身上，中国医生和助手也因此有独立自主的工作机会而有长足进步。当嘉约翰 1867 年因上述原因回国休假时，全部医疗工作和管理由黄宽及其学生掌管。这期间黄宽主持施行包括 17 例膀胱结石在内的多种相当困难的外科手术，他的助手则承担所有小型手术和大部分眼科手术。

黄宽不但医术高明，而且医德高尚，为人治病热情感人，深受中外患者信任，他多年患有足疾，有时甚至不能走路，仍经常带病为人治病。1878 年 10 月，当他颈项患疽时，驻华英国领事夫人难产，急求他出诊，家人再三劝阻，黄宽仍坚持出诊，并说："吾疽纵剧，只损一命，妇人难产，必失二命，讵能以爱惜一命而弃二命于不顾耶？"于是他不顾个人安危，径直前往。领事夫人产后平安，他归家后却因疽剧发而故，年仅 49 岁。当时前来参加葬礼的中外人士无不为黄宽之死感到哀伤。

黄宽一生忙于临床医疗工作，除医院工作报告和海关医务年刊外，未留下其他著述。他的同学容闳在所著《西学东渐记》一书中评述称："以黄宽之才之学，遂成为好望角以东最负盛名之良外科。继复寓粤，事业益盛，声誉益隆。旅粤西人欢迎黄宽，较之欢迎欧美人士有加，积资益富。"他的中国人身份，对在中国人当中推广西医，独具外国人所不能替代的作用。

二十五、关韬

关韬（1818—1874），西方外国人士多称其为关亚杜或关亚土（Kuan A-To），其实应为关亚韬，在名前加上"亚"字，是广州人对一般人的普通称呼。关韬出身于广东十三行商业画家的世家，19 世纪十三行的文化氛围对他一生有重大的影响。在18、19世纪，中国的瓷器和茶叶在欧美各国极受欢迎。在瓷器和茶叶的包装上，绘有图案或风俗画，为迎合西洋人之爱好，行商要画工将西洋画法移入画中，于是诞生了广州外销画。关韬的叔父关乔昌（啉呱）就是一位名扬海外的外销画家，在十三行建立画室，和来自欧美的外国人有着广泛的接触，会说"广东英语"，闻知伯驾招收学生，便让侄子关韬前往学习西方医学。关乔昌对关韬很关心，特别创作一幅油画《彼得伯驾医生及其助手像》，其中助手就是关韬。伯驾还请关乔昌帮助制作教学挂图，又请他为100多名有肿瘤突出于体表的患者，对患病部位作详细描摹，每张图都有伯驾的详细说明。把某些病人的病状画下来，就成为一幅幅生动的病历资料。1841年伯驾携带这些医学图画回美国陈列展览，事后即分赠给大学或医院。至今仍有110幅图保存下来，其中大部分（86幅）保留在伯驾的母校、美国耶鲁大学医学图书馆（Yale Medical Library），23幅在伦敦盖氏医院的戈登博物馆（Gordon Museum at Guy's Hospital），1幅在波士顿的康特威图书馆（Countway Library）。其中的30多幅是肿瘤患者的画像，使人看到伯驾治疗这些患者的医术高明，也为中国近代西方医学传入中国留下历史实证。关韬亦参与了对画像中的一些患者的医疗工作。

  关韬这小伙子，受出身的所在阶层影响，讲实用，重实学，对当时中国知识界热衷的科举之业不感兴趣，又没有按家传从商或学画，却偏偏对当时中国人轻视、歧视，而且脏、苦、累的西方医学很感兴趣。他聪颖好学，吃苦耐劳，在伯驾教导下，能独立施行常见眼病的手术、腹腔穿刺抽液、拔牙、治疗骨折及脱臼等等，不负叔父的期望。他技术娴熟、精细，每每收到优良疗效，得到了中外人士的信服、赞誉。医科是一门跨文理的学科，涉及自然科学与社会科学许多科目，西医在当时尤其与西方文化背景紧密相连；支撑西方医学的知识体系与观念系统，迥异于中国传统的四书五经、八股文章、诗词曲赋。学过医的人都知道，学医苦，单说学制，医科学制就比其他学科长，人家西洋人在西医的祖地学西医，也得熬过数载寒窗，关韬居然在不长的时间内以学徒之身将西医技能学到手。关韬医技高超，由于他是中国近代在本土上培养的第一位西医生，增强了西医疗治水平的说服力，更有利于西方医学在中国的传播。

  关韬品学兼优，深得伯驾器重，伯驾休假回国，他曾代为主持眼科医局。咸丰六年（1856年）第二次鸦片战争时，他到福建为清军服务，获赏五品顶戴军衔，是中国第一位西式军医。战争结束后回广州挂牌行医，他良好的医德和精湛的医术很受中国人和外国侨民的欢迎。1866年，博济医院广州仁济大街的新院落成后，特请伯驾的传人、中国医生关韬出任医院助理，医院引以为荣。嘉约翰在其院务报告中说:"余得关医生为助手,实属幸运。因彼在眼科医院有悠久历史,凡与该院有来往者,莫不知之,以其君子之态度、而具有高明之手术,殊令人钦佩也。"关韬在关乔昌的荐引下,自愿随伯驾学医,开中国人师从外国人学习全科西医的先河。他是在中国传播近代西方医学科学的积极实践者,以自己的勤奋和才智使西医逐步为中国人所接受,促进西医在中国的传播。他为中国第一代西医树立了成功的榜样。

关韬除了在医院行医外,还在博济医院所办医校授课,负责指导实习课及临床各科,走上讲台传授西方科学文化知识与科学技能,从近代西方医学传播的受益者转而为近代西方医学传播的授益者。

关韬在这所医院工作近20年之久。他于1874年6月逝世,当时被"教会医事学会"称为一个悲伤的事件。在学会的第36届年会上,郑重宣布了对他的评价,并在《中国邮政》上刊出。由此可见他的重大影响。

二十六、 赖马西

赖马西(Mary West Niles,1854—1933),于1854年1月20日出生在美国威斯康星州,她的父亲是当地一位"家庭传教士先驱"。她在那里只生活了5年,小赖马西5岁时,由于外祖父去世,她的一家迁回纽约的科宁,父亲当了长老会的牧师。1875年,她在21岁时,从艾尔米拉学院毕业。此后3年,她在纽约的公立学校教书,同时从事传教工作。1878年,她开始在与纽约妇儿诊所有联系的妇女医学院学习,并于1882年从该学院毕业,获得医学博士学位;同期获得艾尔米拉学院的文学硕士学位,1917年又获得法学博士的荣誉学位。

1882年8月,她被长老会海外传教会任命为派往广州的传教医师,斯图本的长老会承揽对她的财政支持。

1882年10月19日,她抵达广州,到创建于1835年的中国近代前开办的一间西医院——博济医院工作。她在真光书院学习中文,开始了在中国行医传教的历程。1883年,在医院院长嘉约翰赴香港的短暂期间,由赖马西、老谭约瑟医生和韦尔斯(Wales)医生共同管理博济医院。赖马西分管医院的女病区。在当时的中国社会,妇女受传统礼教束缚,避讳与非亲友的男性交往接触,因此女性的"病人们喜欢有跟她们同性别的医生,好处是比较容易使之了解自己的病情。中国上流社会的妇女宁可忍受疾病带来的大量痛苦,而不愿接受现代医学诊断和治疗疾病所需的一切。大多数家庭中女性成员的深深的无知——羞怯和与世隔绝,为这位女医生在中国开启一个无限宽阔的领域"。在当时深受传统束缚的中国社会，女医生极为稀缺，从现有资料可知，赖马西是近代广州一带最早出现、受过高等医科训练的女医师，她作为一名女医生起到了男医生所不能起的作用。她到中国后，首先在当时中国医学领域中最缺人才的妇产科施展才华。

就在这一年，由博济医院人员使用器械接生的病例有 4 起，其中 3 例就由赖马西施行。其中最为成功的一例，产妇开始阵痛仅 24 小时，孩子就得救。

赖马西除了负责医治医院里的妇女患者，还在广州十三行一座属于长老会的房子里开办了一间诊所，主要诊治妇产科病患。从 1885 年 2 月到 10 月，这间诊所每星期开诊 5 个下午，但是 10 月份以后，每星期只 3 个下午开诊。一个房间专门用作礼拜堂或候诊室。赖马西原以为会有更多的妇女利用这个机会来找女医生看病，不过，这间诊所没让她达到所期望的成果，十三行诊所的就诊人数，在诊所存在的三年半时间里一直不多，这是因为当时中国妇女受传统礼教束缚不愿到陌生洋人那里。1888 年 6 月，诊所关闭。不过，她被邀出诊的次数倒是不少，这是由于当时受着传统礼教束缚的中国妇女不愿在外抛头露面的缘故，但她们对找洋医生诊治还是很迟疑，常常不能及时请洋医生看病。有一名待诊的妇女，在赖马西到达她身边的时候，她已经死了 4 个小时。还有一次，赖马西赶了 60 多公里的路，其中有一段路是坐轿子，但是赶到患者处时病人已经死了。赖马西看到当地不少患者因缺乏医学科学常识而延误了治疗，非常难过，尽可能通过自己的努力救治病人，并在救治过程中，让医学科学常识在当地人中特别是妇女中间传播开去。

当时的广州距鸦片战争爆发的年代不远，这场战争带来的动荡还在延续，社会并不安定，时有大大小小的动乱与战事，城郊及乡村一带更常有匪盗出没，一个年轻女医生远途出诊相当危险。而且，由于西方列强从鸦片战争开始到当时一直在侵略中国，广州更是一直处于中西交战的前沿并蒙受一次次灾难，当地不少人对西方人士切齿痛恨，因此赖马西不分昼夜远途出诊尤其凶险。然而，赖马西没有因环境危险不出诊，无论阴晴风雨，只要有病人需要出诊，她就去。她的工作极端繁重，医院本身人手非常不足，女医生更稀有，她唯有不管白天黑夜地工作。

这时，赖马西已是中国妇产科权威，以她卓越的学术成就，重大的医疗服务成果，以及杰出的献身精神，在中国医学界有举足轻重的影响。她还言传身教，将自己所学及经验传授给中国人，尽最大努力为中国培养出医学专业技能高，有使命感、责任心的医护人员。当然，赖马西这样做也是为了找帮手帮她摆脱医治、出诊，管理事务、后勤，甚至夜里开门都要自己来的困局。她充满赞赏地提到的那位吴夫人，就是博济医科学校的毕业生，这更让赖马西决心培养更多正式学校毕业的高级医疗与护理人才，她尤其着力于对女医护人员的培养。赖马西在嘉约翰开办的附设于博济医院的近代中国第一间西医校——博济医院所办西医校，主讲妇科学和产科学，并常年带领女学生进行医学临床实践，积极推广新法接生。这为培养中国女医疗护理人才，推动中国妇产科的学科发展，作出历史贡献。

赖马西在医院工作到1897年再次返美国休假，也许跟她筹办盲童学校有关，她在美国逗留两年，这段时间由富马利代管女病区。赖马西于1899年回中国后，辞去博济医院的工作。

她离开博济医院是为了进入一个更重要的领域。"1889年，人们从垃圾堆里捡到一个流浪儿，送到医院来医治。当救人者发现这女孩失明的双眼没有治愈的希望时，想把孩子送回垃圾堆去，但是赖马西医生说，你把她留在我这里吧。于是盲童学校就这样开办了。"

赖马西回到广州后，很快就雇请了一位丹麦女士奈普鲁（Nyrup）来照料这些失明女孩。一位在巴陵会育婴堂受教育的盲教师被请来教授凸字盲文、音乐、编织等科目。起初赖马西在广州河南租了一幢本地房子做学校，后来迁校到澳门。4年后，奈普鲁由于身体健康原因不得不回美国，盲人学校也就回迁广州。真光书院腾出该校一座楼房的4楼让她们暂住，直到毗邻的能够容纳30名学生的新房子建成使用为止，房子是由抚养人巴特勒小姐捐建。赖马西和来探访她的老父亲在1896年从医院迁出来，搬进盲人学校的新楼，以便于更好地管理盲人学校。赖马西不在的时候，巴勒特就负责管理学校。1899年，赖马西回中国后，就终止了与医院的关系，以便投入全部时间适应学校发展日益增长的需要。这间学校称为明心书院。

"在1912年，警长送来73名盲人歌女，同时每月也送来她们的费用。"当时广州的盲人歌女大都非常悲惨，以卖唱艰难为生，不少人堕入色情行业甚至卖淫，被黑道控制，饱受欺压剥削，也受尽了社会冷眼欺侮，到年老无依无靠，晚景极为凄惨。她们的悲惨遭遇，更坚定了赖马西无论多么艰难都要把盲人学校办下去的决心。她开办的盲人学校，大量接收盲人歌女、被遗弃或流浪的失明女孩，让她们学到文化和能在社会有尊严地生存的技能。

赖马西原来所学的专业是妇科和产科，原本准备终身从事妇女儿童的医疗工作，因此她在盲人教育方面的经验完全空白。但她非常刻苦耐心地自学有关知识，以便能够教育及帮助这些无助的失明女孩。赖马西为编创汉字盲文，自己先学会盲文，然后运用自己掌握的汉语言文字，将盲文译成汉字。虽然，赖马西编创汉字盲文前，已有汉语盲文，但从现有资料中并没有发现赖马西编创的汉字盲文是受其影响创制。

明心书院是中国最早创建的盲人学校之一。它经过书院创建者与继任负责人的精心完善，成为中国盲人学校的范式之一，亦是在中国社会开展盲人福利事业活动的一次成功的示范，具有中国现代福利事业开拓性典范意义。明心书院历经困苦，经历停办、迁址、更名以及种种困难，长久续办。

1928年7月，赖马西返回美国退休。1933年1月14日，她在美国加利福尼亚州洛杉矶帕萨迪纳市过世。

二十七、富马利

富马利（Mary Hannah Fulton，1854—1927）于1854年5月31日出生在美国俄亥俄州阿什兰，曾就读于威斯康星州阿普尔顿的劳伦斯大学，1874年，毕业于密歇根州Hillsdale学院，1877年，获硕士学位，随后任教于印第安纳波利斯的学校。1880年，又进入宾夕法尼亚女子医学院学习，获得医学博士学位。

1884年，年届30的富马利，受基督教美国长老会差遣，前往中国行医传教，在下半年到达广州。她的兄长富利敦牧师夫妇，作为传教士已经在这里生活了4年。富马利一到广州，就被邀请到博济医院去参与施行一些重要的外科手术。

来华传教士医师一般都得先学习一下中文，熟习环境，再开展工作，她却在中国不满一年时间就陪着她的兄嫂和他们的小女儿前往广西桂平行医传教。

富马利是发达国家先进医疗条件培养的高级医生，一到当地，却立即自己动手建起简陋甚至有些原始的医疗设施，开展医疗工作。

中法战争爆发后，富马利辗转回到广州，于1887年在广州四牌楼和同德街开办了两家诊所。1891年，她又在赖马西医生帮助下，在花地再开了一家诊所。当富马利医生下乡的时候，就由赖马西医生负责管理诊所。富马利医生在1897年接管医院女病区的工作之后，一直在那里工作到1900年，才辞去职务。

富马利任教的博济医院所办西医校是中国首招女学生的医校。1899年，医校女生增至5人。就在这一年，嘉约翰医生在广州芳村着手创办精神病院，医校里的男生都跟随他去了芳村。富马利担起教授5名女生的担子，她带着她们在西关存善大街施医赠药，有空就为她们讲授医学课程。一间女子医校在此滥觞发端。随着富马利接触到更多的本地妇女，她们"病死事小，看了男医生失节事大"的传统观念既让她深感无奈，又使她越来越深感到应该有一家妇女医院，也坚定了她办好女医学堂，为更多的中国妇女治病解危的决心。1899年，富马利在广州西关逢源西街尾的长老会一支会礼拜堂创办女子医学堂及附属赠医所。当时，富马利在博济医院所办西医校的余美德、施梅卿两位医生的协助下开办了女医学校，以富马利的赠医所为实习场地，开设于逢源中约。其学生不到10名，取名"广东女医学堂"。1899年12月12日，女医学堂的赠医所接诊了首例病人，此日亦被看作是医院的首创日。

1900年，中国北方爆发了义和团运动，岭南虽因中国东南地方大员实行东南互保之策而稍安，但难免被动荡局势波及，富马利师生几人到澳门避乱，这时身体柔弱的富马利正受到哮喘困扰，但并未停止教学。师生在乱世中相互扶助，"广东女医学堂"的落实计划也渐渐清晰。

局势稍定，富马利率学生回到广州。她从各种各样的病人那里总共筹得2500元的款项，在广州城西隅买一块地皮，第一座建筑物于1900年建成，是一座教堂，其中有一些房间用作诊所。这座建筑完工之后不久，富利敦回美国时，设法从布鲁克林的拉斐特教堂筹到3000元钱寄来，用作建造一座新的大楼。

"1901年4月23日星期三这个日子，将要作为广州医疗与慈善事业历史上一个喜庆日子被人们长远地记住。这实在是一个新时代的开始，它将会给这个大城市许多代的妇女和儿童带来福祉。"

医院定名柔济妇孺医院，是广东女医学堂的附属医院。初名"道济"，取其"传道，以医济世"之意。后因"道济"二字与"刀仔"（小刀）一词在粤语发音上比较接近，为避忌讳，院方接受清政府驻美公使梁诚先生的提议，将医院更名"柔济"。这名字让当地人听起来更为柔和亲切，亦与医院早期专门诊治妇孺患者的属性相吻合。1901年，建成第一座医院院舍，有病床12张，收治留医病人。

到1901年，医校有40名学生、两位外国教师和8位中国教师。

1902年，富利敦在美国向印第安纳州的夏葛先生募得捐款4000元，在女医校建新校舍，那座染坊于1902年被购入作为学生宿舍。为纪念捐款者，"广州女子医学堂"改名为"夏葛女子医学校"。也在这一年，端拿夫人捐赠了3000元，被用来收购了兵营，并在这里开办了护士学校，定名"端拿护士学校"。后来，柔济医院改名为夏葛医学院附属柔济医院。

夏葛医学院、端拿护士学校和柔济医院的两校一院的完整医科体系成型，组成了中国第一个教学医疗科研一体化的女子医学机构，有八九名员工，床位30个，富马利任校院总监，统管两校一院。由富马利出任学院院长及教授。从现有的史料来看，广东女子医学堂并非中国第一间女子医校，但从夏葛女子医学校的学制、办学规模、教学方式及完整配套的设施与实习基地上来看，它是中国有史以来第一所女子高等西医学府。

经过富马利的艰苦经营，护士学校于 1904 年正式建成，招收了首名学生李凤珍。端拿护士学校学制初定为 2 年，从 1915 年起改为 3 年。

富马利继续在国内外募捐，兴建医院校舍，到 1905 年，已有医校校舍两座，医院病房为马利伯坚纪念堂和麦伟林堂两座。

柔济医院创院之初亦兼具慈善机构性质，主要服务贫穷的女病者，妇产科一直是其强项。1909 年，该院就开展了钳助产术、毁胎术、臀位牵引助产术、子宫破裂修补术等。1914 年，富马利、夏马大和中国女医生罗秀云一起，为一名患者切除 47 公斤盆腔肿物，标本被送往南京展览，在当时引起轰动。

1912 年 5 月 15 日，孙中山亲临夏葛医学院的学生毕业典礼，并视察柔济医院。

富马利担任校长直至 1915 年。这一年，已过五旬的富马利离开广州，旅居上海，应中国传教医师协会之请，全职翻译医学书籍，专心从事医学书籍的翻译工作。现在尚不清楚富马利离开夏葛女医的原因，一般推测，她也许只是想要休息，助产士的女医学堂诞生后，在她精心经营下发展起来，她也可以放心离开。她一手创建的夏葛医学院、附设医院和护士学校的两校一院体系及相应的教育模式与管理制度延续下来。她创立的中国女子高等医学教育模式和妇女医院方式，在当时中国当时特殊的社会条件下，增加了中国女子接受高等医学教育的机会及中国妇女得到西医治疗的机会。

其时，学院的教员里，有 8 名美国医学博士、1 名哲学博士，教学阵容十分强大。夏马大任校院总监兼医院主管，伦嘉列任医校校长，护校仍由李喜怜任校长。

1917 年，富马利离开中国，回到美国。1927 年 1 月 7 日，因病辞世。

二十八、尹端模

尹端模（字文楷，？—1927），广东东莞人，他进入羊城博济医院担任嘉约翰的助手前，从晚清的北洋医学堂毕业。但是，在民国时期，尹端模曾向孙中山胞姐孙妙茜的孙女谈及，孙中山进入广州博济医院学习时，他已在博济医院行医，[①]

---

① 黄彦，李伯新：《广东文史资料（第 25 辑）》，广东人民出版社 1979 年版，第 287 页。

而孙中山入读博济医院所办西医校的时间是1886年，而北洋医学堂是1893年经过改建组成，其前身总督医院附设医学校是由英国伦敦会医师马根济（J. K. Mackenzie）于1881年，在医院初具规模以后筹建的一所医学校，名为"总督医院附属医学校"，1893年经过改建组成北洋医学堂。尹端模似应是天津北洋医学堂前身，即1881年由传教医生马根济主持的总督医院附设医学校的学生。尹端模毕业后，先是行医办报。行医以"文楷"闻名，办报及编译则以"端模"署名。他起初"在海军兵舰医院充当医官"，后来到广州博济医院担任嘉约翰的助手。尹端模曾是博济医院医生，一生著撰译述西方医学著作丰富，在对中国传播近代西方医学科学上有重要贡献。

尹端模是最早翻译一定数量的西医著作的华人学者。他在博济医院受合信及嘉约翰影响，努力学习，译述西书。主要有《医理略述》（1891年）、《病理撮要》（1892年，1卷）、《儿科撮要》（1892年，2卷）、《胎产举要》（1893年，2卷）。尹端模还与嘉约翰合作进行了《病症名目》《体质穷源》的翻译工作。尹端模译述了《体质穷源》《医理略述》《病理撮要》《儿科撮要》《胎产举要》等著述。

1886年，博济医院的华人医师尹端模等创办了《医学报》，是中国人自办最早的西医刊物，出数期后停刊。他还创办近代中国第一份专门性西医报刊《广州新报》，负责近代早期最有影响的西医学术报刊《博医会报》的编务工作。

孙中山于1892年在香港西医书院毕业后，先在澳门行医，后受葡国医生排挤，于是回到广州，在洗基开设东西药局。因业务发展迅速，邀在博济医院的尹端模相助，以尹文楷之名挂牌行医。孙中山很快走上武装革命斗争之路，医局工作就由尹文楷独力承担。1895年尹端模岳父区凤墀还协助孙中山等人成立兴中会总部，同年孙中山曾住尹端模家中策划广州起义有关事项。1895年10月25日孙中山领导的广州起义失败后，区凤墀及尹文楷举家避难香港。①

尹端模避走香港后希望继续当医生，但是按照当时香港的规定，执业医生必须毕业于香港医科学校、英国或英国殖民地（又称属土）医科大学，方可在香港注册行医。尹端模向香港医务总监申请注册遭到拒绝。理由是他毕业于中国北洋医学堂，不具备医生资格。香港华医对此理由非常不满，便向医务总监质询，声援尹端模。医务总监向英国殖民地部请示，结果是要求尹端模到英国考试。尹端模自信地赴英国考试并取得及格试书，开始在香港执业。尹端模是中国医校毕

---

① 张磊主编：《孙中山辞典》，广东人民出版社1994年版，第88页。

业获香港行医注册的第一人。① 这意味着中国近现代西医教育水平得到了世界的承认。

二十九、关约翰

关约翰（John M. Swan，1860—1919）在广东乃至中国的近代医学史上，是一个极重要，又是一个极富争议的历史人物。博济医院成为走在当时中国现代化医院最前列，博济医院所办西医校走在当时中国现代医科高校最前列，他起了关键作用。但是，也由于他的缘故，医校停办，医院生存艰难，使广东的医疗与医学教育现代化进程遭受重大挫折。

关约翰于 1860 年 9 月 11 日出生于美国俄亥俄州的格拉斯哥。他克服了由于出身贫寒及其他困难造成的许多障碍，成为一名医学传教士，并被长老会派往中国。

1885 年秋，年轻的关约翰携同新婚妻子乘船到广州，住在中国近代前开办的一间西医院博济医院里，并在医院工作，也在近代中国第一间西医校博济医院所办西医校内工作。本来照规矩，长老会的每个传教士都要花 3 年的时间来学习中文。这项规定对于传教医生来说，执行起来要比牧师和其他工作人员更困难，关约翰发觉自己也不能例外。第一年的时候，他的语言学习没怎么被打断；但是到第二年，对他的医疗服务的需求大增，开始严重妨碍他的语言学习。随着关约翰医生跟病人讨论病情的能力加强，他发现找他看病的人越来越多。从中也可以看出，他的医疗业务水平的确很高。他在第三年已全身心投入到了医疗工作上。

1887 年，他在医院被任命为嘉约翰医生的助手，逐渐崭露头角，受到重用。1898 年，博济医院建成为近代综合医院，创建博济医院所办西医校的嘉约翰的医院职责被解除。

当时关约翰比较年轻，更精通新的杀菌理论，而嘉约翰工作方式则比较老式，在手术室里也是采用相对旧式的方法。关约翰的知识结构与专业技能要比嘉约翰更先进。似乎，要把博济医院与博济医院所办西医校的发展向前推进一步，建成现代化的医院和办成现代化的高等医学院校，还得要靠更年轻、知识结构与专业技能更现代的关约翰来管理。这可能是医院的上一级主管起用关约翰取代嘉约翰的原因。1899 年，嘉约翰医生辞去医院和医学会的职务，博济医院和博济医院所办西医校正式交由关约翰主管。他除离职度假外，担任医院院长职务直到

---

① 陈谦：《香港旧事见闻录》，广东人民出版社 1989 年版，第 248 – 249 页。

1914年。

随着关约翰医生在医院决策上的分量增加，可以看出一些明显变化出现在医院的日常工作、制度建设和设备改善上，医院着眼于更好地适应西医治疗，特别是外科治疗的需要，遵循卫生灭菌的方针。一间从屋顶隔着玻璃照明的手术室建成。手术室的四壁和天花板都刷上油漆，以便经常清洗。施手术的医生和助手的双手都要彻底洗干净，并在防腐溶液中浸泡；使用的器械也经过仔细消毒。这些做法并不是他来医院后的创举，不过的确是他对这些做法重新进行强调。

当时，医院里受过现代护校训练的护士、中国助手都很少，而且没有受过完整的训练。病人由他们的家庭成员和仆人陪伴到医院来，还带着自己的铺盖和炊具。食物、衣物、额外的卧具和炊具就放在各人的病床下。住院期间，病人的饮食、护理、甚至常常连服药的管理，都由他们的未经训练家人负责。这样，在公共病房，甚至在有些人住得起的私人病房，不可能保持秩序、安静和清洁。这一状况是住院治疗初创时期不可避免的遗留状态。关约翰改进了这方面的问题。

关约翰接受医学训练的时代，在西医学校中正开始强调细菌在传染疾病中的作用及严格的消毒和卫生的必要性，亲自动手改善医院环境。关约翰对医院的日常管理一直没有中断过，还对将近3万人次求医者即时给予回应，11座楼房及相连房屋的维护、修葺和清洁，以及大量补给物资的供应，全都在极其节约地进行，并且接受主管医生的亲自监督。这显示了关约翰在管理上的非凡魄力、巨细皆顾的精细和仿佛用之不尽的精力。到1907年，关约翰已全面负责医院的管理。

关约翰的性格相当复杂，他崇尚效率至上的信念。他监管了他那个时期的大量建筑，完成得又好又节约。他既是一位非常认真、能力很强的内科医生，也是一位技能高超的外科医生。他还能鼓舞病人的信心，赢得病人的尊敬。他和夫人曾护理病人度过危险的伤寒病难关，有着忘我的工作热情。

但是，就在他卓有成就之时，他的性格缺陷也暴露出来。连赞赏他的人赞赏之余也认为："总之，关约翰医生就是能量。许多时候他的急躁和粗暴给了中国人一个错误的印象。他极富同情心，工作仔细，精益求精。他除了在当时广州唯一的医院里的专业职责之外，还要为两间医院和一所医学院募捐。他虽然活动很多，但总是能抽出时间亲切接待乡间来的医生同行们；我们这些在乡村开分院的医生都非常感激他的指点、他的同情和鼓励的话语。由于跟他的家庭一起生活，我知道他是一个一丝不苟的宗教徒。大清早就做礼拜，一手拿着咖啡杯，一手拿着圣经，就这样开始一个繁忙的日子。住院的病人听了他令人欢快的话语，常常也开怀一笑。很明显，关约翰医生除了医院的工作之外，别无所求"。

关约翰长期艰苦卓绝的工作，使博济医院及其附设医校在19世纪九十年代后期和20世纪初的中外声誉隆著。

"关约翰医生对乡村分院，不管属于什么教会和教派，都非常关注。他帮新的医生买药，多年来帮他们从医院的仓库挑选药物、包装。……阳江、连州、迳口，可能还有梧州和江门的医院，就是这样建立起来的。"在关约翰关照下，广东至桂东的医院网络初步建立起来。他为岭南医疗卫生发展做出贡献。

"他在医学上有极高地位。除了到城乡各地出诊，或者为了非常成功地募集捐款之外，他很少离开医院。"

关约翰忠实地恪尽医生及医院院长的职守。"关约翰医生为1911年革命中负伤的士兵医治，他命令在医院服务的所有医生留下来，因为如果有伤员到的话，必须立即手术。我当时是关约翰医生的助手，也是唯一的女医生；我们非常忙，能够听到广州城里战斗的枪声。他走到我身边说：'林医生，不用怕，如果战斗打到这边来的话，我带你到美国军舰上去。'……关约翰医生亲自巡夜，发现有人疼痛就给他药物，使之解痛并入睡。"

关约翰在医院的日子里，一直不倦地开展华人医生和护士的教育工作。在他到医院前，这里已有一所学校，但在他眼中，这还不是现代化医科高校，这是由于缺乏足够的人员和足够的设备，还由于学生在学医前没有接受过合适的教育。他决心对医校实施现代化改造。

在关约翰领导博济医院及其医校期间，医院与医校发生重大变化。其中最重要的是使医校成为国内一流国际知名的高等医学院校。

医院在关约翰领导下成为一所现代化医疗机构。首先是医院物质上及管理上的现代化，其进步特别表现在设施设备及其管理的改善上。1901年，安装了电灯，极大便利了工作。1903年，开凿新水井，为医院用水提供充足水源。到1908年，更连接上城市的新供水系统。1903年，建造了一个存放所有东西的储藏室，发放东西要凭医生签字的指令。"实行这一制度在相当程度上节约了日常开支，使医院的被服和一般物资在储存和管理上便利了许多。"1903年，购买了第一台性能可靠的消毒器；1905年，首次要求住私家病房的病人吃医院厨房的伙食，伙食费是每天15元。1909年之前，没有蒸汽锅炉，这一年有中国朋友捐赠了一台，以便提供"杀菌和厨房的需要，同时大量供应一般用途的热水"，不过锅炉多年还没有安装。1914年，安装了现代化的管道系统，手术室装备了全套消毒设施，建造了8间新浴室。1901年建造了一座3层的新楼，供医院助手使用。"他们搬出医院主楼，可以腾出六间房间，增加到私人病房区供出租。"1909

年，在医院的江滨花园建造了一座 3 室的平房，作为护士长英格斯（Ings）夫人的住所。1910 年，医生住宅经改建，分成 3 个独立单元。医院设备之所以能得到扩充和改善，都是由于有中国人的特别捐赠，包括一个坚固的铁门框和入口、一个 3 楼大平台、整个覆盖 1 座主楼、价值 4000 元以上的扩充地皮。

关约翰还通过一系列管理改革，使医院管理达至现代专业化管理规范。医院实现管理制度与工作规范的现代化。

为了控制流向医院门诊的人流，经过他的调整，于 1901 年增加星期三为门诊日。

关约翰夫人接管了处于不合格状态的医院厨房，有一位郭太太在协助她。1908 年的医院报告热情赞扬了她们的工作。病人每人每天付 1 角 5 分钱，就可以得到"改进了的服务和丰富的伙食。供应的食物合乎卫生，还供应额外的中午餐。这个部门的所有费用，包括食物补给和厨房设备等等，都来自病人缴纳的食宿费；而在 12 月 31 日，这个部门的现金信贷余额有 1345.31 元。这是高效能管理与监督的成果"。同年，威尔森（A. G. Wilson）先生被任命为业务经理，使医生可以从设备和财政的琐事中解脱出来。

在关约翰治下，一个使医疗工作专业化的固定方案付诸实行。1906 年，对医院制度的进一步修订，医院内医疗工作的调度不再是由全体医务人员决定，而是交还给管理委员会。医院制度的现代化深层改革最后完成。第二年，达保罗医生和博伊德医生被他们的教会从医院撤出，关约翰成了唯一的外国医生，掌管医院事务。

在关约翰带领下，医院的医疗成果累累，这些成果在当时中国大都具开创性。他在力所能及的范围内，为当地人除病去疾、救死扶伤，使广东医疗卫生水平提高到新的水平。

关约翰管理的医院，当时承担着粤汉铁路员工的医疗服务。虽然在 1905 年，建设停顿了一段时间，但在 1908 年还是分设出一个专门的铁路事故病区。医院的医生每周两次到广州武备学堂，直到 1905 年该校聘请了日本医生为止。

由于关约翰不懈的努力，博济医院在他主管医院时期发生了重大变化，医疗与管理的水平均居全国领先行列。博济医院以崭新的现代化医院面貌出现在中国。

在关约翰的领导下，博济医院所办西医校建成为现代化正规高等医科院校，建有独立校舍。新校舍于 1902 年建成，为广州当时的新式楼宇。1904 年 9 月，博济医院所办医学校改称南华医学堂，正式在博济医院挂牌。南华医学堂是中国近代最早开办的一所西医高等院校。

在关约翰掌管博济医院的时代，医院常被称为"关约翰医生的医院"。这有利于关约翰施展自己的理念，实施对医院与医校的一系列关键性改革，对医院与医校能达到现代化的发展水平有决定性意义，但这也造成关约翰大权独揽，使他能够在管理上专断独行，最后铸成医院与医校的悲剧结局。

博济医院后来陷入困境，也许与嘉约翰和关约翰两人无法合作，医院欠缺像嘉约翰那样润滑调和关系的人有关。

首先，嘉约翰和关约翰之间对中国人态度上分歧很大，两人对"擅自占地者"权利问题各有不同意见，这是他们之间的许多分歧之一。这实质是对中国老百姓的态度问题，关约翰不认可嘉约翰对中国下层民众的同情与怀柔的态度，而是抱着蕴含优越感的高高在上的对中国人态度。两人已经无法一起工作。与医院内外中外各界关系良好的嘉约翰医生，于1899年辞去医院的职务，让关约翰继续管理。关约翰无疑具有把博济医院与博济医院所办西医校建成现代化的医院与医校的学识结构与专业水平。然而，要管理好一家医院与一所高校，管理者毕竟不能只靠技术水平与业务水平之强，还得有领导协调水平、待人接物的本领，在当时历史背景独特的中国，还得有与中国各界搞好关系的能耐，有了解并顺应中国变化大势的能力，而关约翰没这些本事。

关约翰是一位耐心细致的好医生。他一身兼任内外科医生、院长、业务经理、出纳员和苦力领班。他富有为医学传教事业献身精神，埋头苦干，不图名，不图利，而且才华横溢。但是他不善于分权给别人，而是坚持事必躬亲，监督一切事务。他的同事们，都是一些非常能干的人，对他的专权都有不满，觉得工作没法做下去。外国员工们感到跟关约翰合作非常困难，以致所有人都辞了职，从医院到学院竟没有一个人留下来。中国医护人员更受不了他。随着人们一个个离开，管理委员会开始认识到，医院医校要生存下去就不能再由他专断独行。但为时已晚，医校停办，医院最终也不免停办，已成定局。

在1907年，达保罗医生和博伊德医生退出，而在1909年长老会又撤出了对关约翰的财政支持。

关约翰热切希望能更直接地宣讲福音，更有效地对病人施加只有一个传教医师才能施加的影响。宗教虔诚是他事业取得重大成就的动力，他是真心诚意地为了帮助病人解除病痛而向病患者宣教。但是，一旦他将自己的信仰以强力推行给中国人时，性质就变了，这是他最后失败的原因。每个星期天晚上7点到9点，关约翰医生夫妇都会邀请朋友们聚集到医院的会议室，请传教师来宣讲福音。关约翰医生在巡夜时，发现有人疼痛就给予药物，使之解痛并入睡，但是同时让病人在入睡之前，教他们怎样祈祷。作为一个医务工作者，利用病人最痛苦、最虚弱、最需要帮助之时，让患者接受一种信仰，这是有悖医德的，后来也激起医院外人士与医院内部分医务工作者及博济医院所办医校学生的不满，酿成事变，导致医校停办，医院运转困难。

关约翰的晚年正逢中国发生翻天覆地转变的大时代，中华民族正为争取民族平等奋起斗争，中国的民族主义激情澎湃而起，在外国人一统天下的西医领域，中国人也开始争取应有的权力。这也反映到博济医院及其医校内。关约翰却依旧表现出唯我独尊、漠视中国人感受和绝不退让的偏执，使得他与中国人的摩擦激化成不可调和的对抗。

关约翰的失败，首先在医校开始。1909年春，由于当时博济医院所办医学校的学生反对学堂不合理的措施，举行罢课。当时掌管学校的关约翰专横压制学潮，开除罢课学生的领导和骨干冯膺汉、徐甘澍、方有遵等人。学生坚持不复课。他就极不负责任地将学校停办。博济医院所办西医校可说是中国现代化医校教育之母，从这所中国第一所西医校走出中国最早接受现代化系统训练的医生，西方先进的科学文化最先于此系统地传入中国，现在这所医学院却不得不关闭了。

关约翰最后在博济医院成了孤家寡人。1914年1月，关约翰向医学会递交了辞呈，辞职被接受，他在5月离开了医院。不过他并没有离开广州，而是在城东郊区开设了一间私人医院，在那里行医到1919年。这一年他回到美国的时候被一辆汽车撞倒而去世。

关约翰的中国事业的成败，不仅是他个人的成败及一间医院和一间医校的成败，更是广东医疗卫生事业和医学教育事业现代化进程的重大挫折和大灾难。医校停办，医院发展倒退，进而使广东的医疗事业与医学教育事业大倒退而进入发展挫折时期，走在全国最先进行列的广东医疗及医学教育，向后倒退，恰又遇上广东社会的动荡时期，在多年后广东的医疗及医学教育才得以恢复正常水平。这是广东医学教育事业的重大损失。由于博济医院及其所办医校，在中国近代医学史上的开创性地位，医校停办也是中国医学教育事业的重大损失。

博济医院所办西医校停办后，医校未毕业的在校学生面临失学，便组织起来，奔走呼吁请广州绅商和各界人士相助创办了广东公医学堂，让面临失学的学生就学。至30年代中期，博济医院所办西医校才以岭南大学医学院名义复办。

博济医院也让关约翰折腾得奄奄一息，错过了发展的最佳时机。到医院缓过气来时，美国及世界经济危机爆发，教会无力向医院投入资金，广州又处于当时中国的革命中心，思潮激荡、社会动荡、政情变幻，沙基惨案、省港大罢工及各种动乱战事接连而起，医院一度停业，这一中国近代西医的开山之作遭逢厄运。

三十、达保罗

美国医学博士达保罗（Paul J. Todd，1874—1939），于1902年来到中国广州。他到广州后，先在博济医院当医生。当时，曾任广州博济医院院长，也是博济医院附设学堂创立者的嘉约翰医生于1900年退休。广州医药传道会任命该院外科医生关约翰继任院长。关约翰是位出色医生，对将医校建成当时中国一流的医科高校颇有贡献，但由于行事专断偏执，漠视当时中国正在高涨的民族爱国意识、民主思潮和变革运动，导致医院内风潮迭起，中外医生纷纷离开，另谋发展。

达保罗性情温和，与中国医生的关系良好，与关约翰配合也算默契。对当时巨变时代中各种倾向的学生，都悉心施教，又尽力关照。1905年，关约翰和家人回美国度假，直到1906年秋天。达保罗任博济医院代理院长。

随着中国政治形势激进变化，更加上西方各国在20世纪30年代前后遭受经济危机，博济医院及博济医院所办西医校受到巨大冲击，维持难以为继，博济医院及博济医院所办西医校都曾停办。达保罗以其机敏灵变，应对时代巨变。

1909年春，由于当时美国教会办的博济医院所办医学校的学生反对学堂不合理的措施，举行罢课。学校的负责人关约翰以高压手段开除部分学生。学生坚持不复课，他就将学堂停办。未毕业的学生面临失学，便组织起来，吁请广州绅商和各界人士相助，当时的广东知名人士40余人，捐募资金，创办了公医医学专门学校。

达保罗在此事上，与他的同胞同事关约翰有截然相反的态度与政治面目。他与潘佩如、钟宰荃、赵秀石、江孔殷等人，及广州西医名医40余人（大部分为博济医院毕业生），在1909年创建广东公医专门学校，简称"公医"，即"公众医学"的意思，属私立学校。

1910年春，公医筹募到一笔巨款后，便购置长堤天海楼，兴建医院，将公医医学专门学校迁移到天海楼右邻新租赁的属基督教自理会的房屋，并推举潘佩如为学校监督兼代校长，正式聘达保罗任附设医院院长。达保罗正式任职时间为1910年10月至1925年6月。他在公医艰难的初创时期任职多年，与其他公医创立者一道，筚路蓝缕，殚精竭虑，奠定了后来公医成为中国最著名医学院校之一的基业。他在医院初创期经费欠缺、设备不足的条件下，支撑维持医院运作，并为日后的大发展打下坚实基础。包括达保罗在内的有英美医学背景的公医初创者，开创了医校医院的英美医学流派之风。

1912年，达保罗离开博济医院，自办诊所，并继续主持公医附属医院。达保罗的妻子是英国人，名为薛氏（译音），人称"达师奶"（广府话达夫人的意思），职业是护士，任公医附属护校校长，并兼任中华护士学会主任。

1926年，私立"公医"出现财政困难并拖欠员工薪酬。学校申请美国石油财团洛克菲勒基金资助。在大革命浪潮中，特别在1925年6月23日广州沙基惨案后，广州学界的反英美情绪特别高涨。公医学生反对洛克菲勒基金资助学校，并游行示威，刊登报纸，要求政府接管公医。学潮的矛头不可避免地触及到身处公医管理层的美国人达保罗身上。1926年6月29日，经临时代理大元帅胡汉民批准，政府接管公医，并入政府所办广东大学，成为广东大学医科。位于长堤的私立公医医院（旧院）停办。同年，为纪念孙中山，广东大学改名为国立中山大学，广东大学医科改名为中山大学医科，后改称为中山大学医学院，地址仍在东山百子岗。附设第一、第二医院中，附属第一医院为新建。达保罗也辞职离开了倾注他不少心血的在风风雨雨中诞生成长的学校和医院。他主创的医院后来逐渐发展成广东规模最大，同时也是华南规模最大、国内综合实力最高的医院之一。其后，虽然包括达保罗在内的有英美医学背景的公医创始人从管理层退场，德国医学人士登场，但英美医风仍作为院校文化底蕴的一部分保留了下来。

达保罗离开公医后，凭借在广州著名医院行医与管理多年的经验和在公医建立的威信与人脉关系，自己开设诊所，挂牌行医。他约于1928年在惠福西路开办达保罗医院，该院附设于博济医院所办西医校毕业的谢爱琼创办的妇孺医院内。1931年7月，达保罗医院迁至官禄路。

1929年至1930年，达保罗重回博济医院工作并任院长。1930年，美国长老会因美国经济危机，将博济医院移交岭南大学。

1937年，抗日战争爆发。抗战期间，达保罗亲率医护人员赴上海前线救治伤兵，又一次做了选择。1938年，日军占领广州，达保罗继续经营医院。达保罗夫妇认为自己是美国外籍人士，属中立国医务人员，因而留守医院，照常开业，各医生护士等均照旧留院工作。当时因达保罗医院属外国人医院，没有受到日军骚扰，又不受轰炸，住院亦较安全，故能维持，但正值战乱，医院业务明显下滑。

1939年，年过六旬的达保罗在战乱中因病去世。然而，他创建的医院保存了下来，这所医院后来一直保持高规格的豪华医院特色。

三十一、梁培基

梁培基（1875—1947），于 1875 年生于广州河南一个木船作坊主家庭，取名梁斌，字慎余，籍贯广东顺德，为一代名医、著名制药商。他发起创办了光华医社、光华医学堂。他曾冒极大风险出头为广州起义牺牲的革命党人收葬。他行医济世，倾财助人，有福利家之风，又长袖善舞。他发明治疗当时华南流行疟疾的"梁培基发冷丸"，开广州制药业中西药结合之先河。他创办了疗养院，还开办其他企业，成为民族工业巨子与文教卫生事业家。

梁斌偏偏对造船了无兴趣，也没走传统科举的路。梁父失望之余，把他安排到友人所开的商店当学徒，但梁斌仍无兴趣，不久便辞退回家。恰在这时，梁父一位好友给梁斌出主意，何不到外国教会开办的博济医院学医，早对西学有兴趣的梁斌立刻心动，决心进校入读。但母亲何氏却死活不放儿子去，她深信当时民间的传说，认为那些"红毛绿眼鬼"会勾魂摄魄的邪术，唯恐刚 20 岁的宝贝儿子被害，轻则迷失本性，忘了祖宗家人，丢了人伦，重则魂都没了。但梁斌铁了心要走西学的路，好在父亲开明，允许他选择一条适合自己发展的路。梁母见一家之主的丈夫已答应，虽非常不愿意，也只好勉强答允，但一定要儿子改名"培基"，取培本固基之意，警戒别忘了根本，还有以名保身的意思。1894 年，梁斌改名梁培基进入外国教会开办的博济医院所办西医校就读。

梁培基从医校毕业后，以学业优秀留校任助理教师，不久兼任刚成立的广东夏葛女子医科学校的药物学教师，同时自办诊所，成为一位现代职业医生。

梁培基所在年代，正值华南地区疟疾连年流行，当地人闻之色变，广东民间称疟疾为"发冷"，梁培基运用自身的学识与才能，创制出一种治疗疟疾的药物，命名为"梁培基发冷丸"投放市场，并运用广告等现代营销手段推销，成为巨富，但他始终没有放下医生这一职业，坚守治病救人的天职。

梁培基在环境幽雅的广州二沙岛，仿照日本"旅馆医院"的模式，创办广东首家"旅馆医院"——珠江颐养园留医，并开发了广东从化温泉，为日后建立疗养场所提供了基础。

1907 年 11 月 29 日，一艘由英国商人经营，往返于广州香港之间的轮船佛山号，发生一宗华人乘客被收票的英属印度警察奴路夏踢死的命案，人证物证俱全，最后却以西医德温朴的诊断——死者在香港上船时已患症病危为理据，让凶手逍遥法外，激起中国人的强烈公愤。该年 12 月 15 日，当时是博济医院所办西医校的助理教师的梁培基、与广东医、学、商、绅等各界人士如天津卫生局医官暨云南陆军医院总办陈子光、广州陆军医学堂教务长郑豪、民政部总医官游星伯、山东陆军军医谭斌宜等数十人在广州天平街刘子威牙医馆集会，决定自办医校，挽回医权，维护中华民族尊严，当即成立光华医社，向各界募捐。梁培基被推举为光华医社董会兼校董会副主席。

正当中国民族工业不断上升，文教卫生事业不断发展，中国社会逐渐走向现代化之时，也是梁培基的事业蒸蒸日上之时，中日战争爆发了，中国的现代化进程被打断，中国的民族工业与文教卫生事业崩溃，梁培基的事业也毁于一旦。1941年冬，避居香港的梁培基被迫又回到早已沦陷的广州。抗战结束后的1947年，梁培基在故乡顺德安然辞世，享年72岁。

三十二、嘉惠霖

嘉惠霖（William Warder Cadbury，1877—1959），于1877年出生于美国宾夕法尼亚州费城一个教友派基督徒家庭。1898年，毕业于哈弗福德学院，获学士学位，次年获该学院硕士学位。1902年，获宾夕法尼亚大学医学博士学位。1936年，获哈弗福德学院理科荣誉博士学位。1909年，美国青年医生嘉惠霖来到了广州，并与博济医院结下近半世纪之缘，直至1949年，他72岁才离开这里。整整40年，他行医授学于广州，多次出任广州博济医院院长，担任过博济医院南华医学堂和岭南大学医学院教授，著述丰富，成为民国时期的西医内科学知名教授和在华著名外国医生，对华南乃至中国的医疗卫生事业、医学教育，有其独特贡献。

嘉惠霖出身名门望族，英国著名的Cadbury（现译名吉百利）巧克力公司，当年是嘉惠霖家族经营的生意。嘉惠霖当时在的美国的生活非常优裕，家族的社会地位也高，而且他学成于名校，单凭所学医学专业，在美国等西方发达国家，过上闲适充裕水平的生活完全没问题。然而，他舍去优裕的生活及家族生意，到中国服务于博济医院。

当时中国相信西医的病人少，医疗条件差。外国医疗人员生活水平远不如在自己国内。在广州的年青外国医生，多以志愿者身份在当时中国最老的西医院广州博济医院工作，一般以1～2年为限，期满回国。嘉惠霖却在博济医院一直干下来，直到古稀之年才离开医院。

在医院里，他服务的对象除了在广东的外国人，主要是中国人，包括大量当地普通百姓。他所在医院及学院，虽有教会的资助，但资金有限，相对他在美国的生活水平相差很远。医院及学院的教会内部，有着非常复杂的人事、财务、派系的纠葛矛盾，使嘉惠霖的工作受到了不少掣肘。与他同来广州的同学，和他并肩工作过的同事，纷纷离开，到别处发展。但他仍坚持留在广州，实现自己的理想。

博济医院附设的南华医学堂，由博济医院院长关约翰主持。他对提高医院与医校的专业水平，实行规范管理，有卓越贡献。但是，他处事独断独行，与中国医生及外国医生的关系都十分紧张，最后矛盾激发，导致外国教师集体辞职、学生罢课。也由于当时中国正处大变革大转折的时代，各种思潮激荡，社会风潮此起彼伏，民族意识高涨，这必然反映到学校中来。学校当局及其后面的教会应对失当，倔强的关约翰更对这时代的变化表现出敌意。他开除为反对学校不合理措施罢课的学生，最终将学堂停办。于是，这所中国近代第一家医学堂，于1911年中止办学，1912年正式关闭。院长关约翰被广州医药传道会董事局免职。1926年为响应省港大罢工，博济医院歇业，后因经费问题至1928年仍未能重新开业。其时美国正值经济大萧条时期，教会无法支持属下医院。长老会商请岭南大学董事会接收博济医院与广州夏葛医学院（中国第一所女子医学院）。博济医院的资产和地皮只能用于医疗事业，这是博济医院提出的唯一条件。1930年，岭南大学董事会派一直在博济医院从事医疗工作的嘉惠霖，主持博济医院工作。

嘉惠霖受命于医院非常艰难、机四伏之际。他一上任就力求搞好院内外各方关系，协调各方的利益与要求。嘉惠霖与一般传教医生不同，他只是基督教徒并非宗教神职人员，易于引起中国人敏感和警惕的宗教色彩较淡，加上他性格温和，处理问题调和折中，使他主持的医院，在正处于历史大转折、各种政治风潮与文化风潮风起云涌的中国，能够生存和发展。在博济医院因关约翰的失当及其他内外矛盾而日子艰难的岁月里，他艰苦备尝，奋力经营，竭尽所能恢复并维持了这家对近代中国西医起源发展影响深远的医院。当时的医院与学校，处于急剧巨变的外部环境冲击，内部又面临错综复杂的矛盾纠葛，财务窘困。嘉惠霖皆安详平稳地应对。他性格温文谦厚又坚忍强干，处世办事公道，尤其是对中国有着真挚的感情，无论是与中国社会各界，还是与医院内部的中外同事，都关系良好，对中国学生尤为爱护，继承了嘉约翰管理和处事的风格。他艰难地维持医院，为推进博济医院所办西医校的复办，尽了最大努力，做出了卓越贡献。嘉惠霖是继伯驾、嘉约翰之后，对博济医院的发展起过重大作用的人。

在医院管理上，嘉惠霖显示出不同凡响的管理水平。他初到中国时，就显现出为人厚道笃实、与人为善的品格，因而受人欢迎。他并没有表现出特别强的活动力,然而他务实平和,作风民主,他管理下的博济医院运转顺畅,各人安心尽职。他不断引进外国医院的医疗管理常规和制度,完善管理。他特别注意吸取关约翰管理失败的教训,无论是外国还是中国的医护人员都能团结好,设法平衡两方面的利益,使他们凝聚成合力。凭着好人缘、医疗水平高超而具有很高威信,使他总能在博济医院管理混乱的时刻,被推举出来,协调各方关系,排除困难,消弭矛盾,解决纷争,稳住局面。所以,他在博济医院的几个重要的历史关头,被推举出任博济医院院长。根据孙逸仙纪念医院的院史可知,岭南大学董事会刚接收博济医院时、抗日战争中广州市沦陷后至太平洋战争前、抗日战争胜利后的1946至1948年,均由嘉惠霖出任博济医院院长。他每次都能使医院在激烈动荡与急剧转折中,生存下来,并有新发展。这也有利于他依托博济医院全面开拓在中国的医学卫生事业。当危机或转折结束,完成使命后,他就平静地重返他的医生和教师的岗位,没有任何计较。

嘉惠霖在中国还进行了一项意义深远的工作,就是总结博济医院的百年历史。他与内侄女琼斯合作,用英文撰写了著名的"At The Point of a Lancet——100 Years of Canton Hospital:1835—1935"(《柳叶刀尖——博济医院百年,1835—1935》),中译本书名为《博济医院百年史》。这部史著,远不止只是一部普通医院沿革史。书中记载了,从1835年美国传教士医师伯驾建立中国近代前开办的一家西医院,嘉约翰于1866年在博济医院内开办近代中国第一家西医学校,一直说到,叙述医院与医校的发展经过,再说到医院与医校的停办,并介绍对医院与医校有过重大贡献或产生过重大影响人物。在一定程度上展现了与医院及医校的变迁重合的近代中国西医发展史,展现了中国近代西医及西医教育起源开端到发展定型的全过程。至今,此书仍然是研究中国西医发展史的重要文献。所以,某种意义上来说,一部博济医院百年史,也是中国西医与西医教育在异常艰难条件与极其复杂的背景发端成长的历史。这部史著,透视了近代西方科学文化突破中国传统政治与文化的闭锁,在特有的极端错综复杂背景下,对中国近代科学的发端和发展所起作用。

正当博济医院与岭南大学医学院的发展,处于又一个鼎盛期,呈现快速上升的势头,也是嘉惠霖本人的事业全面展开之时。抗日战争爆发,医院与医学院遭逢厄运。

抗日战争爆发后,日本军机持续轰炸扫射广州,城中已战火纷飞,日军在向广州进逼。在这样的凶险环境下,嘉惠霖作为一个外国人,完全可以一走了之。1938年,广州沦陷后,嘉惠霖的行动受日军制约,但仍坚持为中国人做些力所能及的事，当时教会为战火中流离失所的居民建起临时难民营，嘉惠霖出任博济医院院长广州康乐村难民营主席，负责收容流离失所的难民。太平洋战争爆发后，嘉惠霖被关进位于广州河南宝岗的外国人集中营，只许原来嘉惠霖的司机定期带去一些生活用品，其余人等一律不准接近。嘉惠霖与中国人民一道经受战争带来的磨难。后来。美国与日本交换战俘，嘉惠霖以"美国战俘"的身份被遣回美国。

抗战胜利后，嘉惠霖立即返回到他视为第二故乡的中国，再任岭南大学医学院教授。经磨历劫的博济医院，再一次迎来劫后复办，嘉惠霖又一次被推举出来担任博济医院院长。已年迈的他，于1946年至1948年，领导劫后的博济医院从恢复到再发展，这是他最后一次出任博济医院院长。

1949年，嘉惠霖偕夫人从他40年前第一次踏足的广州出发，告别中国，经香港乘飞机返回美国。在嘉惠霖回到美国故乡10年后的1959年，以82岁高龄逝世。

三十三、郑豪

郑豪（1878—1942）于1878年出生在广东香山县（现中山市）乌石村，父母是贫苦农民，生活贫困。郑豪有一个叔叔名叫郑电生，从小就跟随担任清朝领事馆秘书的父亲到了檀香山。郑电生担保了郑豪的堂弟郑旭到檀香山工作。郑豪也希望能一同前往，但是，他没钱买船票，也没有护照。小郑豪偷偷溜进即将开往美国的海洋号蒸汽船，途中被发现，他被扔到抵达的第一块陆地——火奴鲁鲁。

郑豪只能在当地打工谋生，工作之余，在夜校进修。

1900年6月30日，夏威夷成为美国的领土。同年7月，郑豪离开希炉，赴旧金山学医。在离开希炉之前，于7月2日，他聘任史密斯律师，授权郑旭、郑仲为法律代理人，照看他在希炉的产业。

1903年，孙中山路经美国夏威夷，停留期间，他重整了1894年在夏威夷创办的兴中会，以"驱除鞑虏，恢复中华，创立民国，平均地权"为纲领，成立了中华革命军。孙中山的同乡、当时25岁的在美国求学的郑豪，正在希炉休寒假，他结识了孙中山，并与堂弟郑旭以及其他15人，成为孙中山倡导的"三民主义"的坚定追随者，秘密加入中华革命军，成为这个革命团体的始创成员。

1904年，也是郑豪在夏威夷秘密参加中华革命军的第二年，他从美国三藩市内外科医学院毕业，是该校首位华人毕业生，并在加州考取行医执照。据1904

年8月8日美国加州旧金山记事报的报道,他作为美西第一大城市的第一位华人西医,接受报纸记者采访,并明确表示,自己不会在美国行医,要回到自己出生的地方,为自己的同胞服务,去医治他们的疾病,传授先进的文化,提高他们的精神品质。1905年,他归国践行自己终其一生不倦的理想追求,就是科学救国。作为首个千辛万苦去美国艰辛求学,靠打工供读考取当地西医牌照的华人,郑豪本可以过着当地华人少有的优裕生活,然而他却毅然决然地回到辛亥革命前夜的祖国。除了追求科学救国的理想,或许是由于他参加了孙中山领导的中华革命军,负有革命使命而归国。

郑豪博士于1905年从美国学成回国后,落脚在中国民主革命的策源地广州,并在广东陆军军医学堂任总教习职务,开始以西医教育来实现他"科学救国"之梦。

1907年冬,英国人经营的来往于广东与香港之间的佛山轮船上,发生了一起英属印度警察踢死中国工人的命案。死者家属与民众要求讨回公道,当时的清政府不能为民众主持公道,还压制民愤,赤(红)十字会医生对死者遗体做详细检查,证实是受伤致死,但洋医"检验"后却称是心脏病致死。惧怕洋人的清政府却不能让凶手受到惩办。

"佛山轮命案"犹如一条导火索,引发当地民众长期饱受外国列强欺辱而积聚的民族激愤。广州医药界和商业各界一批爱国人士行动起来,"佛山轮命案"也把郑豪和民间的爱国医药工商界名士联合在一起,为中国人夺回自己的医权而积极倡办医社。

1907年年底,郑豪与医学界和工商界人士:陈子光、梁培基、左吉帆、刘子威、陈则参、叶芳圃、王泽民、池耀庭、伍汉持、苏道明、刘禄衡、高约翰、黄萼廷、沈子钧、邓亮之、游星伯、冯伯高、金小溪、罗炳常、邓肇初、梁恪臣、左斗山、梁庭萱、梁晓初、谭彬宜等人,为争医权与维护民族尊严的共同宗旨,在广州天平街刘子威牙医馆,共商运用民间资源和力量创办西医学校,开始从事在中国历史上具有开创性的事业——中国民间自办西医教育和西医医院。

1908年年初,广东光华医社章程公示于世。其首条昭示,医社的宗旨是由"人民组织,办理医院以救济民疾,办理医校以培育医材",医社定名为广东光华医社。大家推荐梁培基为医社的社长,同时公推郑豪博士担任光华医社主办的西医学校首任校长。郑豪欣然接受医社的推举,义务任职21年间,主持校政,培育医材,却从未收取薪酬,直到1929年因患肝病才卸任。

光华医社靠众人捐钱垫款,定购位于广州五仙门内关步前麦氏的七间大屋,为办校建院之地。

1908年春，广东光华医学堂创立，3月正式成立，中国第一间"民办自教"的西医学校开学。它完全按照西医教学的模式进行，学制4年，不同的是由中国教员采用中文课本授课。课本是经翻译后自行编印"。光华医社成立后，因当时经费有限，虽已由郑豪任校长，并由一批热心医学人士义务担任教授，但仍是缺人。郑校长以身兼广东陆军医学堂总教习职，为求专责管理起见，陈衍芬医生辞去香港那打素医院及何妙龄医院两院主任医生之职，返穗主持医学校教务兼任医院院长。

光华医学校1912年更名为私立广东光华医学专门学校。1921年，在广州大东门外和尚岗扩建新校和医院，同年学制改为5年。1928年，曾改名为私立广东光华医科大学。1929年，南京国民政府正式核准该校立案命名为私立广东光华医学院，学制6年。

郑豪并没有把医校建造成不问世事的象牙塔，而是让学生在此呼吸时代风气，关注苍生，培养有社会责任感、爱国的英才。1912年2月，孙中山辞去临时大总统一职，5月回到他最先发动革命的广州，以光华医社的倡办人为主组成的拥戴孙中山民主主义革命立场的广东医学共进会，组织队伍迎接孙中山。

郑豪和李丽洁于1910年3月29日在美国屋仑结婚。

光华医学院日臻完善，医学教育、医疗卫生、医学科研工作蒸蒸日上。

正在光华医学院发展之际，中日战争全面爆发。光华医学院停办。

在民族的大灾难中，郑豪一家也与中国广大人民一道在战乱中辗转流离，艰辛备尝。郑豪一家最后流离转徙到广西。1942年，毕生致力将西方医学科学引入中国达致强国健民的郑豪，因缺乏医药病逝于广西贵县，享年65年。

三十四、柏尔诺阿

德国人柏尔诺阿教授，生卒年月不详，他在中山大学医学院及附属医院曾任多职，对中山大学医学院的发展有深远影响。

医学院的医疗与临床教学及实习水平，是一所医学院校办学水平的重大标志。附属第一医院。初名为广东新公医院，建造于1916年。

1925年广东公立医科大学医学院及附属医院并入国立广东大学后，在国民政府的大力扶持下，进入了一个快速发展时期。这种发展也体现在其采用德国模式上。1927年起，医学院开始聘请柏尔诺阿等德国教授任教并兼任附属一院的各科主任，甚至护士也聘请过德国人来担任，使医学院及附属医院留下深深的德国烙印。学院及其附属医院引入当时处于世界医学先进水平的德国医学及其医学教育制度，设备多从德国购买，附属医院用德语查房，用德文写病历和开处方。柏尔诺阿教授在中山大学医学院及附属医院向德国医学模式转变上有重大贡献。

1928年春开始，柏尔诺阿教授，着手制订医学院及医院的发展规划，并得到当时国立中山大学戴传贤校长支持，设备日臻完善，各项院务的发展蒸蒸日上，医治病人数量与医院收入，都比以前骤增数倍。

柏尔诺阿教授以德国人特有的严谨与德国医学家特有的极之精细，强化德式医院与医疗日常管理，建立德国式教学医院及医疗规章制度，引入德国医学科学教育方法，引进德国医院模式、临床教学方式，协助筹划医院基建和购置设备。

附属一院在柏尔诺阿担任院长后，按德国模式，医院事务由院主任主持，在主任之下，设总务员，管理全院事物。设会计、庶务、书记。药房设药剂师管理药房，设助手1人，练习生若干人。护士则由护士长督率，在护士长之下，有高级护士，其下又有学习护士若干人。在柏尔诺阿等德国教授指导下，参照德国式的建制与制度，建设医院及学校，订立相关制度。医院建立健全有鲜明德式医疗风格的各项规章制度，如《第一医院办事细则（续）》。医院实行分科诊治病人。初时分五科：内科儿科、外科、产科妇科、皮肤花柳科、眼科耳鼻喉科，每科聘主任医生，处理该科医务，下设一等助教、助教医师，协助主任医生诊治病人及学术上的研究。以病人的多少来定医生数目。各科除诊症室外，还设研究室、赠医室，并附设病房若干间。后来，分内科、儿科、外科、妇产科、皮肤花柳科、眼耳鼻喉科共六科，各科聘主任医生、助教医生。病人来院就诊，由各科主任诊治。本校医科学生必须在各科主任医生或者助教医生的监督与指导下，在该科室进行实习诊病，以及进行学术研究。病房以科别划分。研究室有内科研究室、外科研究室、产妇科研究室、皮肤花柳科研究室、眼科耳鼻喉科研究室，供各科作学术研究以及病人的一切检验，同时承担本院医生及医科学生实习之用。诊症室用于特别门诊，由主任医生在诊症室诊治病人。医院与医学院经柏尔诺阿等人之手建成德式学风。

在柏尔诺阿教授指导下，医院逐渐添置修整设备设施，建成X光室、电疗室、一座德国最新式蒸汽消毒炉的消毒室、人工日光室、割症教室、生产室、临床教室、研究室。

从柏尔诺阿教授及其德国同事开始，继承公医时期延续下来的英美医学学派风格的中山大学医学院，增添浓厚德国医学学派风格，并成为中山大学医学院教育、医疗和科研的主要特色与基本学术流风，丰富了近代西方医学传入中国的学派风格，参与培育了中国高等医学教育重要学派中的一脉。

三十五、黄雯

黄雯（1895—1963），字兴文，广东新安（今宝安）人，出生于一个香港买办之家，曾留学英国。生于中国大转折时代的黄雯，因其独特出身与禀赋才具，在医学界成就了一番事业。

他早年赴英国留学，先后就读于剑桥大学、英国御医学院。1931年返国，曾任香港东华医院院长。1933年任上海女子医学院教授、上海粤民医院院长。后来，他返粤参与创办私立岭南大学孙逸仙博士纪念医学院即岭南大学医学院。他与英国红十字会共组"万国医务团"，在广州先烈路开设华英医院，又在当地沙面肇和路开办"万国诊所"，如同一个医疗产业集团。他的医学水平颇高，内、外、妇、儿各科都干得来，收入丰厚。他是很有声望的名流。但他却在20世纪30年代后期走上政治舞台，由大买办何东爵士引荐给孙中山之子孙科，在孙科支持下步入仕途，并在1938年任广东省卫生处处长。

黄雯家世显赫，有英美医学流派背景，与英国医学界渊源深厚，又有一般科学专业高级知识分子中不多见的社会活动能力、政治领导力，以及有深广的人脉和官场上的能耐。他凭其禀赋才华，为20世纪30年代和40年代中后期广东及省会广州的医疗卫生事业发展做出很大贡献。他同时对医疗卫生事业理论多有研究。他译有《中西医生书刊》多册，并创办英文杂志《世界论坛》《中国报》等。他还针对社会医疗卫生的实际情况，做出实际致用的研究。

在黄雯成就的事业中，最有光彩的一笔是创办私立岭南大学孙逸仙博士纪念医学院。

岭南大学医学院的前身之一，为1866年在博济医院内开办的西医校，这是中国近代第一所西医学校。博济医院开端于1835年在广州新豆栏创立的一间眼科医院。1886年秋，孙中山以"逸仙"之名入读博济医院内医校近一年，并从事革命活动。医校后来停办。由于博济医院所办医校具有这些标志性意义，博济医院及主管的教会，政府以及社会各方，一直有意复办这所在中国医学史与现代科学文化史上有着里程碑意义，"国父"孙中山曾就读并在此走上革命道路的医学院校。岭南大学医学院另一前身为夏葛医学院。

岭南大学作为一所综合大学，文理工各科齐全，独缺医科，所以也很想筹建医科。1930年，岭南大学与博济医院商议联办医学院。同年，医学传道会举行年会，决议将博济医院转交岭南大学，这一决议为岭南大学所接受。移交手续于

1930年举行,医院归属"岭南大学医学院(筹)"。国民政府批给建筑及开办经费国币50万元,另每年补助经费10万元。

1934年,岭南大学董事会提出,孙逸仙博士与博济医院有密切关系,以其生前对博济医院的关怀,有必要纪念其功绩,提议在博济医院基础上成立孙逸仙博士纪念医学院。于是,孙逸仙博士纪念医学院筹备委员会成立。黄雯开始进行筹建医学院工作。他对医学院的建成起了很大作用。医学院对旧病房实行大改造,在医院后座新建一座四层楼建筑。同年6月,博济医院在原址扩建的一座占地面积854平方米、混凝土构造的4层大楼落成启用。

1935年11月2日,在博济医院建院100周年之际,举行了博济医院成立100周年暨纪念孙中山开始学医并从事革命运动50周年、为"孙逸仙博士开始学医及革命运动策源地"纪念碑揭幕和医学院大楼奠基的典礼。黄雯被任用为医学院负责人。他为岭南大学医学院的建立奔走协调,竭尽所能,以自己在医界的威望与专业能力,以及纵横捭阖的政治才具,促成岭南大学医学院在高起点上开办。他对医学院架构、制度、学科、管理方式、附属机构,精心设置布局,使学院及其附属机构与当时国际先进医学院体制相接轨。他选贤任能,为学院及附属医院配置合适人才,延续了英美医学流派之风。在学院与医院的建设发展上,显现他具有不凡专业领导水平与深远前瞻眼光,他出面创办的岭南医学院,对广东乃至中国医疗卫生事业及医学院校的建制有深远影响。

1936年7月1日,夏葛医学院正式将行政和设备移交岭南大学,改称夏葛医学中心,并迁至广州长堤博济医院内。

同年9月,博济医院正式易名为"私立岭南大学附属孙逸仙博士纪念医学院",又称岭南大学医学院。黄雯参与主持医学院的确定医学院模式编制,建章立制,设置机构,招揽人才,建设医校,购置设备,确定教职员工数目和学生人数。

医学院设院长一名,由黄雯任院长,主持学院行政,直接向大学负责。学院设一院务会议,为最高行政机构,负责检讨和决议各项院务。院务会议由各科主任、各教学医院院长及夏葛医学中心代表两名组成,学院院长任会议主席。院务会议下设:常务会议所,执行院长决议和各项行政事宜;人事委员会,辅助院长聘任及晋级事宜;学院设教务会议,由全体教员组成,管理教务方面各项事宜。教务会议下设课程委员会、图书馆。

在黄雯主持参与下,制定学院的建制,学院不分系,学制六年。他主持参与制订了医学院的规章制度。岭南大学医学院的一切规章制度,均遵照教育部颁发的章程制订，定制为本科5年，实习1年，共6年。

岭南大学医学院所设附属机构有博济医院和柔济医院。医院有卫生保健机构三处，一处是博济分院，一处在广州河南新村，一处在从化县和睦墟。附属机构收治的病人为学生临床实习提供了较好的教学条件。博济医院内设有高级护士学校，学制为预科3个月，本科3年，1936年有学生38名。

在黄雯的协调下，1937年3月11日，医学院大楼全部竣工。在原医院南面加建6层楼房1座。原4层大楼也加至6层，地下有院长室、注册室、事务室、会议室、大礼堂、图书室、阅书室等；5楼为解剖学科；4楼为生理学科、药理学科；3楼为病理学科、细菌学科；2楼为生物化学科、寄生虫学科。每科都设授课室、学生实验室、教员研究室及办公室等。天台建有小型试验动物室。重建后的博济医院，主楼为西式建筑，有5间课室，能容学生250人。医院所需设施、设备室，应有尽有。医院中车道两旁有天桥，与后座病房、留医院相通。

正当岭南大学医学院及附属医院，在黄雯领导下呈大发展势头之时，1937年抗日战争爆发，医学院与医院发展的大好局面骤然中止。

在抗战期间，医学院正常的教学秩序遭到极大干扰，教学工作不能依计划进行。然而，医学院在黄雯协调下仍在艰苦的环境中采取多种方法坚持教学。1937年卢沟桥事变发生时，正是医学院放暑假期间，为造就救护人才应对战争时局需要，黄雯领导的医学院随即召集全体学生返回学院，教授战时救护技能，以备战之需。同年秋天奉教育部明令，医学院6年级暨5年级全数男生，参加前方救护工作。学生踊跃加入中国青年救护团第一队。孙逸仙博士纪念医学院院长黄雯兼任中国青年救护团医药组组长，大力筹划救护行动，开会动员并为队员送行。

在黄雯协调下，孙逸仙博士纪念医学院师生开赴前线，北上参加救护，历时6个月，期满后全体学生返回学院上课或实习，再求深造成全才，以效劳国家。黄雯对师生上前线参加抗战的协调推动，体现了他要培养对国家民族有用人才的办学宗旨以及国家危难之际医学生要走出象牙塔救国救民的理念。1938学年开课时，正值日本战机轰炸广州，医学院随即筑造防御工事，使全体学生得以继续照常上课，直至本学年结束，让学生救国不忘读书，为抗战学本领。

广州在日本战机轰炸下，市民伤亡惨重，因而医学院附属的博济医院与夏葛医院，救护受伤者颇多。当时，博济医院也一片狼藉、满目疮痍，但博济医院全体职工坚守岗位，四处辗转，为民众服务，为伤病员服务。他领导医院与医学院的师生员工，坚守在抗战前线，与人民一道进行艰苦奋战。医院的员工与医学院的师生，都不顾危险，各尽其责，从事救护工作。1938年5月28日至6月30

日，治疗被炸伤者293人，伤者留医日数1577日，施手术数88次，X线检查53人次，注射治疗466次，入院122人，出院76人，死亡24人。其中6月6日救治受伤者多达156人。

国难临头之际，岭南大学医学院及其医院的师生员工在黄雯领导下，在硝烟战火中救死扶伤。

1938年10月中旬，日军迫近广州，局势危急，学校被迫暂时停课，疏散师生。在广州告急、各医学院仓促迁离之时，黄雯也走上广东卫生部门领导岗位。在广州沦陷前夕，他着手指挥协调掌管的相关机构、院校撤退，显现出色才能。10月17日，依照与美国基金会所订合约，将岭南大学医学院、博济医院财产交还美国基金会保管。岭南大学医学院在他精心安排下撤出广州。18日，岭南大学医学院行政人员撤出广州，前往香港。后来，绝大部分教职员也到香港。10月21日，广州沦陷。11月4日，医学院正式在香港复课。1、2、3年级在香港大学校舍上课，4年级从12月起随香港大学医科四年级学生到玛丽医院上课。由于抗战期间国内迫切需要医务人员，因此，把5、6年级学生留在内地上课实习，参与实际救护及医药卫生各种工作，其中，一部分在曲江上课实习，一部分在上海医学院借读实习。1941年12月8日，香港沦陷。医学院内迁广东韶关，在韶关复课。黄雯在历尽艰险领导岭南大学医学院转移到相对安全的后方后，就不再任院长职，去了抗战前线。

广州沦陷后，为了保护长堤本院，维持运转，医院悬挂美国国旗，由嘉惠霖医生主持，部分职工留守；另一部分职工由黄雯院长带领撤至曲江，组织后方医院，黄雯兼任医院院长。从医学院建院至抗日战争的最艰难时刻，黄雯一直兼任博济医院院长职，既保护了中国近代以来的医学及教育成果，又能为国难中的民众服务，为抗战服务。

在抗日战争爆发后国家艰难之1938年底，黄雯就任广东省卫生处长，受命于危难。他领导广东医界参加抗战，与粤港人士共同发起组织广州万国红十字会，被推举为会长。1940年，他在仁化县设立军医院，有600多张床位供伤员之用；在粤北各县设立13家荣军招待所，在战争医疗工作中展现不凡的组织才能与领导水平。

抗日战争末期，以李汉魂为省主席的广东省政府辗转迁徙至广东江西边界的平远县大柘圩。黄雯作为一省政府卫生管理部门的首长，完全可以身居后方指挥医疗卫生界为抗战服务。他选择亲上前线，率先垂范引领师生，投身抗战救国前线。1945年，他组织随军医疗队配合前线突击队作战。

黄雯正在奋战之时，日本宣告投降，抗日战争胜利。广东省政府正式回迁广州。这时，罗卓英接任李汉魂之职，但卫生处原任黄雯职务没有变动，并兼任广州市卫生局局长。

后来，由朱润深接任广东省卫生处处长职务，黄雯退守广州卫生局长之职以及他的万国诊所。

1946年，黄雯参与创建的岭南大学医学院历尽磨难后回迁广州。

1949年，黄雯离开广州回香港开设医疗诊所。1963年，黄雯在香港去世。

三十六、王怀乐

王怀乐（1898—1966），曾用名：王悦斋、王廷维，著名外科学家，曾任广州柔济医院院长、夏葛医学院院长，为中国第一代的妇儿医院与女子医校转型发展，存留富有特色的中国近代医学及教育成果做出贡献。

他是广东新宁（今台山）人，于1898年夏历9月18日出生于华侨家庭，父亲在加拿大经营洗衣业。1906年至1912年，他在家乡私塾读书，1912年至1919年，他奉父命到加拿大圣参亚士埠的公立小学、中学读书，1919年，中学毕业后，升上顷士顿皇后大学学习医科，1924年，在加拿大医科毕业，同年，到美国米西根大学学习外科学，获外科硕士、医学博士衔，是英国皇家医学会会员。他在加拿大就学期间，以他的家庭经济条件，完全可以得到全额的经济支持，但他除接受父亲少许资助外，主要靠自己边工作边读书完成学业。本来他有优厚家庭条件从商，但他是一个虔诚基督教徒，怀有造福于人的理想，专志学医，立志以医疗技术治病救人。他身上也流着华夏子孙的血，有志学成回国，以从医为贫弱但又有新生希望的祖国服务。

1924年7月，王怀乐回国，在家乡结婚，妻子卫馥香与他育有三女二子。王怀乐结婚后直至1925年6月，在上海同仁医院当实习医生。

1925年，王怀乐来到夏葛女子医校和柔济妇孺医院工作。从此，他一生的大部分事业都与这所医校和这间医院紧系一起。从1925年8月起，王怀乐担任过夏葛医学院外科学、病理学、解剖学教师，教授，院长，院务委员会主席；他曾任夏葛医学院附属柔济医院的医院代理主任、外科主任、皮肤科、五官科医师，"夏葛"与"博济"并校以后的柔济医院院长，柔济医院附属端拿护士学校的校长。

夏葛女子医校和柔济妇孺医院及端拿护士学校，由美国基督教长老会的女传教士医师富马利创立。

1915年，富马利辞职去上海，夏马大任校院总监兼医院主管，伦嘉列任医校校长，护校仍由李喜怜任校长。

1930年，教会根据中国政府规定，将夏葛医学院及其附属机构移交中国人接办。校名称"私立夏葛医学院（包括附属医院及护校）"，成立董事会。第一届新董事会主席为关相和医师。董事会下设校院院务委员会，作为最高行政管理机构，指定王怀乐为医校校长和医院院长。

在王怀乐接掌夏葛女子医学院与柔济医院前，夏葛女子医校、柔济医院和端拿护校的两校一院正面对存亡危局。当时的中国，正处于历史转折时期，政治斗争激烈，社会矛盾尖锐，民族主义激情与爱国精神高涨，在社会上及政府内，从外国人从教会手中收回教育权的呼声高唱入云，这时的广州是全国革命中心，政治风潮汹涌澎湃。教会开办的学校和医院皆陷困境。教育管理中国化的方向是正确的，但是激变所引发的社会激荡与政治剧斗，必然会冲击教学秩序，干扰教育的正常发展。在政治激变大背景下，夏葛医校的学生经过学生会、青年会和校友会决议，罢课3天，要求将学校收归中国人办理。① 中国教职员被鼓励辞职②，意图使医校办不下去。在社会外部，先是国共联手策动风潮，后来是国民政府动用舆论工具与立法手段逼夏葛医校和柔济医院就范易帜，③ 目的是要把夏葛医校和柔济医院这样的外国教会兴办的文卫机构接管过来。时代大风雨朝夏葛医校和柔济医院降下。几乎同时期，亦在广州的、同属一个教会主管的跨越中国近代建立的第一间西医院——博济医院、中国近代第一所西医校——博济医院所办西医校，都曾在政治风暴中停办。这对当地乃至中国的医学及医学教育事业都是沉重损失。另一所高等医校"公医"在激荡学潮中并入中山大学，结局还算圆满。柔济医院与夏葛女子医校当时也面临着同样社会困境，近代引进中国的独具特色的科学文化奇葩硕果有凋亡之危。

在夏葛女子医校、柔济医院和端拿护校的两校一院面临存亡之际，以王怀乐为首的管理机构，在师生、政府、教会间居中协调，王怀乐一面安抚师生，一面积极与政府接洽，协商出既能让医院和医校生存发展，又能让政府满意的结局。他顺应时势，稳步渐进地按社会要求变革医校与医院，又尽量保持曾享誉中外的医疗与医学教育特色。由于当时夏葛医校与柔济医院的主持者顺应时势，应对得当，使医院延续下来，并得以发展。医校更在重组岭南大学医学院的过程中发挥

---

① 陈国钦．夏葛医科大学与中国近代西医教育的发端．教育评论/2002年第6期，83-86。
② 同上书。
③ 同上书。

了不可或缺的作用。其中王怀乐功莫大焉。因为在他领导下的医校是当时中国独具特色的高水平的高等医学院，有长期成功的办学经验，还有现成的正在正常运行办学体系与教医研一体的架构，使岭南大学医学院能直接在夏葛医学院基础上更革后运行，不用从头开始。

王怀乐作为一个留学美加的高级医学专业人士，一方面，他的医疗专业水平高，有高超的治校与管理医院能力，在医界及社会有威望；另一方面他是基督徒，与教会关系深，而又是一个爱国者，善于处理与中国社会各界的复杂关系，处理好学校与学生的关系。这时由他主持医校和医院，是再合适不过。他成功引领医校和医院的转制转型，使对中国医学与医学教育产生过独特重大影响的医院和医校以新的形式延续发展或嬗变为新的医学教育实体。

岭南大学直到1930年为止，尽管已有文、理、农、商、工学院，仍然未有医学院。此前，岭南大学一直与早已停办的中国近代第一间西医校的主办方、亦是博济医院的主管教会商洽合办医学院。国民政府也希望让"国父"孙中山曾在此学医的医校重开。岭南大学也把合作的眼光投向同属一个教会主管、与博济医院及其所办医校渊源很深且办得不错的夏葛医学院。于是，几方开始了合办医校的进程。

1930年，岭南大学董事会派一直在博济医院从事医疗工作的嘉惠霖主持博济医院工作；夏葛医学院由王怀乐主持。他们两人对各自管理的博济医院与夏葛医学院管理有方，医学教育背景与宗教背景相近，都有在美式医院从医和在美式医校执教的经历，有利向合并过渡时期的工作协调与合作。

1932年岭南大学董事会委托美国专家进行评估调查，认为成立医学院的时机已经成熟，董事会便着手筹建岭南大学医学院。

华人自办柔济医院后，业务继续发展，开展了截肢手术、人工阴道成形术、肾包膜剥离、胃部分切除、胃肠吻合术、甲状腺次全切除术、胆囊切开取石、脾切除术、乳腺癌根治术和肋骨部分切除术等。1933年，夏葛医学院及药剂学校兼收男生，柔济医院兼收男病人。

1936年，夏葛医学院并入岭南大学组成孙逸仙博士医学院，亦即新的岭南大学医学院。夏葛医学院从1930年到1935年毕业生计31届，246人，遍布海内外。夏葛医学院在复办中国近代第一间西医校的过程中起了不可替代的作用，并在新的医校中融进对近代中国医学影响深远的"夏葛"特色，王怀乐在其中发挥了重大作用。

夏葛医学院并入岭南大学组成孙逸仙博士医学院后，柔济药剂学校结束，柔济医院继续开办,端拿护士学校仍附属于医院。夏葛董事会决议,董事会改为医院董事会,选出临时主席伍籍盘,院长王怀乐。医院行政管理机构改为执行委员会。当时医院,有病床100张,能收治内、外、妇、产、儿、眼、耳鼻喉各科病人,有医生13人、护士9人、其他职员11人,接受岭南大学医学院医学生实习,继续承担教学医院与实习基地职责。新病房于1937年建成。医院在王怀乐的领导下经大转折后有新的发展。

就在医校成功重组,医院成功转型后获新的发展之时,抗日战争爆发,1938年,广州沦陷,广州市内医院纷纷停办。国际红十字会为救助市内无力撤退的贫苦病人,挽留柔济医院王怀乐院长和其他职工。对有着爱国情怀的王怀乐与中国员工来说,当时要留在沦陷区,精神痛苦,但为病人起见,中外籍职员都愿意留下来继续开办医院。王怀乐与员工在一起,留守医院,为市内伤病员服务。1941年,日本对美国开战,美国人被关进集中营后陆续送回本国。医院处境更加困难。1942年,医院只有医生6人、药剂2人、护士14人、其他职员10人,合计32人,病床120张。虽然如此,在整个沦陷期间,柔济医院坚持开办,并从未中断对贫苦病人的赠医赠药。

1942年9月,日占当局要接办医院,拟委任王怀乐为柔济医院副院长,而心怀民族气节的王怀乐,不为当局服务,准备与员工转到战时中国后方的桂林开设医院,后因柔济医院是实行自供自给的私立医院,不受当局控制,能自主地留在广州为战时当地人民的治病服务。抗战结束后,柔济医院董事会致函王怀乐院长,嘉奖沦陷期间留守医院坚持开诊的职工,王怀乐是获医院董事会表彰员工10余人之一。

战后,柔济医院又逐步发展。1948年,组建了X光室。1949年开设了两个半天的牙科,设立了供应室。

王怀乐领导的医院对广东及中国的西医事业大有贡献。在20世纪20年代的中国社会,人民健康水平低下,医疗设备较简陋,王怀乐就决心加强医院建设,发展医疗事业,为大众服务。他早年在外科专业上已有一定名望,对甲状腺及胆道手术临床经验丰富,技术熟练。他精通外科基础理论,能解决外科重大疑难病例,特别对腹部外科、甲状腺、胆道手术,有丰富临床经验。二三十年代,他开展了多项手术:如切开排眼术、内痔手术、疝气修补术、阑尾切除术、外伤截肢术、乳癌切除术、胃切除术、甲状腺肿瘤摘除术。四十年代开展了甲状腺功能亢进首次全切除。他努力学习和引进新技术,不断提高医疗水平。当时,医院专科医生较少,他虽是外科医生,但同时兼做五官科、眼科、妇产科手术,如沙眼、白内障、剖腹手术等。他特别对难度高、险情大的甲状腺功能亢进手术治疗深有研究，并闻名当时，撰有《甲亢手术病症》等论文。在华南地区进行的甲状腺手术，首先在柔济医院开始。在他引领下，医院医疗水平不断提高。

王怀乐在医学教育事业上卓有贡献。他在任教期间，培养了不少医、护、技人才。他兢兢业业工作，不计较个人得失，一心为病人，全心为教学。他行教循循善诱，诲人不倦。他对工作岗位选择亦有其独特看法，经常对来院的实习医生说："你们毕业后不要做社会的挂牌医生，虽然挂牌会有机会发达，但在医学上则不会提高发展。"后来，经他教导过的实习医生中，有的担任医院领导，有的担任了主任医师。他患高血压病，但经常带病工作，下科室查房指导；对危重病人，都能亲临现场指导、会诊、抢救。他生活简朴，平易近人，和蔼可亲，不摆架子，职工喜欢称他"乐伯"。在他率先垂范与有力管理下，医院保持住医风高尚的传统。

1951年，医院派出以梁毅文等3人为医院代表参加中南处理美国津贴医院会议。会后，医院决定改组自办，进入自筹、自养、自管时期，成立新董事会为过渡管理机构，由柯麟任董事长，王怀乐为副董事长兼院长。

1952年中央政务院电示广州市人民政府接办柔济医院，市政府派人到医院开展接办工作。1954年1月6日，在医院职工大会上宣布广州市人民政府接办柔济医院的命令，始用广州市第二人民医院院名。接办工作于2月1日完成。王怀乐被任命为院长。

附录

大事记

明代（1368—1644）

隆庆二年（1568）

葡萄牙人、天主教神父卡内罗受罗马教皇的委任到达澳门，初拟设"癞病院"于广州，因中国政府不允许，后改置澳门白马庙，他开始在澳门筹建开建澳门贫民医院和澳门麻风病院，成为将传统西医院模式经广东传入中国的第一人。

隆庆三年（1569）

卡内罗在澳门建成贫民医院及在其内设麻风病院，是为在中国创办的最早西医医疗与收容性质的机构，为西方医学传入中国奠定了基础。西方医学开始成系统且完整地传入中国。

清代（1616—1911）

嘉庆十年（1805）

英吉利蕃商哆啉哎等人将儿童接种牛痘预防天花的技术传入广东，时洋行商人郑崇谦译刊《种痘奇书》一卷，招募人学习之，同时学习者数人。其中邱熺悉种牛痘之法，于清嘉庆十五年（1810）著《引种保婴牛痘方书》。清道光八年（1828），中山曾卓如大吏设牛痘局于京师，牛痘接种术传入各省。

清道光七年（1827）

英国爱丁堡医学会医生郭雷枢，到广州开业传道，后转往澳门设眼科医局。

清道光八年（1828）

英国东印度公司医生郭雷枢由澳门到广州，与美国医生伯福氏合作，在广州开设赠医所。

清道光十五年（1835）

11月，美国来华传教士伯驾医生，在广东省城新豆栏街丰泰行七号（今十三行）建立了一间西医院—眼科医局，为著名中国商人伍秉鉴（又名伍敦元）捐资助建。

清道光十七年（1837）

广州博济医院开始以短训班形式培养护理人员。

清道光十八年（1838）

英、美医生郭雷枢、伯驾、裨治文等3人，在广州联名发起组织"医学传道会"。

清道光二十四年（1844）

博济医院首次施用膀胱石切除术。

清道光二十七年（1847）

香山县黄宽赴美国学习，1850年，转往英国爱丁堡大学医科学习，他是中国第一个留学欧美学医并获医学博士学位的学生。他于1857年回国，先在香港行医。1858年，他回到广州行医。

博济医院始用"伊打"作施行手术时的麻醉药。

清道光二十八年（1848）

博济医院将哥罗方（氯仿）全身麻醉应用于外科手术病人，这是此麻醉法在中国的首次应用。

咸丰六年（1856）

博济眼科医局被焚毁。1859年，在南关增沙重建开诊。因用地不足，得中外之士捐助，于1865年在谷埠（今仁济路）购地建院，1866年，建成开业，并易名为博济医院，一步步地为建成中国近代的第一所西医学校奠下牢固的基础，提供了充足的物资与人员上的准备。

清同治五年（1866）

在广州博济医院内设立了一所西医校。光绪二十八年（1902），改名为博济医院南华医校。这是中国第一间西医学校。

同治十二年（1873）

广州霍乱流行，死者甚众。黄宽著《真假霍乱的区别》一书，指导医生救治病人。

光绪元年（1875）

博济医院开始施行剖腹手术。

光绪五年（1879）

博济医校开始兼收女生入学，开创了中国培训女西医的先河。至1912年停办，毕业生共 150 人。

光绪七年（1881）

博济医院院长、美籍医学博士嘉约翰创办了广东第一份西医期刊《西医新报》，共计 8 册。

光绪八年（1882）

是年夏天，马尼拉、东方群岛霍乱流行。同年九月，汕头海关税务司决定，对来自厦门的船舶到达后实施检疫 48 小时，来自琼州、马尼拉等霍乱疫区的船舶到达后实施检疫 10 天。这是广东开展最早的卫生检疫工作。

光绪十二年（1886）

孙中山入博济医院学医，翌年，转到香港西医书院学习。

英国教会在北海创办普仁麻风院，至民国二十九年（1940 年），外国教会在广东共办 9 个麻风病院。

光绪十八年（1892）

7 月 23 日，孙中山毕业于香港西医书院，接受了教务长颁发的西医书院毕业执照。

12 月 28 日，孙中山在澳门开设中西药局。

光绪十九年（1893）

春，孙中山从澳门转到广州行医，在西关冼基设东西医局，并设医务分所于双门底。

光绪二十一年（1895）

尹端模在广州主编的《医学报》创刊，为最早的中国人主编的西医报刊。因该报学术性较强，当时国人学西医者不多，故读者较少，出版仅两期就停办。

光绪二十二年（1896）

基督教巴色传道会（Basel Missin）（差会）派遣德国医学博士韦嵩山在梅县创办德济医院。

光绪二十四年（1898）

惠爱医癫院在广州芳村开办。这是中国最早的精神病院。

光绪二十五年（1899）

美国长老会女医生富马利在广州西关存善大街创办广东女子医学堂。这是广东最早的女医校。

光绪二十七年（1901）

博济医院购置安装了广东省内第一台 X 光机。

宏济医院成立，后改名两广浸信会医院，是一所由两广浸信会创立的教会医院。

光绪二十八年（1902）

广东陆军医院在广州创立。

光绪三十年（1904）

伍汉持在广州创办图强助产学校。这是广东最早的助产学校。

光绪三十一年（1905）

9月，广东军医学堂在广州北较场创办并附设随营养病院。民国2年（1913）裁撤。

粤东赤十字社成立，后改名为粤东红十字总会，中国红十字会番禺分会和广州分会。这是本省首个红十字会组织，也是全国成立最早的红十字会组织之一。

光绪三十二年（1906）

广东巡警总局内设卫生科、负责管理清洁，传染病预防，公私立医院检查等事项。

光绪三十三年（1907）

谢爱琼医师在广州市创立妇孺医院，设病床17张。这是广东最早的妇女儿童医院。

光绪三十四年（1908）

7月，由梁慎余主办的《医药卫生报》创刊，至翌年4月停刊，共出10期。

12月15日，省医药人士陈子光、梁培基、郑豪、左吉帆、叶芳圃等数十人，在广州一德路天成街威牙医馆集议，为维护中华民族尊严，争取医权，决定成立广东光华医学社，宗旨是"以兴神农之坠绪，光复华夏"，社址设在广州王仙门内关。

宣统元年（1909）

光华医学社改名为广东光华医学专门学校，学制4年。郑豪首任校长。是为广州第一所由中国人自办、中国人任教之西医学校。

广州40多名西医生在广州西关十三甫创办"广东公医医学堂"（后改名广东公医专门学校），并附设广东公医院，于次年冬在西堤建成。

宣统三年（1911）

2月，经清朝廷督部堂核准，公布《广州岸暂定试行防疫章程》，正式开始办理广州巷船舶检疫事务。同年底，公布《广州岸防卫船只染疫章程》，将鼠疫、霍乱、黄热病、天花痘、赤痢、猩红热以及其他急性传染病列为检疫的传染病，并对疫船的判定和处理，病人的处置以及禁止容易携带传播媒介的物品进出口作了规定。

沃乃德氏在德庆县发现广东第一例血吸虫病人。

清末南海人朱沛文提出"华洋医学各有是非，不能偏主"的观点著有《华洋脏象约纂》。朱沛文是中国早期主张中、西学汇通的医学家之一。

民国时期（1912—1949）

民国元年（1912）

春，孙中山重回他曾在此学医的博济医院视察，全院人士举行盛大欢迎会。

广东都督府设卫生司，李树芬任司长。同年体制调整，撤销卫生司，在广东都督府警察厅设卫生课，掌管全省卫生行政事宜。

省警察厅在广州南堤创办警察医院。民国六年（1917年）改为省立广东医院，民国十年（1912年）划归广州市政厅，改为广州市立医院。

民国二年（1913）

广州痘疫（天花流行）警察医院设天花收容所于小北门外飞来庙。

民国六年（1917）

中华医学会第二届会员大会在广州召开，并同时成立了中华医学会广州分会。这是中华医学会第一个地方支会，也是本省历史最悠久的自然科学学会之一。

民国九年（1920）

威克氏在曲江樟市发现急性血吸虫病人。

民国十年（1921）

2月15日，广州市卫生局成立。这是省内地方政府最早设置的独立卫生行政机构。

5月，汕头市政府从汕头海关收回检疫主权，设立汕头市检疫所。

7月7日，广州市政厅批准李奉藻等建立中华防痨专会。

7月22日，广州市政厅批准陈廉伯等创办志德婴孩医院。是省内最早的儿童医院。

11月1日。广州市立传染病院成立，地址在小北象岗两王庙旧址。这是省内最早的传染病医院。

民国十二年（1923）

9月，陆海空大元帅大本营内政部在广州颁布《管理中西医生规则》，规定"凡具有医生资格者，应由内政部发给执照。未经核准给照者不得执行医生业务""地方官厅发给执照，应自本规则施行后，一律停止""医生欲在某处开业，仍须向该管地方官厅呈验部照，请求注册"。

孙中山、周恩来、蒋介石等先后到东莞石龙惠育医院（今石龙人民医院前身）视察。孙中山、周恩来先后在该院召开过各界人士座谈会。

民国十三年（1924）

6月19日，由何香凝发起创办并任院长的贫民生产医院成立（地址在永汉北路），省长廖仲恺及许崇清、汪精卫等500余人参加开幕礼。

民国十四年（1925）

广东公医学校由政府收回，归并广东大学。其所附属之两所医院，亦分别易名为广东大学附属第一、第二医院。

第一届广东省政府（1925年7月3日至1926年4月10日）对县政府机构职能设置中规定，公共卫生事宜由县警察局掌理。

民国十五年（1926）

9月16日，经广州市政府批准成立广州海港检疫所，在市卫生局办公，同时宣布不承认外籍医官签发的检疫入口准单。并分别在南石头、黄浦长洲岛设立两分所。同年，广州海港检疫所得到新加坡国际海港检疫东方总署的承认，并建立疫情传送联系，为广东省检疫工作与国际卫生团体联系的开始。

第三届广东省政府（1926年11月至1927年7月）对县政府各科、局职能中规定，防疫、卫生事项由公安局掌理。

民国十六年（1927）

10月4日，广州市政委员会第八十七次会议修正通过伍佰良委员提议的《取缔外国籍医生条例》。

民国十七年（1928）

5月，广州光华医学专门学校改名为私立光华医科大学。翌年，又改名为私立光华医学院。

6月2日，省政府颁布的民政厅组织法中规定，关于公共卫生及检疫、医生检定及医药化验事项等，由该厅第二科掌理。

8月8日，奉卫生部令，省民政厅令各县市局长取缔旧法接生，利用当地之医师或助产士，开设接生婆训练班，以推广助产知识及消毒方法。

民国十八年（1929）

12月，国民政府颁布《卫生行政系统大纲》。

第五届广东省政府（1929年7月3日至1931年6月）机构职能设置中规定，卫生行政事项由省民政厅掌理。

民国十九年（1930）

博济医院管理权由广州医学传道会转交给岭南大学校董事会。次年，该院全部财产归岭南大学董事会所有。

民国二十年（1931）

是年至民国二十五年间，省民政厅拨款扩充琼山、石龙、汕头麻风院，增建高明麻风院，补给团体私人办麻风院。

民国二十四年（1935）

11月2日，在孙科主持下，隆重举行博济医院成立一百周年纪念活动，为孙逸仙博士开始学医及革命活动策源地纪念碑揭幕暨庆祝岭南大学孙逸仙博士纪念医学院成立及医学院大楼奠基，宋庆龄女士曾亲临该院并在纪念碑前留影。

民国二十五年（1936）

1月，国民政府颁布《护士暂行法》。

8月，行政院颁布《修正红十字会管理案例》，广东省政府登公报并抄发原条例通令饬属一体知照。

10月，卫生署颁布《医师甄别办法及医师甄别委员会章程》，省政府登公报并抄发原办法及章程令行省民政厅及广州市政府饬属知照。

冬，香港被宣布为天花疫埠，广州海港检疫所在大沙头设立广九铁路检疫站，对来自广九铁路旅客进行检疫及预防接种，这是本省列车陆路检疫的起点。

广东省政府令饬所属各县市局筹办救济院和平民医院。

民国二十六年（1937）

五六月间，日军飞机轰炸广州。红十字会组织了4支救护队，开展救护工作。宋庆龄女士曾亲临救护队，勉励队员遵循孙中山先生的"博爱"遗言，为伤难同胞救死扶伤。

6月，为适应抗日战争需要，由党政军及各界团体代表组成广东省救护委员会，负责筹组及策动全省救护事宜。此后，各县市也纷纷成立了分会。

10月，第四路军看护干部训练班（护干班）在广州成立。翌年，广州失陷后，护干班转移至曲江，并改编为省赈济委员会救济总队，开赴各战区赠医施药，救济难民。

10月，广东省政府通饬各县政府组设卫生事务所，掌理卫生行政事宜。

12月15日，广东省卫生处正式成立，隶属省政府，处长左维明，设事务室、救护科、防疫科。

12月，广东省政府第八届委员会第五十三次会议讨论通过《广东省中西医开业管理规则》。

冬，广州万国红十字会服务团成立。翌年冬撤至粤北，开展战时救护等服务。

广州岭南大学寄生虫细菌学教授陈心陶，在曲江樟树潭采集到传播血吸虫的中间宿主钉螺。

民国二十七年（1938）

2月1日，为推行战时防疫等工作，广东省卫生处同国联防疫委员会第三组及卫生署华南防疫人员共商合作后，经省政府批准，将全省划分为中、东、西、北四区，各置战时卫生防疫区署一所，分驻曲江、高要、茂名和龙川老隆。7月

1日，又增设南区署一所，辖区为海南岛各县。各战时卫生防疫区署直接受广东省卫生处管辖，是广东省中级卫生行政及技术实施机关。

10月，惠博失守，广州危殆，广东省卫生处随省政府撤退，先到连县，翌年2月后迁驻曲江（韶关）。

10月，孙逸仙博士医学院院长兼博济医院院长黄雯，率领大批医护人员内迁韶关，开展战时卫生医疗救护工作。

是年秋，组织广东省救护委员会直辖救护队三个中队，分别派往东莞、宝安及南路各县开展救护工作，并训练民众救护技术。

12月，黄雯接任广东省卫生处处长。

广东省卫生处制定了法定传染病报告表式，令发各区署转饬各县卫生事务所或当地医事机关按周报告，是为广东省疫情报告办理之开始。

是年底至翌年初，由广东省政府拨出补助费托万国红十字会服务团组办临时医院3所、卫生诊疗所5所、分驻连山、连县、乳源、翁源一带，开展卫生医疗救护工作。

民国二十八年（1939）

2月24日，广东省政府决定省卫生处拨归省民政厅管辖。

2月，广东省卫生处组成直属救护队，广东省民政厅还分饬各县政府在军民进退主要路线设立救护站。

2月，为适应战时需要，广东省卫生处首次购储药械5万元，7月又购储60万元，分库保管配发。

3月17日，广东省政府决定扩大全省预防天花接种运动。

4月，广东省卫生处公布《广东省战时卫生人员登记暂行办法》，通饬各县遵照办理，并在香港分设办事处办理割让区内之本省籍卫生人员登记。

6月2日，广东省政府第九届委员会第三十六次会议讨论通过《广东省流行性脑膜炎检疫暂行规则》。

6月6日，广东省政府第九届委员会第三十七次会议讨论通过《广东省鼠疫预防注射暂行规则》。

6月16日，广东省政府第九届委员第四十次会议讨论通过《广东省饮食店卫生管理规则》。

6月，广东省政府批准修正本省调整县卫生行政机构暂行办法，并确定卫生费占地方支出总额的3%～5%的标准。

7月9日，广东省政府批准颁布《广东省强迫霍乱预防注射暂行办法》。

8月25日，广东省政府第九届委员会第五十八次会议讨论通过《广东省舟车检疫规则》。

8月间，广东省卫生处在省政府及各厅处驻地先后设立第一、二、三、四卫生诊疗所。

10月，广东省卫生试验所及妇婴卫生实验室在曲江成立。

10月，广东省卫生处制订《广东省各级卫生医务机关人员报告传染病办法》，颁发各县局遵照办理。

10月，广东省政府核准设立防疫队五队，各防疫区署派驻一队，其余一队留卫生处遣派。

12月，广东省卫生处选送第一批医务人员43名，赴贵阳中央公共卫生人员训练所受训。

广东省政府为吸引港澳卫生人员回内地服务，制定了资助保护暂行办法，并派卫生处处长黄雯赴港劝导，结果应召者有医师、护士、助产士等共100人。

民国二十九年（1940）

1月，广东省立医院在曲江成立。

1月，广东省卫生处在曲江接收卫生署医疗防疫队第五防疫医院，并改组为广东省防疫医院。

3月，东江、西江、北江及台山等地发生脑膜炎流行。

3月，广东省救护委员会香港分会在港成立，先后筹募救护经费数万元。

6月，广东省救济医院在韶关成立。

6月28日，广东省政府依据行政院颁布的县各级卫生组织大纲，公布广东省实施计划，规定县设卫生院（由原有卫生事务所、县立医院或平民医院、公医院合并改组而成，分甲、乙、丙三等），区设卫生分院，乡镇设卫生所，保设卫生员及简便药箱，分4期办理，3年完成。

六七月间，广东省发生霍乱大流行，广东省卫生处通令各县普遍施行预防注射，并在疫区设置检疫站。

8月2日，广东省政府第九届委员会第一百四十九次会议讨论通过《产婆训练班暂行办法》。

9月，广东省卫生处由隶属民政厅改为直属省政府。

民国三十年（1941）

2月，美国红十字会捐赠本省药品一批。

3月,广东省卫生处划定韶关市为环境卫生示范区,并指定高要、茂名、龙川、连县为环境卫生实验县。

4月18日,广东省政府批准改组各卫生防疫区署力卫生区署。

4月至翌年10月间,广东省卫生处与省地方行政干训团合作,在曲江桂头先后举办了三届公共卫生班。

5月20日,广东省政府第九届委员会第二百三十一次会议讨论通过《广东省中医审查委员会组织章程》。6月3日,省政府第九届委员会第二百三十五次会议讨论通过本省护士注册规程、助产士注册规程、药师及药剂生注册规程、牙医师注册规程、牙科生管理暂行规则、牙科生甄别考试暂行办法及兽医师管理暂行规则。

10月7日,广东省政府第九届委员会第二百六十六次会议讨论通过《广东省各县卫生协进会组织通则》。民国三十四年(1945)12月,该协进会改设为卫生事业基金筹集保管委员会。

10月,广东省卫生处在高要、茂名、龙川等县,各设置乡村妇婴卫生实验室一所。

是年底,广东省卫生处在廉江安铺设立南路鼠疫防治所,并在韶关五里亭设立第五卫生诊疗所。

广东省卫生处开始办理中医执照,并于翌年1月起取缔无照开业。

民国三十一年(1942)

1月22日,广东省政府第九届委员会第二百九十六次会议讨论通过《广东省药商注册规则》及《广东省成药注册规则》。

8月13日,广东省政府第九届委员会第三百五十四次会议讨论通过《广东省战时医疗药品销售登记管理方法》。

9月,在曲江成立广东省公共卫生人员训练所、省立高级护士助产职业学校及省中心妇婴卫生事务所。

是年秋,韶关战局紧张,广东省政府部分机关奉迁连县,广东省防疫医院、曲江妇婴卫生实验室等随迁,并在连县设立省立医院分院及中医诊疗所。

广东省卫生处接获昆明龙泉镇胡英抄送美国科学家发现治疗麻风新法,电饬曲江、东莞、高明、台山、罗定、合浦、清远、揭阳等县实行试验。

民国三十二年(1943)

是年夏秋,东江各县及潮汕地区,饥荒严重,霍乱大流行。揭阳县患者10

万余人，县城死亡 3000 多人。惠来县死于饥疫者 14 万余人。潮阳仅海门镇饥疫者死亡 1.1 万余人。7 月，广东省卫生处在老隆设置东江防疫临时防治处，负责紧急防治东江各县霍乱。9 月，广东省政府拨款 30 万元，救治潮属各地灾民。

9 月，国民政府颁布《医师法》《药剂师法》《助产士法》。

为缓解各县卫生医疗机构困境，广东省政府规定卫生经费占县经费预算总额为 5%～10%。

民国三十三年（1944）

广东省属第一卫生诊疗所改组为第一临时医院，第三、五卫生诊疗所改组为第二临时医院。

省库支绌，机构裁并，广东省卫生试验所及救护队并入卫生处，南路鼠疫防治所并入第三卫生区署，中心妇婴卫生事务所改隶公共卫生人员训练所及省立高级护士助产职业学校，并改名为广东省妇婴卫生实验医院。

时局动荡，省级机关散处各地，为适应工作需要，第二临时医院移设东江各厅处驻地，救济医院移设老隆，第四卫生诊疗所移设平远，省立医院、第一临时医院及第二卫生诊疗所仍留驻韶关。

适应战时需要，广东省划分为 9 条战线，组成救护网，共分设 294 个救护站。

梁伯强及杨简，在仁化县解剖人尸体时发现血吸虫成虫。

民国三十四年（1945）

1 月，广东省卫生处迁往平远大柘。

9 月，日本已投降，广东省政府复员广州，广东省卫生处亦奉命迁回广州。

10 月 30 日，朱润深接任省卫生处处长。

广东省政府在复员期中，分饬各收复区立时恢复各级卫生机构。

民国三十五年（1946）

1 月，广东省卫生处救护队改编为防疫巡回队，出发各地开展防疫工作。2 月 22 日，广东省政府决定裁撤广东省卫生处所属各卫生区署，增设 9 名卫生督导专员。

3 月中旬起，广东省卫生处奉卫生部令，开始办理收复区开业医疗人员登记，核发临时开业执照。

4 月，广东省政府批准颁布《广东省各县市局传染病报告办法》。

7 月，广州海港检疫所开始实施航空检疫。翌年 4 月，汕头海港检疫所也开始了此项业务。

卫生署在广州市惠福西路设立广州中央医院。

广东省卫生处先后领到救济药品39批、128种，寄发各级卫生单位。另美国医药助华会捐赠本省医疗设备费国币1000万元，广东省卫生处分配给大埔、封川、琼东、顺德、揭阳、琼山、曲江、徐闻、梅县、东莞等10县卫生院各100万元。

广东省政府决定省立第一医院留驻广州，第一临时医院改为省立第二医院派驻高要，第二临时医院改为省立第三医院派驻佛山，第三临时医院改为省立第四医院派驻新会。

民国三十六年（1947）

1月，广东省防疫巡回队改组为省巡回医疗防疫队，并迁设广州芳村。

1月10日，广东省政府第十届委员会第八十一次会议讨论通过《广东省各县卫生院组织规程》《广东省各县卫生分院组织规程》及《广东省乡镇卫生所组织规程》。

1月起，广东省各级医疗机构所需药品器械由省卫生处统筹拨配。

3月21日，广东省政府第十届委员会第九十七次会议讨论通过本省各市县（局）卫生院医疗收费规则等18种卫生法规。

夏初，广东省水灾严重，广东省卫生处组织14个巡回医防队，分赴东、西、北江及珠江区域14个县，开展医疗防疫工作。

7月，卫生部增拨广东省地方医院复员修建费18550万元，教会医院修建费2000万元。

民国三十七年（1948）

2月，广东省妇婴实验医院独立设置，并改称为广东省立妇婴保健院。

2月4日，卫生部顾问、美国鼠防专家伯力等抵达湛江，视察廉江安铺鼠疫情况。4月26日，卫生部广州检疫所宣布廉江、广州湾（湛江）为鼠疫埠。省卫生处派出2个医疗队前往开展防治工作。

3月，广东省政府主席邀请行总卫生业务委员会刘主任委员瑞恒、卫生部金次长宝善来粤商订推进充实广东省卫生工作方案。

3月，广东省卫生处在省市立医院及曲江、台山、番禺、兴宁、琼山等县卫生院共12个单位，共设置免费病床99张，并规定各县卫生院三等病床一律免费，所需费用，广东省给予补助。

5月，恢复成立鼠疫防治所（设在湛江市）。

上半年度，卫生部补助广东省县卫生经费2.1亿元（旧币）。

7月，广东省立第一医院迁设汕头市。

8月，广东省热带病防治院在海口市成立。

9月，恢复成立广东省卫生试验所。

海南大学医学院成立。

广东省卫生处配发药械980批，病床连设备1352张，受领的各级公私立医疗机构及社团学校共403个。

民国三十八年（1949）

6月7日，广东省卫生处处长由冯启琮接任。

参考文献

[1] 李经纬,程之范. 中国医学百科全书——医学史[M]. 上海:上海科学技术出版社,1987.

[2] 朱潮. 中外医学教育史[M]. 上海:上海医科大学出版社,1988.

[3] 嘉惠霖,琼斯. 博济医院百年[M]. 沈正邦,译. 广州:广东人民出版社,2009.

[4] 鲍静静. 近代中国的盲人特殊教育——以广州明心瞽目院为例[J]. 广西社会科学,2007(05):104-107.

[5] Ming Sam school for the blind[Z]. 广州:广东省档案馆藏,档号:92-1-430.

[6] 曹思彬,林维熊,张至. 广州近百年教育史料[M]. 广州:广东人民出版社,1983.

[7] 嘉惠霖,琼斯. 博济医院百年[M]. 沈正邦,译. 广州:广东人民出版社,2009.

[8] 美德:纪夏葛医校创始事迹[D]. 广州:中山文献馆藏. 夏葛医科大学三十周年纪念录. 1929.

[9] 陈国钦. 夏葛医科大学与中国近代西医教育的发端[Z]. 教育评论,2002(06).

[10] 夏葛医学院. 学校史略[D]. 1934.

[11] 夏葛医学院. 8(1915-1916)[D]. 1918.

[12] 夏葛医科大学. 夏葛医科大学三十周年纪念录[M]. 1929.

[13] 柔济医院. 柔济医院史略(第43卷)[Z]. 广州:广州市档案馆,1947.

[14] Annual Report(1905):The medical missionary society in China[Z]. Canton China Chinareport Publication Society,1905.

[15] 中国人民政治协商会广东省广州市委员会文史资料研究会. 广州文史

资料．第 28 辑［M］．广州：广东人民出版社，1982．

［16］中国人民政治协商会广东省广州市委员会文史资料研究会．广州文史资料．第 26 辑［M］．广州：广东人民出版社，1982．

［17］刘小斌，陈沛坚．广东近代的西医教育［J］．中华医史杂志，1986，3（16）：148 - 151．

［18］广东省地方史志办．广东省志·卫生志［M］．广州：广东人民出版社，2003．

［19］广州市政协和文史资料委员会．广州文史资料存稿选编 10［M］．北京：中国文史出版社，2008．

［20］郑浩华．郑豪——光华百年史料集［M］．广州：中山大学出版社，2008．

［21］BOWERS, J. Z. Western medicine in a Chinese palace：Peking Union Medical College, 1917 - 1951［M］. Philadelphia：The Josiah Macy, Jr. Foundation, 1972.

［22］何达志．名门望族梁培基家族 妙手制药成巨富，实业救国终苍凉［N］．南方都市报，2009 年 2 月 2 日．

［23］鞠冉．梁培基与"发冷丸"的故事［J］．首都医药，2008（11）：49．

［24］林天宏．中国西医教育先驱．梁培基．愿为医学坐牢［R］．中国青年报，2009 年 6 月 24 日．

［25］甄志亚．中国医学史［M］．北京：人民卫生出版社，1991．

［26］王尊旺．嘉约翰与西医传入中国［J］．中华医史志，2003（02）：96 - 99．

［27］金干．西方医学教育的传入发展及历史经验（上）［J］．中国高等医学教育，1992（6）：39 - 43．

［28］陈雁，张在兴．西医教育在近代中国的确立［J］．西北医学教育，2008，16（01）．

［29］李志刚．基督教早期在华传教史［M］．台北：台湾商务印书馆，1985．

［30］吴义雄．在宗教与世俗之间——基督教新教传教士在华南沿海的早期活动研究［M］．广州：广东教育出版社，2000，7 - 73．

［31］刘泽生．哈巴在广州［J］．广东史志，2002．

［32］郝平．无奈的结句——司徒雷登与中国［M］．北京：北京大学出版社，2002．

［33］黄菊艳．近代广东教育与岭南大学（广东档案馆图片）［M］．香港：

商务印书馆，1995.

［34］Canton Hospital. Annual report of the Canton hospital and the South Ch – ina medical College（for the year 1909）［M］. Canton（China）：Press of China Baptist Publication Society，1910.

［35］话说老协和编委会．部分外国人名译名对照见：话说老协和（附录）［M］．北京：中国文史出版社，1987.

［36］陈炎．海上丝绸之路与中外文化交流［M］．北京：北京大学出版社，2002.

［37］陆明．上海近代西医教育概述［J］．中华医史杂志，1991.

［38］Canton Hospital. Annual report of the Canton hospital and the South China Medical College（for the year 1915）［M］. Canton（China）：Press of China Baptist Publication Society，1916.

［39］广州市地方志编纂委员会．广州市志（十九卷：人物志）［M］．广州：广州出版社，1996.

［40］石川光昭．医学史话［M］．沐绍良，译．上海：商务印书馆，1937.

［41］毛守白．中国人体寄生虫文献提要［M］．北京：人民卫生出版社，1990.

［42］Canton Hospital. Annual report of the Canton hospital and the South China Medical College（for the year 1913）［M］. Canton（China）：Press of China Bapt ist Publicat ion Society，1914.

［43］叶农．新教传教士与西医术的引进初探——中国丛报．资料析．广东史志，2002（03）：36 – 43.

［44］W CADBURY W W，JONES M H. At the point of lancet. 100 years of Canton Hospital（1835 – 1935）［M］. Shanghai：Kelly & Walsh，Limited，1935.

［45］赵春晨，雷雨田，何大进．基督教与近代岭南文化［M］．上海：上海人民出版社，2002.

［46］李瑞明．岭南大学［M］．香港：岭南（大学）筹募发展委员会，1997.

［47］Chinese Medical Association. The Chinese Medical Directory（1949）［M］. Shanghai：Chinese Medical Association，1949.

［48］董佛颐．广州城坊志［M］．广州：广东人民出版社，1994.

［49］王吉民，伍连德．中国医史［M］．（Histor of Chinese Medicine by K. Chmin Wong And Wu Line—the，The Tientsin Press Ltd［J］. Tientsin，China，1931.

［50］国家教育委员会．中国名校［M］．北京：外文出版社，1995．

［51］许崇清．私立岭南大学孙逸仙博士医学院一览［M］．私立岭南大学，1938．

［52］广州市文史研究馆．珠水遗珠［M］．广州：广州出版社，1998．

［53］广州市荔湾区地方志编纂委员会办公室．西关地名掌故［M］．广州：广东地图出版社，1997．

［54］尚明轩．孙中山传［M］．北京：北京出版社，1979．

［55］冯自由．孙总理信奉耶教之经过所附美国喜嘉理牧师关于孙总理信教之追述［M］//革命逸史第2集．北京：新星出版社，2009．

［56］沈渭滨．孙中山与辛亥革命［M］．上海：上海人民出版社，1993．

［57］刘国强．试析近代广州教会医院的特点［J］．广州大学学报（社会科学版），2003（03）：4-8．

［58］梁碧莹．"医学传教"与近代广州西医业的兴起［J］．中山大学学报（社会科学版），1999，（05）：86-91．

［59］刘泽生．广州南华医学堂［J］．广东史志视窗，2008（02）：59-61．

［60］余前春．西方医学史［M］．北京：人民卫生出版社，2009．

［61］吴枢，张慧湘．近代广东的西医传播和西医教育［J］．广州医学院学报，1996（06）：6-10．

［62］陈雁．近代中国西医教育的几种发展模式［J］．唐山师范学院学报，2008（3）104-107．

［63］HUARD，P. Medical education in south-east Asia（excluding Japan）［A］．In O´malley. C D. The History of medical education：an international symposium held February 5-9，1968［C］．Berkeley：University of California Press，1970．

［64］中山纪念博济医院九十九周年年报（民国二十三年七月）［Z］．广州：中山大学医学档案馆收藏，中山医科大学1992年归档26卷1号．

［65］私立岭南大学附属博济医院一百周年年报（1934—1935）．广州：［Z］中山大学医学档案馆收藏，中山医科大学1992年归档17卷6号．

［66］中山大学附属第一医院院史编委会．中山大学附属第一医院院史：1910-2010［M］．天津：天津古籍出版社，2010．

［67］广州市政协和文史资料委员会．广州文史资料选编21辑［M］．广州：广东人民出版社，1980．

［68］金曾澄．中山纪念博济医院概况（民国二十三年三月）［Z］．中山大

学医学档案馆收藏，中山医科大学 1992 年归档 25 卷 5 号.

［69］董少新. 形神之间——早期西洋医学入华史稿［M］. 上海：上海古籍出版社，2012.

［70］徐恒彬. 华南考古论集［M］. 北京：科学出版社，2001.

［71］张星烺. 欧化东渐史［M］，北京：商务印书馆，2015.

［72］范行准. 明季西洋传入之医学［M］. 上海：上海世纪出版集团，上海人民出版社，2012.

［73］张大庆. 医学史（第 2 版）［M］. 北京：北京大学医学出版社，2013.

［74］梁启超. 饮冰室合集第六册的饮冰室专集之一戊戌政变记·新政诏书恭跋.［M］上海：中华书局，1936.

［75］李鸿章. 李文忠公全集·奏稿上海［M］. 上海：上海古籍出版社，1996.

［76］陈柏坚. 广州外贸两千年［M］. 广州：广州文化出版社，1989.

［77］范行准. 中国医学史略［M］. 北京：中医古籍出版社，1986.

［78］卡斯蒂廖尼. 医学史上册［M］. 程之范，主译. 桂林：广西师范大学出版社，2003.

［79］罗伊·波特. 剑桥医学史［M］. 张大庆，译. 长春：吉林人民出版社，2000.

［80］薛公绰. 世界医学史概要［M］. 北京：学苑出版社，1995.

［81］罗伯特·玛格塔：医学的历史［M］. 太原：希望出版社，2003.

［82］李尚仁. 帝国与现代医学［M］. 北京：中华书局，2012.

［83］朱建平 黄健. 医学史话［M］. 北京：社会科学文献出版社，2012.

［84］克尔·瓦丁顿. 欧洲医疗五百年［M］. 李尚仁，译. 深圳：左岸文化传播有限公司，2014.

［85］姜守明，邵政达，陈正兰. 世界尽头的发现：大航海时代的欧洲水手［M］. 北京：北京大学出版社，2011.

［86］刘明翰，朱龙华，李长龙. 欧洲文艺复兴史：总论卷［M］. 北京：人民出版社. 2010.

［87］费赖之. 在华耶稣会士列传及书目（全二册）［M］. 冯承钧，译. 北京：中华书局，1995.

［88］甄人. 广州之最［M］. 广州：广东人民出版社，1993.

［89］孟德卫. 1500—1800·中西方的伟大相遇［M］. 江文君，姚霏，译.

北京：新星出版社，2007.

　　[90] 查时杰．马礼逊与广州十三夷馆［M］．桂林：广西师范大学出版社，2010.

　　[91] 凯特·凯利．科学革命和医学：1450—1700［M］．王中立，译．上海：上海科学技术文献出版社，2015.

　　[92] 杰克·戈德斯通．为什么是欧洲？世界史视角下的西方崛起1500—1850［M］．关永强，译．杭州．浙江大学出版社，2010.

　　[93] 洪云泰，谭元亨，戴胜德，开海．海上丝绸之路2000年［M］．广州：广东旅游出版社，2001.

　　[94] 陈垣．陈垣全集．第1册．早年文［M］．合肥：安徽大学出版社，2009.

　　[95] 刘然玲．文明的博弈——16至19世纪澳门文化长波段的历史考察［M］．广州：广东人民出版社，2008.

　　[96] 亨特．广州"番鬼"录［M］．广州：广东人民出版社，1993.

　　[97] 谭元亨，洪三泰，戴胜德，等．千年国门——广州，3000年不衰的古港［M］．广州：广东旅游出版社，2001.

　　[98] 郭德焱．基督教新教传教士与广州口岸［M］．广州：广东人民出版社，2002.

　　[99] 杨万秀．广州通史［M］．北京：中华书局，2010.

　　[100] 屈大均．广东新语［M］．北京：中华书局，1997.

　　[101] 邓恩．一代巨人：明末耶稣会士在中国的故事［M］．余三乐，石蓉，译．北京：社会科学文献出版社，2014.

　　[102] 吴志良，汤开建，金国平．澳门编年史［M］．广州：广东人民出版社，2009.

　　[103] 傅维康．中国医学史［M］．上海：上海中医学院出版社，1990.

　　[104] 曾昭璇．广州历史地理［M］．广州：广东人民出版社，1991.

　　[105] 杨万秀，等．广州史话［M］．广州：广东人民出版社，1986.

　　[106] WONG C K, WU L T. history of Chinese Medicine［M］. Shanghai：National quarantine service，1936.

　　[107] 王铁崖．中外旧约章汇编第一册［M］．北京：生活·读书·新知三联书店．1957.

后　　记

《西方医学经粤传华史》今获出版，钟南山院士与广东医学会会长姚志彬教授在百忙中拨冗为本书写序，在此谨表最衷心的感谢。本书出版过程中得到中山大学出版社的鼎力支持，出版社的徐劲总编和钟永源副编审对我帮助莫大，在此致以最诚挚的感谢。

陈小卡

2018 年 12 月 3 日